肺癌的分子靶向治疗

Molecular Targeted Therapy of Lung Cancer

原　著　［日］泷口 裕一（Yuichi Takiguchi）

主　译　张沂平　宋正波

辽宁科学技术出版社
LIAONING SCIENCE AND TECHNOLOGY PUBLISHING HOUSE

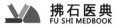

拂石医典
FU SHI MEDBOOK

图书在版编目（CIP）数据

肺癌的分子靶向治疗/（日）泷口裕一（Yuichi Takiguchi）主编；张沂平，宋正波译.
—沈阳：辽宁科学技术出版社，2020.2

ISBN 978 – 7 – 5591 – 1429 – 7

Ⅰ.①肺…　Ⅱ.①泷…　②张…　③宋…　Ⅲ.①肺癌—药物疗法—研究　Ⅳ.①R734.2

中国版本图书馆CIP数据核字（2019）第282420号

First published in English under the title

Molecular Targeted Therapy of Lung Cancer

edited by Yuichi Takiguchi

Copyright © Springer Science + Business Media Singapore，2017

This edition has been translated and published under licence from

Springer Nature Singapore Pte Ltd.

版权所有　侵权必究

出版发行：辽宁科学技术出版社
　　　　　北京拂石医典图书有限公司
　　　　　地址：北京海淀区车公庄西路华通大厦B座15层
联系电话：010-57262361/024-23284376
E - mail：fushimedbook@163.com
印 刷 者：北京天恒嘉业印刷有限公司
经 销 者：各地新华书店

幅面尺寸：185mm×260mm
字　　数：517千字　　　　　　　　　　印　　张：20.75
出版时间：2020年2月第1版　　　　　　印刷时间：2021年11月第2次印刷

责任编辑：马凌飞　李俊卿　　　　　　　责任校对：梁晓洁
封面设计：潇　潇　　　　　　　　　　　封面制作：潇　潇
版式设计：天地鹏博　　　　　　　　　　责任印制：丁　艾

如有质量问题，请速与印务部联系　联系电话：010-57262361

定　　价：188.00元

翻译委员会名单

主　译　张沂平　宋正波

译者名单　张寅斌　王丽萍　梁利军　许春伟

　　　　　王　红　蒲兴祥　兰世杰　胡　晓

　　　　　王　瑾　袁　红　王文娴　谷甸娜

　　　　　张国伟　展　平　张永昌　邵　岚

　　　　　林　莉　隋新兵　陈柳晰　梁宪斌

前　言

2004 年，一项关于晚期非小细胞肺癌（NSCLC）患者的随机研究显示，多西他赛联合顺铂化疗方案（中位生存期为 11.3 个月）比长春地辛联合顺铂化疗方案（中位生存期为 9.6 个月）使中位总生存期（OS）延长 1.7 个月[1]。虽然这项研究改变了 1981 年建立的晚期非小细胞肺癌患者 20 年以来的治疗标准[2]，但生存时间的优势非常小。然而，从那时起到现在，通过在标准联合化疗基础上[3]结合抗血管生成药物[3]、加入更新的药物[4,5]和继续维持治疗[6]，每个里程碑式研究中的一个小优势逐渐地将中位 OS 延长到了 16.9 个月[6]，几乎是长春地辛联合顺铂治疗的两倍。尽管分子靶向药物治疗只用于携带特定驱动基因突变的癌症患者，但是通过该治疗已经观察到中位 OS 大幅度的延长[7-9]。通过结合新兴起的免疫检查点疗法，有望进一步改善延长 OS[10,11]。近十年来，晚期非小细胞肺癌治疗的前进伴随着分子检测技术和生物信息学的进步，当然它还涉及调控机制和伴随诊断的问题。由于现有的大量患者和明确的驱动癌基因的存在，最近晚期非小细胞肺癌的临床分子靶向研究已成为热点，也引领了许多其他癌症的临床研究。

本书讨论了当前关于肺癌治疗、相关的转化研究和调控机制，并讨论了未来的发展方向，特别是上皮－间质转化、肿瘤干细胞的性质以及肿瘤与其微环境之间的相互作用。

本书作者大部分来自"肿瘤专家培养计划（GANN PRO）"的子项目"临床肿瘤学合作专家国际培训计划"（http：//kanto - kokusai - ganpro. md. tsukuba. ac. jp）。GANN PRO 由千叶大学、筑波大学、群马大学、日本医学院、崎玉医学院和独协医学院组成。此外，我们期望这本书能对广大读者及参加 GANN PRO 计划的研究生有较好的参考价值。

我们希望肺癌治疗的进一步发展能更好地减轻患者和家属的痛苦。

Yuichi Takiguchi
于日本千叶

参考文献

1. Kubota K, Watanabe K, Kunitoh H, Noda K, Ichinose Y, Katakami N, Sugiura T, Kawahara M, Yokoyama A, Yokota S, Yoneda S, Matsui K, Kudo S, Shibuya M, Isobe T, Segawa Y, NishiwakiY, Ohashi Y, Niitani H（2004）Phase III randomized trial of docetaxel plus cisplatin versus vindesine plus cisplatin in patients with stage IV non – small – cell lung cancer: the Japanese Taxotere Lung Cancer Study Group. J Clin Oncol 22（2）: 254 – 261. doi: 10. 1200/jco. 2004. 06. 1142.

2. Gralla RJ, Casper ES, Kelsen DP, Braun DW, Jr. , Dukeman ME, Martini N, Young CW, Golbey RB（1981）Cisplatin and vindesine combination chemotherapy for advanced carcinoma of the lung: a randomized trial investigating two dosage schedules. Ann Int Med 95（4）: 414 – 4203.

3. Sandler A, Gray R, Perry MC, Brahmer J, Schiller JH, Dowlati A, Lilenbaum R, Johnson DH（2006）Paclitaxel – carboplatin alone or with bevacizumab for non – small – cell lung cancer. N Engl J Med 355（24）: 2542 – 2550. doi: 10. 1056/NEJMoa0618844.

4. Schiller JH, Harrington D, Belani CP, Langer C, Sandler A, Krook J, Zhu J, Johnson DH, the Eastern Cooperative Oncology Group（2002）Comparison of four chemotherapy regimens for advanced non – small – cell lung cancer. N Engl J Med 346（2）: 92 – 98. doi: 10. 1056/NEJMoa0119545.

5. Ohe Y, Ohashi Y, Kubota K, Tamura T, Nakagawa K, Negoro S, Nishiwaki Y, Saijo N, Ariyoshi Y, Fukuoka M, for the FACS Cooperative Group（2007）Randomized phase III study of cisplatin plus irinotecan versus carboplatin plus paclitaxel, cisplatin plus gemcitabine, and cisplatin plus vinorelbine for advanced non – small – cell lung cancer: Four – Arm Cooperative Study in Japan. Ann Oncol 18（2）: 317 – 323. doi: 10. 1093/annonc/mdl3776.

6. Paz – Ares LG, de Marinis F, Dediu M, Thomas M, Pujol JL, Bidoli P, Molinier O, Sahoo TP, Laack E, Reck M, Corral J, Melemed S, John W, Chouaki N, Zimmermann AH, Visseren – Grul C, Gridelli C（2013）PARAMOUNT: final overall survival results of the phase III study of maintenance pemetrexed versus placebo immediately after induction treatment with peme – trexed plus cisplatin for advanced nonsquamous non

– small – cell lung cancer. J Clin Oncol 31 （23）: 2895 – 2902. doi: 10. 1200/jco. 2012. 47. 11027.

7. Maemondo M, Inoue A, Kobayashi K, Sugawara S, Oizumi S, Isobe H, Gemma A, Harada M, Yoshizawa H, Kinoshita I, Fujita Y, Okinaga S, Hirano H, Yoshimori K, Harada T, Ogura T, Ando M, Miyazawa H, Tanaka T, Saijo Y, Hagiwara K, Morita S, Nukiwa T （2010） Gefitinib or chemotherapy for non – small – cell lung cancer with mutated EGFR. N Engl J Med 362 （25）: 2380 – 2388. doi: 10. 1056/NEJ-Moa09095308.

8. Mitsudomi T, Morita S, Yatabe Y, Negoro S, Okamoto I, Tsurutani J, Seto T, Satouchi M, Tada H, Hirashima T, Asami K, Katakami N, Takada M, Yoshioka H, Shibata K, Kudoh S, Shimizu E, Saito H, Toyooka S, Nakagawa K, Fukuoka M （2010） Gefitinib versus cisplatin plus docetaxel in patients with non – small – cell lung cancer harbouring mutations of the epidermal growth factor receptor （WJTOG3405）: an open label, randomised phase 3 trial. Lancet Oncol 11 （2）: 121 – 128. doi: 10. 1016/s1470 – 2045 （09） 70364 – x

9. Solomon BJ, Mok T, Kim DW, Wu YL, Nakagawa K, Mekhail T, Felip E, Cappuzzo F, Paolini J, Usari T, Iyer S, Reisman A, Wilner KD, Tursi J, Blackhall F （2014） First – line crizotinibver – sus chemotherapy in ALK – positive lung cancer. N Engl J Med 371 （23）: 2167 – 2177. doi: 10. 1056/NEJMoa1408440

10. Brahmer J, Reckamp KL, Baas P, Crino L, Eberhardt WE, Poddubskaya E, Antonia S, Pluzanski A, Vokes EE, Holgado E, Waterhouse D, Ready N, Gainor J, ArenFrontera O, Havel L, Steins M, Garassino MC, Aerts JG, Domine M, Paz – Ares L, Reck M, Baudelet C, Harbison CT, Lestini B, Spigel DR （2015） Nivolumab versus docetaxel in advanced squamous – cell non – small – cell lung cancer. N Engl J Med 373 （2）: 123 – 135. doi: 10. 1056/NEJMoa150462711.

11. Borghaei H, Paz – Ares L, Horn L, Spigel DR, Steins M, Ready NE, Chow LQ, Vokes EE, Felip E, Holgado E, Barlesi F, Kohlhaufl M, Arrieta O, Burgio MA, Fayette J, Lena H, Poddubskaya E, Gerber DE, Gettinger SN, Rudin CM, Rizvi N, Crino L, Blumenschein GR, Jr. , Antonia SJ, Dorange C, Harbison CT, Graf Finckenstein F, Brahmer JR （2015） Nivolumab versus docetaxel in advancednonsquamous non – small – cell lung cancer. N Engl J Med 373 （17）: 1627 – 1639. doi: 10. 1056/NEJMoa1507643,

目　录

第 1 篇

诊 断

第1章
肺腺癌分类对预后的特殊参考价值

Yukio Nakatani, Yoko Yonemori, Jun Matsushima, and Takuya Yazawa

摘要

世界卫生组织(WHO)在2015年发表的第4版肺、胸膜、胸腺、心脏肿瘤分类中对肺腺癌的分类进行了大量修订。本章介绍了肺腺癌分类变化,包括简述每个肺癌亚型的定义、大体标本、组织病理学、遗传学和临床特征等,以及肺腺癌的变种。本章专门探讨病理分类和预后的关系:原位腺癌和微浸润性腺癌的新概念对预后非常重要,因为完全切除可以达到100%的治愈。浸润性腺癌的每一种亚型可分为预后良好、预后中等和预后不良组。在遗传谱方面也有很多进展,如 *EGFR* 和 *KRAS* 突变、*ALK* 融合基因和最近发现的 *NRG1* 融合基因与某些特殊类型的腺癌相关。本章对肺腺癌分类的主要变化进行简要概述,有助于医生、放射科医生和病理学家根据WHO新分类了解肺腺癌组织病理学诊断的内容和意义。

关键词

肺腺癌;世界卫生组织分类

1.1 世界卫生组织新分类中的肺腺癌分类

1.1.1 引言:分类的主要变化

WHO第4版肺、胸膜、胸腺和心脏肿瘤分类于2015年出版[1]。新版本的肺腺癌分类包

Y. Nakatani (✉)・Y. Yonemori・J. Matsushima
Department of Diagnostic Pathology, Chiba University Graduate School of Medicine, 1 – 8 – 1 Inohana,
Chuo – ku, Chiba 260 – 8670, Japan
e – mail: nakatani@ faculty. chiba – u. jp

T. Yazawa
Department of Pathology, Dokkyo Medical University, Tochigi, Japan

括以下重要变化：①引入新术语"原位腺癌（adenocarcinoma in situ，AIS）"，作为除不典型腺瘤样增生（atypical adenomatous hyperplasia，AHH）的一个浸润前病变，去除了"支气管肺泡癌（bronchioloalveolar carcinoma，BAC）"这一含糊的旧术语；②引入新术语"微浸润性腺癌（minimally invasive adenocarcinoma，MIA）"；③根据主要亚型对侵袭性腺癌分类以及对次要亚型的额外描述；④引入新术语"浸润性黏液腺癌"（大致对应于黏液 BAC）作为腺癌的变种；⑤完善腺癌变种类别，包括浸润性黏液腺癌、胶样腺癌、胚胎型腺癌（低级和高级）和肠型腺癌；⑥引入免疫组织化学定义的"实性型腺癌"，如果肺癌细胞免疫组化［TTF1 和（或）napsin A］表达阳性，则将原来的大细胞癌诊断为实性型腺癌；⑦通过引入新的免疫组织化学定义的诊断类别，即"非小细胞癌，倾向于腺癌"，尽可能避免小活检/细胞学样本中非小细胞癌的不确定诊断[1-4]（表 1.1）。

表 1.1　肺腺癌及其前体——世界卫生组织分类[1]

腺癌	8140/3
贴壁型腺癌	8250/3
腺泡型腺癌	8551/3
乳头型腺癌	8260/3
微乳头型腺癌	8265/3
实性型腺癌	8230/3
浸润性黏液腺癌	8253/3
浸润性黏液腺癌和非黏液混合性腺癌	8254/3
胶样腺癌	8480/3
胚胎型腺癌	8333/3
肠型腺癌	8144/3
微浸润性腺癌	
非黏液性	8250/2
黏液性	8257/3
浸润前病变	
不典型腺瘤样增生	8250/0
原位腺癌	8140/2
非黏液性	8410/2
黏液性	8257/3

［1］：形态学编码来自国际肿瘤疾病分类（ICD - O）

需要强调的是，人们日益认识到这些肺癌的分类必须用多学科方法以使其与临床紧密结合：①分子生物学和肿瘤学方面最新进展提示，表皮生长因子受体基因（*EGFR*）突变和 *ALK* 基因移位几乎完全发生于肺腺癌，并且酪氨酸激酶抑制剂（TKI）靶向治疗可以有效治疗这些肿瘤;②培美曲塞和贝伐单抗等新药物的应用要求区分鳞癌与非鳞癌、非小细胞癌以获得治疗进展;③腺癌发展分期和与之对应的 CT 图像之间密切相关的新认识,在预测肺腺癌预后和治疗选择方面发挥了重要作用[3]。

1.1.2 浸润前病变

1.1.2.1 不典型腺瘤样增生(Atypical Adenomatous Hyperplasia,AAH)(图 1.1)

根据定义,不典型腺瘤样增生是一种肺泡或支气管内 Ⅱ 型肺泡细胞和(或)棒状细胞(之前称之为 Clara 细胞)发生的轻到中度不典型的小而局限的增生[1]。这种病变通常在肺切除的标本中偶然发现或在体检中通过高分辨率 CT 扫描检测到纯毛玻璃样结节(ground - glass nodule,GGN)。

在大体标本中,AAH 通常是在肺外周的几毫米大小灰白色结节,几乎无法辨认。在组织病理学上,AAH 和 AIS 之间有时很难区别,因为两者都显示整个病灶沿着肺泡壁伏壁生长,但是与 AIS 相比,AAH 的大小通常达到 5mm,细胞表现为少数核不典型改变并且较稀疏地沿着肺泡壁生长[5,6]。矛盾的是,AAH 在细胞形状上表现为长方体、金字塔或扁平等多样化的形态。

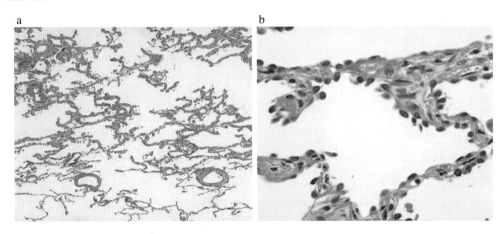

图 1.1 不典型腺瘤样增生。(a)低倍镜视野。提示肺泡间隔稍厚,衬里细胞显示出和正常肺实质之间明显的分界,占该区域最下面的四分之一。(b)高倍镜视野。不典型立方形或柱状细胞沿着肺泡隔膜生长,细胞特征为轻度异型的细胞核和较少的细胞质

目前认为 AAH 是周围型肺腺癌的前兆病变。临床病理和克隆突变研究表明,AAH 是一种克隆性病变,并有可能发展为腺癌[5-7],KRAS 和 EGFR 突变率分别为 33% 和

35%[1,8-11]。证据表明，*KRAS* 突变的 AAH 可能不会像 *EGFR* 突变的 AAH 那样多地进展为 AIS 或浸润性腺癌，而主要驱动基因（*EGFR/KRAS/ALK/HER*2）突变阴性的 AAH/AIS 可能较少进展为浸润性腺癌[8,12]。最近利用下一代测序（next-generation sequencing，NGS）对 AAH/AIS/MIA 进行遗传分析[13]，其结果显示 25 个 AAH 病灶中平均突变率为 2.2 个非同义突变（范围 0~6 个突变），最常见的突变基因是 *BRAF* 和 *ARID1B*。与 DNA 修复和染色体重构相关的基因（如 *ATM* 和 *ATRX*）也在多个病灶中发生突变，这表明 AAH 可能倾向于发生继发性遗传突变。*TP53*、*EGFR* 和 *IGFR1* 在 AAH/AIS/MIA 的所有发育阶段都可以发生突变，但在 MIA 或浸润性腺癌中很少发现 *BRAF* 突变，说明各种突变类型之间的进展潜力并不相同。

　　AAH 的自然发展进程并不明确，但最近的一项放射线影像研究显示[14]，在 CT 图像中孤立的纯 GGN 为 5mm 或更小，其中大多数初步诊断为 AAH，其中 10% 的病例会发展成 MIA，1% 病例在平均 3.6 年内发展为浸润性腺癌。这一观察似乎证实了 AAH 的进展潜力方面存在的遗传异质性。

1.1.2.2　原位腺癌（Adenocarcinoma in Situ，AIS）（图 1.2）

　　AIS 是当前 WHO 引入的新分类[1]。它是一个 ≤3 cm 的局灶性腺癌，细胞局限于肺泡壁内、呈伏壁生长，并且缺乏基质、血管或胸膜浸润。细胞组成成分主要是非黏液性的，极少数是黏液性的。AIS 在 CT 扫描中通常表现为纯 GNN 或伴有实性成分的混合结节[14,15]。黏液性 AIS 往往会表现为含空腔的实性结节或部分实性结节的形态[16]。

　　在大体标本中，AIS 是一个具有些许海绵样特征的不规则灰白色至褐色结节。组织病理学可见 II 型肺泡细胞/立方形或柱状细胞沿着肺泡壁生长，伴轻/中度不典型细胞核。而肺泡壁正常或由于伴塌陷性纤维中度增生而增厚[17]。在罕见的黏液 AIS 中，内衬细胞有黏液性细胞质，类似于胃窝小凹型上皮或杯状细胞。非黏液性 AIS 表达甲状腺转录因子（TTF1）和天冬氨酸蛋白酶 A（Napsin A），而黏液性 AIS 通常肺泡特异性免疫组化标记物 TTF1 和 Napsin A 表达为阴性，而胃上皮细胞相关黏蛋白表达阳性，如黏蛋白 5AC（MUC5AC）和黏蛋白 6（MUC6）[18,19]。

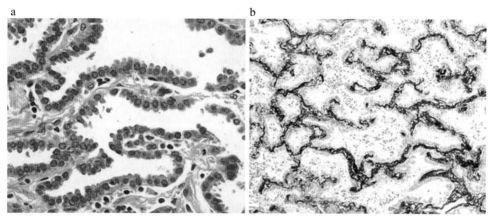

图 1.2　原位腺癌(非黏液性)。(a)肺泡隔膜内衬非典型 II 型肺泡上皮细胞。(b)肺泡隔膜的弹性结构在原位腺癌中保存完整(弹性纤维 Van Gieson 染色)

遗传学表现为非黏液性 AIS 经常携带 *EGFR* 突变(40% ~ 86%),但 *KRAS* 突变很少(0 ~ 4%)[12,19-23]。最近对 5 名 AIS 患者标本进行的 NGS 分析显示,平均突变率为每名患者6.2 个非同义突变;突变范围变化很大,大多数突变包括 *EGFR*,而 *TP53* 突变仅在一名患者中发现[13]。与上述研究相比,*EGFR* 的突变率较低可能与队列种族背景的不同有关[12,19-23]。*EGFR* 突变在黏液性 AIS 中很少见[19,24]。

诊断 AIS 的临床意义在于,AIS 如果完全切除肿瘤,可达到 100% 的无病生存率(图 1.3,表 1.2)[1,17,19-24]。值得注意的是,大多数这些数据来自日本,其中 *EGFR* 突变相关的腺癌是常见的,并且基于 CT 的检查是常规临床实践的一部分。在日本队列中[19-21,23],切除的肺腺癌标本中 AIS 的发生率为 4.5% ~ 8.4%,而在西方国家则低于 1%[24]。黏液性 AIS 的临床表现不太清楚,但也可能是好的[15,19,20,24,25]。因此,最近在第 8 版 TNM 肺癌分类中提出了AIS 分期用 Tis 代替 T1[15]。

1.1.3　微浸润性腺癌(Minimally Invasive Adenocarcinoma,MIA)(图 1.4)

MIA 是进入目前 WHO 分类的另一个新的类型。它的定义为孤立性腺癌(≤3 cm)伏壁生长并且最大浸润深度≤5 mm[1]。MIA 并不侵犯淋巴、血管、胸膜,未播散到肺泡腔或小气道。MIA 在大多数情况下是非黏液性的,但也可能极个别是黏液性的。这种病变在 CT 上通常表现为偶发的部分实性结节或纯毛玻璃样,偶尔表现为实性结节[15]。

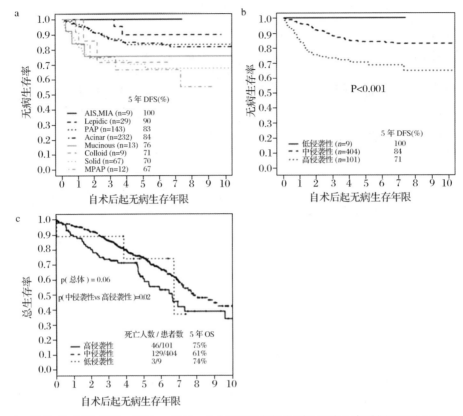

图 1.3　肺腺癌亚型和预后。I 期（n = 514）。(a) 所有组织学类别的无病生存时间（DFS）(P < 0.001)。预后良好组原位腺癌（AIS）和微浸润性腺癌（MIA）的 5 年 DFS 为 100%。贴壁型腺癌（Lepidic）、乳头型腺癌（PAP）和腺泡腺癌（Acinar）等中间预后组的 DFS 分别为 90%、83% 和 84%。实性型腺癌（Solid）、微乳头型腺癌（MPAP）、胶样腺癌（Colloid）、黏液腺癌（Mucinous）和混合型腺癌等不良预后组的 DFS 分别为 70%、67%、71% 和 76%。(b) 无病生存率依据预后将各组织学亚型归类而分为低、中、高侵袭性。(c) 总生存期（OS）依据预后将各组织学亚型归类而分为低、中、高侵袭性（参考图 1.4 的文献[20]）。彩图：I ~ Ⅲ期（n = 440）。(A) 无病生存曲线和 (B) 总生存曲线依据 IASLC/ATS/ERS 肺腺癌分类进行分组（参考图 1.6 的文献[33]）。MP：微乳头型腺癌；IMA：微创腺癌；IASLC：国际肺癌研究学会；ATS：美国胸科学会；ERS：欧洲呼吸学会

　　自从 1995 年[17]Noguchi 等人发表了一篇关于 AIS 的原创文章后，MIA 的标准就可以被检索到了。更多开创性的研究促成了 AIS 的确立[25-32]。一些验证性研究[19-23,33-37]表明 MIA 的预后几乎与 AIS 的预后相同，支持将其作为一个独特类型（图 1.4，表 1.2）。在最新的 TNM 系统中提议将 T1mi 用于代表 MIA[15]。

　　组织病理学表现为浸润性生长的特点，即乳头状、腺泡状、实性或微毛细管样特征或者肿瘤细胞浸润肌纤维母细胞间质[1]。

　　遗传学表现为 MIA 显示出与 AIS 类似的高 EGFR 突变率[20-23]。对 5 名 MIA 患者标本进行 NGA 分析显示平均突变率为每患者 10.8 个非同义突变，其中 EGFR 和 TP53 是最常见

的突变基因[13]。

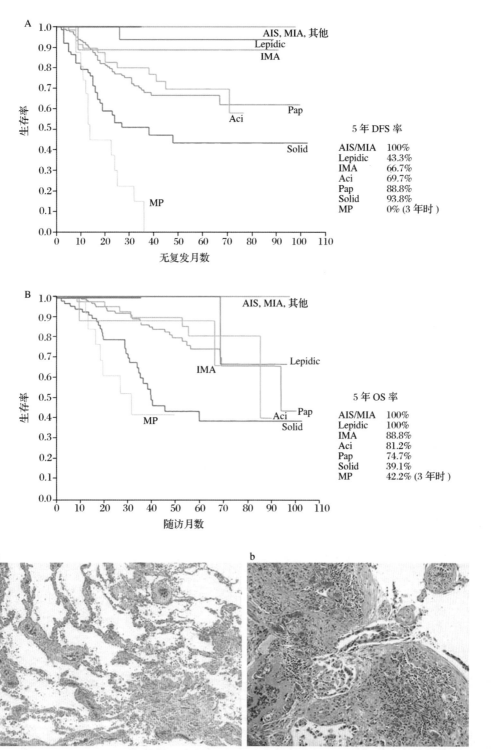

图 1.4 微浸润性腺癌。(a)左上区域提示肿瘤伏壁生长的模式并保留了肺泡结构,而右下区域显示纤维性病灶合并肿瘤浸润性生长。(b)提示纤维间质内的浸润性腺癌结构

表 1.2　肺腺癌亚型与预后

作者/肿瘤分期		原位腺癌	微浸润性腺癌	贴壁型腺癌	腺泡型腺癌	乳头型腺癌	微乳头型腺癌	实性腺癌	浸润性粘液腺癌	胶样腺癌	其他
Yoshizawa et al. (2011)[33]											
I 期肺腺癌 n=514	n(%)	1(0.2)	8(1.6)	29(5.6)	232(45.1)	143(27.8)	12(2.3)	67(13)	13(2.5)	9(1.8)	
	5 年 DFS:%	100	100	90	84	83	67	70	76	71	
Russell et al. (2011)[34]											
I ～ III 期肺腺癌 n=210	n(%)	1(0.5)	7(3)	10(5)	84(40)	26(12)	14(7)	49(23)	10(5)	9(4)	
	5 年 OS:%	100	100	86	68	71	38	39	51	51	
Warth et al. (2012)[40]											
I ～ IV 期肺腺癌 n=500	n(%)	0	0	41(8.4)	207(42.5)	23(4.7)	33(6.8)	183(37.6)	12(2.4)	0	1/肠型
	OS:月平均	NA	NA	78.5	67.3	48.9	44.9	58.1	88.7	NA	NA
	DSS:月平均	NA	NA	80.3	79.2	56.3	50.4	66.7	都存活	NA	NA
	DFS:月平均	NA	NA	83.6	61.7	37.7	33.8	51.2	88.1	NA	NA
Yoshizawa et al. (2013)[20]											
I ～ III 期肺腺癌 n=440	n(%)	20(4.5)	33(7.5)	36(8.1)	61(13.8)	179(40.7)	19(4.3)	78(17.7)	10(2.2)	3(0.7)	1/胚胎型(0.2)
	5 年 OS:%	100	100	100	81.2	74.7	42.2	39.1	88.8	NA	NA
	5 年 DFS:%	100	100	93.8	69.7	66.7	0(3 年)	43.3	88.8	NA	NA
Tsuta et al. (2013)[21]											
I ～ IV 期肺腺癌 n=904	n(%)	69(8)	33(4)	136(15.1)	98(10.8)	338(37.4)	61(6.7)	124(13.7)	45(5.0)	0	0
	5 年/10 年 OS:%	98/94a	98/94a	93/85	67/47	74/57	62/47	58/41	76/63	NA	NA
	5 年/10 年 DSS:%	100a	100a								
Gu et al. (2013)[35]											
I ～ III 期肺腺癌 n=292	n(%)	1(0.3)	14(4.8)	31(10.6)	112(38.4)	36(12.3)	30(10.3)	52(17.8)	10(3.4)	2(0.7)	4/肠型(1.4)
	5 年 OS:%	100	100	91.4	72.2	71.1	46.6	57.9	73.1	73.1	73.1
	5 年 DFS:%	100	100	71.9	54	56.1	25.7	45.7	62.5	62.5	62.5

DFS:无病生存率;OS:总生存率;DDS:疾病特异性生存率;NA:没有数据;a:合并亚型

1.1.4　浸润性腺癌(Invasive Adenocarcinoma)(图 1.3)(表 1.2)

浸润性腺癌是一种具有腺体分化、黏蛋白产生或表达肺肿瘤标志物的肿瘤。生长模式包括腺泡状、乳头状、微乳头状和实质性浸润,并表现为同一肿瘤内各种模式混合并逐渐过渡的特征[1]。因此按照主要的类型进行肿瘤分类,并对每个成分按 5% ~ 10% 的增量描述。侵袭性腺癌通常位于肺的周边,由于肿瘤中央塌陷和纤维化引起的收缩导致胸膜凹陷较为常见。侵袭性非黏液性腺癌依据贴壁型腺癌与浸润性生长的比例以及肺泡塌陷的程度不同而在 CT 图像表现为实性或部分实质性[1,3]。

1.1.4.1　贴壁型腺癌(Lepidic Adenocarcinoma)(图 1.5)

贴壁型腺癌主要表现为不典型的 Ⅱ 型肺细胞/棒状细胞沿着肺泡壁伏壁生长,也表现为类似乳头状和腺泡等浸润性生长模式,并且直径大于 5 mm。大体标本中,肿瘤中心位置部分具有纤维化的侵入性组分而表现为灰白色或碳尘沉积的实质性特征,而周边部分保留空腔的伏壁式生长而表现为不典型的棕褐色质软特征(图 1.5),因此在 CT 扫描时通常表现为部分实质性特征的图像。由于不同种族和临床背景,贴壁型腺癌在浸润性腺癌中占 5%[34] 到 18.3%[23] 不等,遗传学表现方面,贴壁型腺癌发生 EGFR 突变很常见[20,21,23]。具有 Ⅱ 型肺细胞/棒状细胞(细支气管肺泡特征)的贴壁型腺癌称为末端呼吸单位(TRU)型腺癌,并且已知与 EGFR 突变密切相关[38]。

就预后而言,该肿瘤介于预后良好的 AIS/MIA 和预后较差的微乳头型腺癌/实体腺癌之间[20,21,23,33,35](图 1.3,表 1.2),且预后和整个肿瘤内附壁生长的比例有关,肿瘤贴壁生长的部分 > 50% 甚至 > 75% 肿瘤显示出与 AIS/MIA 相似的良好预后[24,27]。即使不以贴壁生长为主的腺癌也显示出比没有该成分的腺癌更好的预后[39]。这些进展在描述

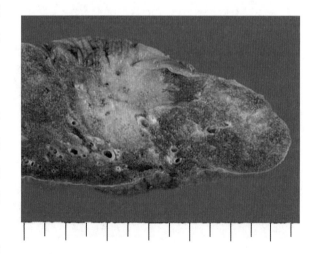

图 1.5　贴壁型腺癌。大体表现:注意有胸膜凹陷的周围型肺癌。肿瘤的中心部分呈灰白色实性肿瘤,而周边部分呈褐色,质地松软,边缘不清晰

T 的大小时不将贴壁生长部分包含在肿瘤浸润直径内,在第 8 版肺癌 TNM 分类中更准确地反映预后[15]。贴壁型腺癌复发的危险因素可能包括近边缘处淋巴血管受侵犯而切除、不完全,以及以微乳头为主的组织成分[24]。

1.1.4.2 腺泡型腺癌(Acinar Adenocarcinoma)(图 1.6)

腺泡型腺癌主要由腺泡或腺体结构组成,具有立方或柱状的肿瘤细胞,形成各种大小的中央腔。在所有肺腺癌亚型中,腺泡型腺癌在日本(10.8% ~20.4%)[20,21,23]所占比例低于西方国家(40% ~45.1%)[33,34,40]。

腺泡型腺癌遗传学表现为 EGFR 突变较少,ALK 重排比 AIS/MIA、贴壁型腺癌和乳头型腺癌比例更高[20,21,41],已报道黏液纤维型是肺泡腺癌中与 ALK 重排密切相关的类型(图1.6)[41,42]。

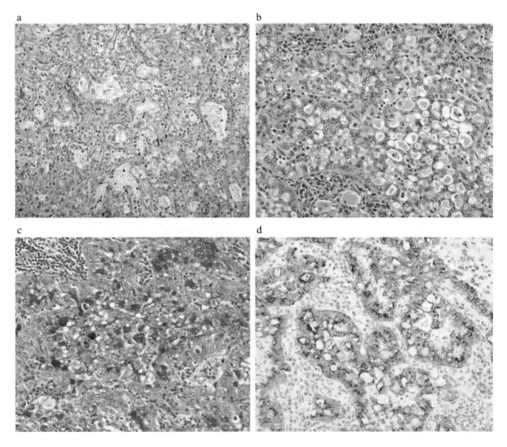

图 1.6 腺泡型腺癌。(a)肿瘤细胞排列在腺泡或管状结构中。(b) ALK 重排型腺癌。肿瘤细胞重排为所谓黏液筛状。(c) ALK 重排型腺癌。肿瘤细胞的腔内间隙和肿瘤细胞质存在大量黏液(PAS 染色)。(d) ALK - 重排型腺癌。肿瘤细胞 ALK 蛋白在免疫组化染色中呈弥漫阳性

预后方面,腺泡型腺癌与贴壁型腺癌和乳头型腺癌属于 AIS/MIA 和微乳头/实体性腺癌组之间的中间组[20,21,23,33,35](图 1.3,表 1.2)。然而,在对 Ⅰ 期肺腺癌的研究中提出以腺癌作为腺泡型腺癌的独特亚型,与高级别腺癌具有相似的不良预后,不过这仍需进一步验证[43]。

1.1.4.3　乳头型腺癌(Papillary Adenocarcinoma)(图 1.7)

乳头型腺癌显示出以乳头状为主的模式,具有立方或柱状的肿瘤细胞,沿着乳头状结构的纤维血管核心生长。

在遗传学上,乳头型腺癌是 *EGFR* 突变最常见的亚型之一,突变比例为 50% ~ 68.5%[20,21,23]。乳头型腺癌在日本肺腺癌中占(28% ~ 40.7%)[20,21,23],远高于西方国家(12% ~ 27.8%)[33,34,44]。

大多数研究将乳头型腺癌的预后置于中间预后组[20,21,23,33,35](图 1.3,表 1.2),但是德国队列研究提示乳头型腺癌和微乳头状及实性型腺癌均属于不良生存组[40]。这种差异的原因似乎是乳头型腺癌的生长模式从低级别的伏壁腺癌(Ⅰ型)到高级别的结构紊乱(Ⅲ型)[44]:采用最严格的标准(Ⅲ型)来识别

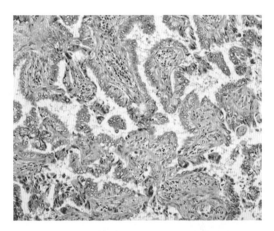

图 1.7　乳头型腺癌。柱状肿瘤细胞衬覆在含有中央纤维血管轴心的乳头状结构表面

乳头型腺癌,发现任一Ⅲ型乳头型腺癌与总生存率和无病生存率较差相关[41]。与任一Ⅱ型或Ⅲ型乳头状生长的病例相比,Ⅰ型乳头状生长的肿瘤多易携带 *EGFR* 突变[44]。

1.1.4.4　微乳头型腺癌(Micropapillary Adenocarcinoma)(图 1.8)

这是当前 WHO 分类中新引入的亚型[1]。该腺癌显示微乳头型腺癌为主型生长模式,如形成小花样缺乏纤维血管核的细胞连接到肺泡壁或与肺泡壁分离。这种亚型经常表现出淋巴细胞通过空腔扩散渗透(STAS)[1,45]。微乳头型腺癌相对罕见,占所有切除的肺腺癌的 2.3% ~ 19.5%[20,21,23,24,34-37,40],大多数队列显示频率低于 10%[20,21,23,24,34,37,40]。然而,微毛细血管成分本身并不罕见,在一项研究中,比例≥1% 和≥5% 的组分分别占 525 例切除侵袭性腺癌的 43.6% 和 21.7%[46]。

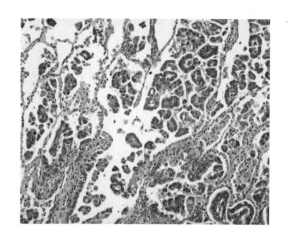

图 1.8　微乳头型腺癌。肿瘤通过肺泡间空腔扩散渗透(STAS)，表现微乳头状结构

在遗传学上，微乳头型腺癌在腺癌旁边显示出相对较高的 *EGFR* 突变率(39.7% ~ 43%)[20,21,23]，主要是伏壁状和乳头状。

在预后上，微乳头型腺癌与实性型腺癌都属于不良预后组[20,21,23,24,33-37,40]（图 1.3，表 1.2）。5% 或更高的微毛细血管成分的存在可能与有限切除术治疗的患者局部复发风险增加显著相关[47]。最近的一项研究表明，没有微毛细管模式(<1%)的患者的整体存活率明显好于微毛细管模式(<5% 的整个肿瘤)，强调了模式识别和描述的重要性(即使是最小的比例(≥1%))[46]。

1.1.4.5　实性型腺癌(Solid Adenocarcinoma)（图 1.9）

实性型腺癌的主要生长模式为多形性细胞呈片状排列，目前没有任何公认的腺癌形态。实性型腺癌免疫组化表现为的两个高倍视野下，细胞内黏蛋白应该存在于 ≥5 个肿瘤细胞，即认为肿瘤肺细胞标志物[如 TTF1 和(或)napsin A]表达为阳性[1]。免疫组化定义的实性型腺癌是当前 WHO 分类中新引入的类型。这代表了之前大细胞癌的一个子集的合并，其基本原理是这些免疫标志物定义的大细胞癌具有独特的腺癌相关的治疗相关驱动突变谱，包括 *EGFR*，*KRAS* 和 *ALK*[48-50]。切除的肺腺癌中实性型腺癌(基于 2011 IASLC/ATS/ERS 国际肺腺癌分类)的比例变化于 13% ~ 37.6% 之间[21,22,34-37,40]。

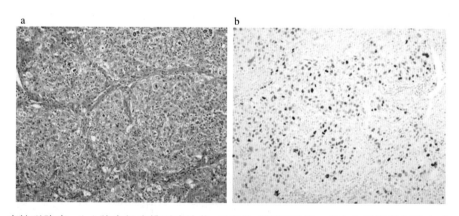

图 1.9　实性型腺癌。(a)肿瘤细胞排列成片状，无角化或腺泡结构。(b)此类肿瘤细胞表达 TTF1，在 WHO 新的分类中归为实性型腺癌

在遗传学上,*KRAS* 突变的频率在实性型腺癌中特别高,与 *KRAS* 突变在具有实性成分的低分化腺癌中富集现象相似[20,48-53]。

从预后角度来看,实体性腺癌属于不良预后组[20,21,23,33-37,40](图 1.3,表 1.2)。肿瘤有实性成分的腺癌患者的总生存率和无复发生存率显著低于肿瘤不含实性成分的腺癌患者[53]。在患有 I 期肺腺癌的患者中,实性型腺癌比非实性型腺癌明显容易复发,并且生存率更差[54]。

1.1.5　腺癌的变种

新的 WHO 分类将浸润性黏液腺癌、胚胎型腺癌、胶样腺癌和肠型腺癌作为肺腺癌的变种[1]。这些变种都很少见,但应始终牢记,以作为对患者进行适当治疗的鉴别诊断。

1.1.5.1　浸润性黏液腺癌(Invasive Mucinous Adenocarcinoma,IMA)(图 1.10)

IMA 显示具有杯状细胞样或胃窦上皮样形态的柱状肿瘤细胞生长。在大多数情况下,生长模式可以是多样的但仍以伏壁生长为主。然而,仅具贴壁生长模式的肿瘤是罕见的并且通常诊断为黏液性 AIS。以前诊断为黏液性细支气管肺泡癌的大多数肺癌属于目前分类中的 IMA 类别。IMA 的 CT 表现是可变的,包括实性、空气支气管造影、多灶性,有时也表现为多叶实性或亚实性结节或肿块[56]。切除的肺腺癌中 IMA 的频率范围为 2.2% ~ 5%[21,22,24,33-37,40]。

在大体样本中,IMA 通常显示出一种不太明显的黏液性灰白色结节。它有时可能显示多结节模式或广泛的肺叶实性变[1]。在组织病理学上,肿瘤性柱状细胞具有基部位置,相对小且圆形至椭圆形细胞核,具有轻微的不典型性。肿瘤区域内和周围的肺泡腔通常充满黏蛋白。

除了伏壁生长之外,还可以看到各种生长模式,例如乳头状和腺泡。直接侵犯的区域可能表现出促纤维增生性纤维化。

IMA 细胞在免疫组化中大多数情况下表达 CK7 和 MUC5AC,有时也表达 CK20,但仅在 11% ~ 27.5% 的情况下表达 TTF1[18,56]。最近报道提示 HNF4α 在 92% IMA 中表达,但在正常肺组织中是阴性的,是 IMA 的新免疫组织化学标志物[57]。然而,这种转录因子在卵巢腺癌、子宫颈腺癌和胰腺癌、胃肠道腺癌中表达,因此缺乏区分肺转移癌与 IMA 鉴别能力是该标志物在免疫组化诊断应用中的挑战[57]。

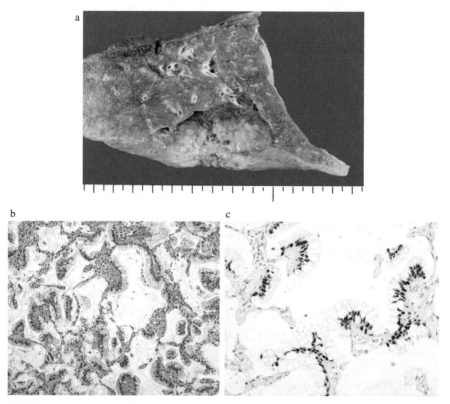

图 1.10　浸润性黏液腺癌。(a)大体表现:黏液性灰白色结节缺乏清晰的边界。(b)具有黏液样细胞质的柱状细胞以伏壁或乳头状形态生长。(c)肿瘤细胞在细胞核中表达 HNF4α(免疫染色)

在遗传学上,IMA 与 *KRAS* 突变密切相关,基因突变率为 40% ~ 86%[21,58-65]。而 IMA 的 KRAS 氨基酸变化分布与肺非黏液性腺癌相比更类似于结直肠和胰胆管腺癌[58,60,63,65]。吸烟状况可能与 IMA 中的 *KRAS* 突变无关[63]。此外,在 6.7% ~ 27% 的 IMA 中发现 *NRG1* 融合基因是新的驱动基因[62-64]。有趣的是,NRG1 被称为杯状细胞形成调节因子,其在支气管上皮细胞的原代培养物中具有 MUC5AC/MUC5B 表达,表明 *NRG1* 基因突变与 IMA 的杯状细胞样形态/表型之间可能存在关联[64,66]。*EGFR* 突变在 IMA 中很少见,在报道的研究中为 0 ~ 22%[21,22,24,60-65]。*KRAS* 和 *EGFR* 突变在 IMA 中是相互排斥的,但是有一些例外情况[61,65]。在一项研究中发现 IMA 中 *TP53* 突变非常少见[63]。

IMA 的预后有些争议,不同的研究发现 IMA 可以属于预后不良组[33,34]或中间组[20,21,23],或预后良好组[40](图 1.3,表 1.2)。最近的一些研究表明,IMA 和非黏液性浸润性腺癌之间的预后差异无统计学意义[58,63]。在一项研究中发现手术切除后 IMA 的复发局限于肺部,提示 IMA 属于非侵袭性肿瘤[63]。

1.1.5.2　胶样腺癌（Colloid Adenocarcinoma）（图 1.11）

胶样腺癌属于腺癌的一种，特点为丰富的黏蛋白池取代了空腔，破坏了肺泡结构[1]。该变体可以单纯的或与常见腺癌联合存在。

在大体标本中，该变体通常显示填充有丰富的凝胶状物质并且界限分明的实体或囊性肿瘤。组织病理学上，肿瘤细胞在肿瘤中所占比例较少，柱状细胞沿着不完全发育的纤维组织隔膜或漂浮在黏液池中的小肿瘤细胞簇生长。免疫组化特征为杯状细胞形态的肿瘤细胞通常表达肠道标志物如 CDX2，MUC2 和 CK20，而肺细胞标志物如 TTF1 和 napsin A 的表达变化较大[56,67,68]。通常 CK7 表达持续存在[67,68]。

胶样腺癌的遗传特征尚不清楚。在少数病例中发现了 KRAS 突变，而迄今为止尚未发现 EGFR 突变和 ALK 融合基因[68]。在预后方面，最近的一些研究表明，这种变异和之前的结论相反，可能属于不良预后组[33,34,67]（图 1.3a，表 1.2）。

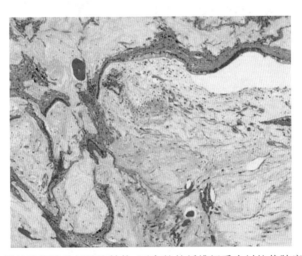

图 1.11　胶样腺癌。大量的黏液池破坏肺泡结构，不完整的纤维间质内衬柱状肿瘤细胞

1.1.5.3　胚胎型腺癌（Fetal Adenocarcinoma）（图 1.12）

胚胎型腺癌是一种类似胎肺的腺癌[1]，低级别和高级别两种类型形态相似但组织学来源不同[69,70]。低级别胚胎型腺癌表现为单纯的上皮来源的肺母细胞瘤，而高级别胚胎型腺癌经常与其他常见的腺癌混杂，胚胎型腺癌比例超过 50% 作为诊断依据。

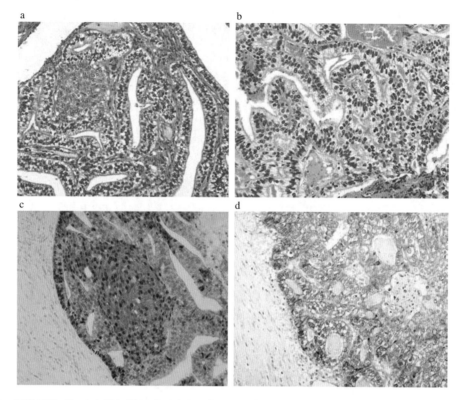

图 1.12　胚胎型腺癌。(a)低级别胚胎型腺癌。复杂的腺体结构内衬柱状细胞,具有小而规则的类似于胎儿气道上皮的细胞核上和下核空泡,可见典型的形态。(b)高级别胚胎型腺癌。组织学类似于低级别类型,但核异型性比较明显,缺乏桑葚状结构。(c)低级别胚胎型腺癌。特别是在桑葚状区域,肿瘤细胞表现出异常的细胞核 – 细胞质 β – catenin 定位(免疫染色)。(d)高级胎儿腺癌。β – catenin 的主要定位于细胞膜(免疫染色)

　　临床上,低级别胚胎型腺癌发生在相对年轻的人群中,发病率最高的年龄段在 40 ~ 50 岁,女性比例高,而高级别胚胎型腺癌主要高发于重度吸烟的男性[69 - 71]。但是,高级别胚胎型腺癌作为肿瘤次要类型可存在于各个年龄和性别患者中[72]。

　　组织病理学上,低级别和高级别肿瘤的特征都为富含糖原的柱状细胞形成复杂的乳管样结构。低级别肿瘤具有典型的小而圆的轻度核异型性,并且多数显示出小耳或细胞球特征,而高级别肿瘤显示出更明显的核异型性。神经内分泌细胞通常与腺体成分混合。其他类型的癌如大细胞神经内分泌癌,肝样腺癌和绒毛膜癌可能与高级别胚胎型腺癌有关[71,72]。TTF1 在低级别肿瘤中表达,而在高级别肿瘤中的表达通常减少或消失[71,72]。

　　遗传学上,低级别胚胎型腺癌的特点是高频的 β – catenin 基因突变导致蛋白在细胞核的异常定位[68,73],而高级别胚胎型腺癌较少出现 EGFR,KRAS 和 PIK3CA 等肺腺癌常见的驱动突变[71-73]。然而,最近报道了一例合并 DICER1 综合征的低度恶性胚胎型腺癌患者,该患者遗传分析提示 *DICER1* 突变是胸膜肺母细胞瘤的一个独特的遗传特征[74,75]。

由于胚胎型腺癌比较罕见,所以预后尚不明确。低级别胚胎型腺癌通常在 I 期时确诊,组织学行为表现为惰性并且死亡率约为 10%[67],而高级别胚胎型腺癌常见于晚期,死亡率更高[69,71,72]。

1.1.5.4　肠型腺癌(Enteric Adenocarcinoma)(图 1.13)

肠型腺癌组织学特征类似于结直肠腺癌,其组织学特征具有多样性,但必须肠型腺癌成分≥50% 才能诊断肠型腺癌[1]。肠型腺癌非常罕见,目前的相关研究都是单一的或者少于 10 例的个案研究[76-86]。肠型腺癌在男性、女性中的发病年龄均为 66 岁[81],发病原因和吸烟有一定相关性[81,82]。

肠型腺癌的组织病理学表现与结直肠癌相似,表现为柱状细胞形成腺管状结构,细胞核呈杆状,胞质嗜酸性[1]。中央区坏死的组织学特征表现是与转移性结直肠癌相鉴别的必要条件,尤其是肿瘤病理表现为完全的肠型特征。免疫组化中,大多数病例中 CK7,TTF1 表达率超过一半,CK20 和 CDX2 等标志物表达率为 1/3 和 1/2[79,80]。极少数肿瘤细胞表现为完全的胃肠道免疫表型,即 CK7 (-),TTF1 (-)、CK20 (+) 和 CDX2 (+)[80,82,83]。

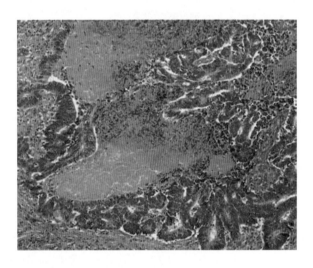

图 1.13　肠型腺癌。肿瘤细胞形成类似于结直肠癌的腺体结构,中央区坏死明显

目前对肠型腺癌的遗传特征了解很少,少数病例提示存在 *KRAS* 突变[83,85,86]和 *EGFR* 突变[83]。在一个病例中发现存在 *KRAS* Q22K 突变合并多倍体,可能与临床快速进展有关[85]。最近 mi - RNA 谱显示,肠型腺癌与非小细胞肺癌有相似之处,部分和胰腺导管腺癌有重叠[86]。

在预后上,尚不明确这种变体与一般侵袭性肺腺癌有何不同[82,84]。

参考文献

1. Travis WD,Brambilla E,Burke AP et al(2015) WHO classification of tumours of the lung,pleura,thymus and heart,4th edn. International Agency for Research on Cancer Press,Lyon

2. Travis WD, Brambilla E, Nicholson AG(2015) The 2015 World health organization classification of lung tumors：impact of genetic,clinical and radiologic advances since the 2004 classification. J Thorac Oncol 10：1243 – 1260. doi：10. 1097/JTO. 0000000000000630

3. Travis WD,Brambilla E,Noguchi M et al(2011) The new IASLC/ATS/ERS international multidisciplinary lung adenocarcinoma classification. J Thorac Oncol 6：244 – 285

4. Travis WD,Brambilla E,Noguchi M et al(2013) Diagnosis of lung cancer in small biopsies and cytology：implications of the 2011 International Association for the Study of Lung Cancer/American Thoracic Society/European Respiratory Society classification. Arch Pathol Lab Med 137：668 – 684

5. Nakayama H,Noguchi M,Tsuchiya R et al(1990) Clonal growth of atypical adenomatous hyperplasia of the lung：cytoluorometric analysis of nuclear DNA content. Mod Pathol 3：314 – 320

6. Kitamura H,Kameda Y,Ito T et al(1990) Atypical adenomatous hyperplasia of the lung. Implications for the pathogenesis of peripheral lung adenocarcinoma. Am J Clin Pathol 111：610 – 622

7. Takamochi K,Ogura T,Suzuki K et al(2001) Loss of heterozygosity on chromosomes 9q and 16p in atypical adenomatous hyperplasia concomitant with adenocarcinoma of the lung. Am J Pathol 159：1941 – 1948

8. Sakamoto H,Shimizu J,Horio Y et al(2007) Disproportionate representation of KRAS gene mutation in atypical adenomatous hyperplasia,but even distribution of EGFR gene mutation from preinvasive to invasive adenocarcinomas. J Pathol 212：287 – 294

9. Soh J,Toyooka S,Ichihara S et al(2008) Sequential molecular changes during multistage pathogenesis of small peripheral adenocarcinomas of the lung. J Thorac Oncol 3：340 – 347. doi：10. 1097/JTO. 0b013e318168d20a

10. Yoo SB,Chung JH,Lee HJ,Lee CT et al(2010) Epidermal growth factor receptor mutation and p53 overexpression during the multistage progression of small adenocarcinoma of the lung. J Thorac Oncol 5：964 – 969. doi：10. 1097/JTO. 0b013e3181dd15c0

11. Yoshida Y,Shibata T,Kokubu A et al(2005) Mutations of the epidermal growth factor receptor gene in atypical adenomatous hyperplasia and bronchioloalveolar carcinoma of the lung. Lung Cancer 50：1 – 8

12. Kobayashi Y,Mitsudomi T,Sakao Y et al(2015) Genetic features of pulmonary adenocarcinoma presenting with ground – glass nodules：the differences between nodules with and without growth. Ann Oncol 26：156 – 161. doi：10. 1093/annonc/mdu505

13. Izumchenko E,Chang X,Brait M et al(2015) Targeted sequencing reveals clonal genetic changes in the progression of early lung neoplasms and paired circulating DNA. Nat Commun 16：8258. doi：10. 1038/ncomms9258

14. Kakinuma R, Muramatsu Y, Kusumoto M et al(2015) Solitary pure ground - glass nodules 5 mm or smaller: frequency of growth. Radiology 276:873 - 882. doi:10. 1148/radiol. 2015141071

15. Travis WD, Asamura H, Bankier AA et al(2016) The IASLC Lung Cancer Staging Project: proposals for coding T categories for subsolid nodules and assessment of tumor size in partsolid tumors in the forthcoming eighth edition of the TNM classification of lung cancer. J Thorac Oncol 11:1204 - 1223. doi:10. 1016/ j. jtho. 2016. 03. 025

16. Miyata N, Endo M, Nakajima T et al(2015) High - resolution computed tomography indings of early mucinous adenocarcinomas and their pathologic characteristics in 22 surgically resected cases. Eur J Radiol 84:993 997. doi:10. 1016/j. ejrad. 2015. 01. 014

17. Noguchi M, Morikawa A, Kawasaki M et al(1995) Small adenocarcinoma of the lung. Histological characteristics and prognosis. Cancer 75:2844 - 2852

18. Tsuta K, Ishii G, Nitadori J et al(2006) Comparison of the immunophenotypes of signet - ring cell carcinoma, solid adenocarcinoma with mucin production, and mucinous bronchioloalveolar carcinoma of the lung characterized by the presence of cytoplasmic mucin. J Pathol 209:78 - 87

19. Sato S, Motoi N, Hiramatsu M et al(2015) Pulmonary adenocarcinoma in situ: analyses of a large series with reference to smoking, driver mutations, and receptor tyrosine kinase pathway activation. Am J Surg Pathol 39: 912 - 921. doi:10. 1097/PAS. 0000000000000458

20. Yoshizawa A, Sumiyoshi S, Sonobe M et al(2013) Validation of the IASLC/ATS/ERS lung adenocarcinoma classification for prognosis and association with EGFR and KRAS gene mutations: analysis of 440 Japanese patients. J Thorac Oncol 8:52 - 61Y

21. Tsuta K, Kawago M, Inoue E et al(2013) The utility of the proposed IASLC/ATS/ERS lung adenocarcinoma subtypes for disease prognosis and correlation of driver gene alterations. Lung Cancer 81:371 - 376

22. Nakagiri T, Sawabata N, Morii E et al(2014) Evaluation of the new IASLC/ATS/ERS proposed classification of adenocarcinoma based on lepidic pattern in patients with pathological stage IA pulmonary adenocarcinoma. Gen Thorac Cardiovasc Surg 62:671 - 677. doi:10. 1007/s11748 - 014 - 0429 - 3

23. Yanagawa N, Shiono S, Abiko M et al(2014) The correlation of the International Association for the Study of Lung Cancer(IASLC)/American Thoracic Society(ATS)/European Respiratory Society(ERS) classification with prognosis and EGFR mutation in lung adenocarcinoma. Ann Thorac Surg 98:453 - 458. doi:10. 1016/ j. athoracsur. 2014. 04. 108

24. Kadota K, Villena - Vargas J, Yoshizawa A et al(2014) Prognostic significance of adenocarcinoma in situ, minimally invasive adenocarcinoma, and nonmucinous lepidic predominant invasive adenocarcinoma of the lung in patients with stage I disease. Am J Surg Pathol 38:448 - 460

25. Eto T, Suzuki H, Honda A et al(1996) The changes of the stromal elastotic framework in the growth of peripheral lung adenocarcinomas. Cancer 77:646 - 656

26. Suzuki K, Yokose T, Yoshida J et al(2000) Prognostic significance of the size of central ibrosis in peripheral

adenocarcinoma of the lung. Ann Thorac Surg 69:893 – 897

27. Yokose T,Suzuki K,Nagai K et al(2000) Favorable and unfavorable morphological prognostic factors in peripheral adenocarcinoma of the lung 3 cm or less in diameter. Lung Cancer 29:179 – 188

28. Terasaki H,Niki T,Matsuno Y et al(2003) Lung adenocarcinoma with mixed bronchioloalveolar and invasive components: clinicopathological features,subclassification by extent of invasive foci,and immunohistochemical characterization. Am J Surg Pathol 27:937 – 951

29. Sakurai H,Maeshima A,Watanabe S et al(2004) Grade of stromal invasion in small adenocarcinoma of the lung: histopathological minimal invasion and prognosis. Am J Surg Pathol 28:198 – 206

30. Minami Y,Matsuno Y,Iijima T et al(2005) Prognostication of small – sized primary pulmonary adenocarcinomas by histopathological and karyometric analysis. Lung Cancer 48:339 – 348

31. Kurokawa T,Matsuno Y,Noguchi M et al(1994) Surgically curable "early" adenocarcinoma in the periphery of the lung. Am J Surg Pathol 18:431 – 438

32. Maeshima AM,Niki T,Maeshima A et al(2002) Modified scar grade: a prognostic indicator in small peripheral lung adenocarcinoma. Cancer 95:2546 – 2554

33. Yoshizawa A,Motoi N,Riely GJ et al(2011) Impact of proposed IASLC/ATS/ERS classification of lung adenocarcinoma: prognostic subgroups and implications for further revision of staging based on analysis of 514 stage I cases. Mod Pathol 24:653 – 664

34. Russell PA,Wainer Z,Wright GM et al(2011) Does lung adenocarcinoma subtype predict patient survival?: a clinicopathologic study based on the new International Association for the Study of Lung Cancer/American Thoracic Society/European Respiratory Society international multidisciplinary lung adenocarcinoma classification. J Thorac Oncol 6:1496 – 1504. doi:10. 1097/JTO. 0b013e318221f701

35. Gu J,Lu C,Guo J et al(2013) Prognostic signficance of the IASLC/ATS/ERS classification in Chinese patients – a single institution retrospective study of 292 lung adenocarcinoma. J Surg Oncol 107:474 – 480

36. Hung JJ,Yeh YC,Jeng WJ et al(2014) Predictive value of the international association for the study of lung cancer/American Thoracic Society/European Respiratory Society classification of lung adenocarcinoma in tumor recurrence and patient survival. J Clin Oncol 32:2357 – 2364

37. Cha MJ,Lee HY,Lee KS et al(2014) Micropapillary and solid subtypes of invasive lung adenocarcinoma: clinical predictors of histopathology and outcome. J Thorac Cardiovasc Surg 147:921 – 928

38. Yatabe Y,Kosaka T,Takahashi T et al(2005) EGFR mutation is specific for terminal respiratory unit type adenocarcinoma. Am J Surg Pathol 29:633 – 639

39. Mäkinen JM,Laitakari K,Johnson S(2015) Nonpredominant lepidic pattern correlates with better outcome in invasive lung adenocarcinoma. Lung Cancer 90:568 – 574. doi:10. 1016/j. lungcan. 2015. 10. 014

40. Warth A,Muley T,Meister M et al(2012) The novel histologic International Association for the Study of Lung Cancer/American Thoracic Society/European Respiratory Society classification system of lung adenocarcinoma is a stage – independent predictor of survival. J Clin Oncol 30:1438 – 1446

41. Inamura K, Takeuchi K, Togashi Y (2009) EML4 – ALK lung cancers are characterized by rare other muta-tions, a TTF – 1 cell lineage, an acinar histology, and young onset. Mod Pathol 22:508 – 515. doi:10. 1038/modpathol. 2009. 2

42. Yoshida A, Tsuta K, Nakamura H et al (2011) A comprehensive histologic analysis of ALK – rearranged lung carcinomas. Am J Surg Pathol 35:1226 – 1234. doi:10. 1097/PAS. 0b013e3182233e06

43. Kadota K, Yeh YC, Sima CS et al (2014) The cribriform pattern identifies a subset of acinar predominant tumors with poor prognosis in patients with stage I lung adenocarcinoma: a conceptual proposal to classify crib-riform predominant tumors as a distinct histologic subtype. Mod Pathol 27:690 – 700

44. Warth A, Muley T, Harms A et al (2016) Clinical relevance of different papillary growth patterns of pulmonary adenocarcinoma. Am J Surg Pathol 40:818 – 826. doi:10. 1097/PAS. 0000000000000622

45. Kadota K, Nitadori J, Sima CS et al (2015) Tumor spread through air spaces is an important pattern of invasion and impacts the frequency and location of recurrences after limited resection for small stage I lung adenocarci-nomas. J Thorac Oncol 10:806 – 814

46. Lee G, Lee HY, Jeong JY et al (2015) Clinical impact on minimal micropapillary pattern in invasive lung ade-nocarcinoma: prognostic significance and survival outcomes. Am J Surg Pathol 39:660 – 666

47. Nitadori J, Bograd AJ, Kadota K et al (2013) Impact of micropapillary histologic subtype in selecting limited re-section vs lobectomy for lung adenocarcinoma of 2cm or smaller. J Natl Cancer Inst 105:1212 – 1220

48. Rekhtman N, Tafe LJ, Chaft JE et al (2013) Distinct proile of driver mutations and clinical features in immu-nomarker – deined subsets of pulmonary large – cell carcinoma. Mod Pathol 26:511 – 522. doi:10. 1038/mod-pathol. 2012. 195

49. Rossi G, Mengoli MC, Cavazza A et al (2014) Large cell carcinoma of the lung: clinically oriented classifica-tion integrating immunohistochemistry and molecular biology. Virchows Arch 464:61 – 68. doi:10. 1007/s00428 – 013 – 1501 – 6

50. Hwang DH, Szeto DP, Perry AS et al (2014) Pulmonary large cell carcinoma lacking squamous differentiation is clinicopathologically indistinguishable from solid – subtype adenocarcinoma. Arch Pathol Lab Med 138(5):626 – 635. doi:10. 5858/arpa. 2013 – 0179 – OA

51. Rekhtman N, Ang DC, Riely GJ et al (2013) KRAS mutations are associated with solid growth pattern and tumor – infiltrating leukocytes in lung adenocarcinoma. Mod Pathol 26(10):1307 – 1319. doi:10. 1038/mod-pathol. 2013. 74

52. Driver BR, Portier BP, Mody DR et al (2016) Next – generation sequencing of a cohort of pulmonary large cell carcinomas reclassified by World Health Organization 2015 Criteria. Arch Pathol Lab Med 140(4):312 – 317. doi:10. 5858/arpa. 2015 – 0361 – OA

53. Solis LM, Behrens C, Raso MG et al (2012) Histologic patterns and molecular characteristics of lung adeno-cinoma associated with clinical outcome. Cancer 118:2889 – 2899

54. Ujiie H, Kadota K, Chaft JE et al (2015) Solid predominant histologic subtype in resected stage I lung adeno-

carcinoma is an independent predictor of early, extrathoracic, multisite recurrence and of poor postrecurrence survival. J Clin Oncol 33:2877 - 2884

55. Austin JH, Garg K, Aberle D et al(2013) Radiologic implications of the 2011 classification of adenocarcinoma of the lung. Radiology 266:62 - 71. doi:10. 1148/radiol. 12120240

56. Wu J, Chu PG, Jiang Z et al(2013) Napsin a expression in primary mucin - producing adenocarcinomas of the lung: an immunohistochemical study. J Clin Pathol 139 (2): 160 - 166. doi: 10. 1309/AJCP62WJUAMSZCOM

57. Sugano M, Nagasaka T, Sasaki E et al(2013) HNF4α as a marker for invasive mucinous adenocarcinoma of the lung. Am J Surg Pathol 37:211 218. doi:10. 1097/PAS. 0b013e31826be303

58. Geles A, Gruber - Moesenbacher U, Quehenberger F et al(2015) Pulmonary mucinous adenocarcinomas: architectural patterns in correlation with genetic changes, prognosis and survival. Virchows Arch 467(6):675 - 686

59. Kakegawa S, Shimizu K, Sugano M et al(2011) Clinicopathological features of lung adenocarcinoma with KRAS mutations. Cancer 15(117):4257 - 4266. doi:10. 1002/cncr. 26010

60. Hata A, Katakami N, Fujita S et al(2010) Frequency of EGFR and KRAS mutations in Japanese patients with lung adenocarcinoma with features of the mucinous subtype of bronchioloalveolar carcinoma. J Thorac Oncol 5: 1197 - 1200. doi:10. 1097/JTO. 0b013e3181e2a2bc

61. Finberg KE, Sequist LV, Joshi VA et al(2007) Mucinous differentiation correlates with absence of EGFR mutation and presence of KRAS mutation in lung adenocarcinomas with bronchioloalveolar features. J Mol Diagn 2007(9):320 - 326

62. Fernandez - Cuesta L, Plenker D, Osada H et al(2014) CD74 - NRG1 fusions in lung adenocarcinoma. Cancer Discov 4:415 - 422. doi:10. 1158/2159 - 8290. CD - 13 - 0633

63. Shim HS, Kenudson M, Zheng Z et al(2015) Unique genetic and survival characteristics of invasive mucinous adenocarcinoma of the lung. J Thorac Oncol 10:1156 - 1162. doi:10. 1097/JTO. 0000000000000579

64. Nakaoku T, Tsuta K, Ichikawa H et al(2014) Druggable oncogene fusions in invasive mucinous lung adenocarcinoma. Clin Cancer Res 20:3087 - 3093. doi:10. 1158/1078 - 0432. CCR - 14 - 0107

65. Ichinokawa H, Ishii G, Nagai K et al(2013) Distinct clinicopathologic characteristics of lung mucinous adenocarcinoma with KRAS mutation. Hum Pathol 44:2636 - 2642. doi:10. 1016/j. humpath. 2013. 05. 026

66. Kettle R, Simmons J, Schindler F et al(2010) Regulation of neuregulin 1beta1 - induced MUC5AC and MUC5B expression in human airway epithelium. Am J Respir Cell Mol Biol 42:472 - 481. doi:10. 1165/rcmb. 2009 - 0018OC

67. Rossi G, Murer B, Cavazza et al(2004) Primary mucinous(so - called colloid) carcinomas of the lung: a clinicopathologic and immunohistochemical study with special reference to CDX - 2 homeobox gene and MUC2 expression. Am J Surg Pathol 28(4):442 - 452.

68. Zenali MJ, Weissferdt A, Solis LM et al(2015) An update on clinicopathological, immunohistochemical, and

molecular proiles of colloid carcinoma of the lung. Hum Pathol 46：836 – 842. doi：10. 1016/j. humpath. 2014. 10. 032

69. Nakatani Y,Kitamura H,Inayama Y et al(1998) Pulmonary adenocarcinomas of the fetal lung type：a clinico-pathologic study indicating differences in histology,epidemiology,and natural history of low – grade and high –grade forms. Am J Surg Pathol 22：399 – 411

70. Nakatani Y,Masudo K,Miyagi Y et al(2002) Aberrant nuclear localization and gene mutation of beta – catenin in low – grade adenocarcinoma of fetal lung type：up – regulation of the Wnt signaling pathway may be a common denominator for the development of tumors that form morules. Mod Pathol 15：617 – 624

71. Morita,AJSP,2013

72. Suzuki M,Yazawa T,Ota S et al(2015) High – grade fetal adenocarcinoma of the lung is a tumour with a fetal phenotype that shows diverse differentiation,including high – grade neuroendocrine carcinoma：a clinicopatho-logical,immunohistochemical mutational study of 20 cases. Histopathology 67：806 – 816

73. Sekine S,Shibata T,Matsuno Y et al(2003) Beta – catenin mutations in pulmonary blastomas：association with morule formation. J Pathol 200：214 – 221

74. Wu Y,Chen D,Li Y et al(2014) DICER1 mutations in a patient with an ovarian Sertoli – Leydig tumor,well –differentiated fetal adenocarcinoma of the lung,and familial multinodular goiter. Eur J Med Genet 57：621 –625

75. Kock L,Bah I,Wu Y et al(2016) Germline and somatic DICER1 mutations in a well – differentiated fetal ade-nocarcinoma of the lung. J Thorac Oncol 11(3)：e31 – e33. doi：10. 1016/j. jtho. 2015. 09. 012

76. Inamura K,Satoh Y,Okumura S et al(2005) Pulmonary adenocarcinomas with enteric differentiation：histolog-ic and immunohistochemical characteristics compared with metastatic colorectal cancers and usual pulmonary adenocarcinomas. Am J Surg Pathol 29(5)：660 – 665

77. Yousem SA(2005) Pulmonary intestinal – type adenocarcinoma does not show enteric differentiation by immu-nohistochemical study. Mod Pathol 18：816 – 821

78. Maeda R,Isowa N,Onuma H et al(2008) Pulmonary intestinal – type adenocarcinoma. Interact Cardiovasc Thorac Surg 7：349 – 351. doi：10. 1510/icvts. 2007. 168716

79. Li HC,Schmidt L,Greenson JK et al(2009) Primary pulmonary adenocarcinoma with intestinal differentiation mimicking metastatic colorectal carcinoma：case report and review of literature. Am J Clin Pathol 131：129 –133. doi：10. 1309/AJCPB04XWICTFERL

80. Hatanaka K,Tsuta K,Watanabe K et al(2011) Primary pulmonary adenocarcinoma with enteric differentiation resembling metastatic colorectal carcinoma：a report of the second case negative for cytokeratin 7. Pathol Res Pract 207：188 – 191. doi：10. 1016/j. prp. 2010. 07. 005

81. Lin D,Zhao Y,Li H et al(2013) Pulmonary enteric adenocarcinoma with villin brush border immunoreactivity：a case report and literature review. J Thorac Dis 5 (1)：E17 E20. doi：10. 3978/j. issn. 2072 –1439. 2012. 06. 06

82. Wang CX,Liu B,Wang YF et al(2014) Pulmonary enteric adenocarcinoma: a study of the clinicopathologic and molecular status of nine cases. Int J Clin Exp Pathol 7:1266 – 1274

83. L szl T,Lacza A,T th D et al(2014) Pulmonary enteric adenocarcinoma indistinguishable morphologically and immunohistologically from metastatic colorectal carcinoma. Histopathology 65: 283 – 287. doi: 10. 1111/ his. 12403

84. Handa Y,Kai Y,Ikeda T et al(2015) Pulmonary enteric adenocarcinoma. Gen Thorac Cardiovasc Surg Jul 3. [Epub ahead of print]

85. Metro G,Valtorta E,Siggillino A et al(2015) Enteric – type adenocarcinoma of the lung harbouring a novel KRAS Q22K mutation with concomitant KRAS polysomy: a case report. Ecancermedicalscience 9:559. doi: 10. 3332/ecancer. 2015. 559

86. Garajov I,Funel N,Fiorentino M et al(2015) MicroRNA proiling of primary pulmonary enteric adenocarcinoma in members from the same family reveals some similarities to pancreatic adenocarcinoma – a step towards personalized therapy. Clin Epigenetics 7:129. doi:10. 1186/s13148 – 015 – 0162 – 5

第 2 章

利用低剂量 CT 联合分子标志物进行肺癌筛查

Yuichi Takiguchi

摘要

　　早期尽早检查和手术切除是根治肺癌的基本原则。梅奥肺部项目以及前列腺癌、肺癌、结直肠癌和卵巢癌筛查研究进行了 20 年的低剂量 CT(LDCT) 筛查,通过胸部影像学进行肺癌筛查从而降低死亡率的尝试并未获得成功。尽管表面上看 LDCT 筛查提高了早期肺癌检出率,但在早期小范围随机研究中,与对照组相比, LDCT 筛查并没有降低肺癌死亡率,显示出时间长度偏倚或过度诊断偏倚。美国国家肺癌筛查试验首次得出 LDCT 降低了肺癌死亡率的结论,但也有一些问题,比如较高的假阳性率、成本效益以及过度诊断。联合一些如 LDCT 计算机辅助诊断和血清/血浆分子标志物等诊断方法,并结合吸烟控制,可以增加 LDCT 筛查的益处、规避害处。

关键词

低剂量 CT;CT 筛查;标志物;早期检查;肺癌

2.1　概述

　　肺癌是发达国家的主要死亡原因,2012 年全球约有 159 万人死于肺癌[1],2015 年日本有 77 200 人死于肺癌[2]。尽管近几年化疗、分子靶向治疗和免疫治疗都有较大发展,但仍

Y. Takiguchi, M. D. , Ph. D. (✉)
Department of Medical Oncology, Graduate School of Medicine,
Chiba University, Chiba, Japan
e – mail : takiguchi@ faculty. chiba – u. jp

未明显改善晚期肺癌患者的中位总生存期。除了已接受根治性放化疗的局部晚期肺癌尚有较少的手术机会,肺癌早期行外科手术无论是否联合辅助化疗都是根治的唯一机会。因此,肺癌的早期检查及手术切除是降低肺癌死亡率的基本条件。

梅奥肺部项目(Mayo Lung Project,MLP)是首次评价肺癌早期检查有效性的随机研究,针对有肺癌高风险的吸烟男性,对比每 4 个月进行一次胸部影像检查(干预组)和每年进行一次胸部影像检查(对照组)[3,4]。干预组 4618 例中有 206 例(4.5%)被检出肺癌,对照组 4593 例中有 160 例(3.5%)被检出肺癌,两组的肺癌死亡患者分别为 122 例(2.6%)和 115 例(2.5%)。早期筛查并未降低肺癌死亡率,反而干预组的过度诊断率高于对照组 29% (206/160)[3,4]。为了排除时间长度偏倚,该研究分析了长达 20 年随访的结果,但结论是,早期筛查未能降低肺癌死亡率[5]。最新评估胸部影像学筛查降低肺癌死亡率有效性的第 2 个随机对照研究已经在 2011 年公布结果[6],该项研究是前列腺癌、肺癌、结直肠癌和卵巢癌(PLCO)临床研究的一部分。对比胸部影像学检查组与对照组随访 13 年的累积肺癌发病率(20.1/万人年 *vs* 19.2/万人年),以及两组的肺癌死亡率[1213 *vs* 1230,相对比为 0.99,95% 置信区间(CI)0.87 ~ 1.22]。研究结果再次显示,肺癌早期筛查不能降低其疾病死亡率。

另外,作为日本政府公共卫生实施方案,使用 10cm × 10cm 微型胸片进行的肺癌筛查联合肺结核筛查已经实施数十年。虽然很多回顾性和前瞻性队列研究结果显示肺癌死亡率降低[7,8],但政府基金评估团队的检测报告显示有效程度较小。报告得出结论,即进一步的研究显示肺癌筛查的有效性是采用了像 CT 这样的早期肺癌检出所需要的更有效的检查方法。2011 年的国家肺癌筛查试验(NLST)最终结果显示,与使用胸部 X 线片相比,在高危人群中 CT 筛查使肺癌死亡率降低 20%。本章将概述 NLST 之前的既往肺癌筛查研究,NLST 的结果和局限性,以及利用计算机辅助诊断和基因检测等将来的研究方向。

2.2　通过 CT 进行早期肺癌探查的既往研究

2.2.1　单臂回顾性或前瞻性研究

CT 肺癌筛查研究始于 20 世纪 90 年代,随即开展了针对高危人群或普通人群的单臂回顾性或前瞻性研究[9-14]。这些研究结果均显示了检出率高(高危人群的范围为 1% ~ 2.7%[9,11-14],普通人群[10,15]和一家工厂工人[16]中约为 0.5%),Ⅰ期肺癌患者的检出率高达 80% ~ 90%,治疗结果好[17],最低射线暴露的低剂量 CT 即可以辨别疑似肺癌的肺部结节[18]。例如,一项日本研究结果显示,在同样的研究人群中,针对周围型肺癌的低剂量 CT 检出率(0.43%,15/3457)比胸部 X 线片(0.12%,4/3457)高[9]。另一项长达 4 年的日本研究显示,与单纯胸部 X 线片筛查(0.044%,10/22720 人年)相比,在已接受胸部 X 线片筛查确诊阴性的人群中再进行低剂量 CT 筛查(0.454%,15/3305),肺癌检出率高出 10 倍(表2.1)[15]。因此,LDCT 在降低肺癌死亡率方面的价值将成为今后的主要研究方向。为了最小化实质性偏倚,后来开展的随机研究证实,低剂量 CT 筛查以降低肺癌死亡率是必要的。

表 2.1 在早期研究中 LDCT 的肺癌检出率

参考文献号	发表时间	研究对象	例数[a]	阳性率	检出肺癌例数	检出率	Ⅰ期的比例
[9]	1996	高危人群	3457	17%	15	0.43%	93%
[10]	1998	普通人群	5483	2%	19[b]	0.347%[b]	84%
[12]	2001	高危人群	59 023	10%	484	0.82%	85%
[15]	2008	普通人群(LDCT)[c]	3305	10%	15	0.454	100%
[15]	2008	普通人群(胸部 X 线片)[c]	22 720	1.4%	10	0.044	60%

a:初次筛查与重复筛查的累积数量;b:包括两例不典型腺瘤样增生;c:LDCT 与胸部 X 线片的对比

2.2.2 小规模随机研究

至少有 3 项小规模的 LDCT 肺癌筛查随机临床研究公布了结果,纳入研究对象不到 5000 人(表 2.2)。令人遗憾的是,这些研究都未能得出 LDCT 筛查可以降低肺癌死亡率的结论。在意大利进行的一项利用新型影像学技术和分子分型(DANTE)实验诊查早期肺癌的研究[19]纳入 1276 例肺癌高危患者,检出 47 例肺癌,中位随访时间 33.7 个月。另外,筛查间期又诊断出 13 例有症状的肺癌,共计在筛查组确诊 60 例肺癌(检出率为 4.7%;60/1276)。其中 33 例患者为Ⅰ期肺癌(55%;33/60)。然而,60 例肺癌中有 20 例最终死亡。另一方面,对照组纳入 1196 例未因肺癌进行过筛查的患者,诊断出 34 例肺癌(检出率为 2.9%;34/1196),包括 12 例Ⅰ期肺癌(3.5%;12/34),共 20 例患者死亡。丹麦肺癌筛查研究(DLCST)[20]纳入 2052 例肺癌高危患者,中位随访时间 58 个月,有 69 例被确诊为肺癌,包括在研究之外筛查确诊的患者(检出率为 3.4%;69/2052)。其中 47 例(68.1%;47/69)患者是Ⅰ期肺癌。对照组纳入 2052 例未参加过肺癌筛查的患者,在随访期间有 24 例被确诊为肺癌(检出率 =1.2%;24/2052)。在这两项研究中,尽管筛查组的肺癌检出率和早期肺癌诊断比率均显著高于对照组,但筛查组的死亡率并没有低于对照组。意大利多中心肺癌筛查项目(MILD)[21]同样纳入了肺癌高危人群。再一次证实,LDCT 检出率(每两年一次 LDCT 筛查为 0.457%,每年一次 LDCT 筛查为 0.620%)高于胸部 X 线片(0.311%)。在经 LDCT 确诊的病例中有 63% 是 I 期肺癌。然而,与胸部 X 线片检查相比,LDCT 筛查并没有降低肺癌死亡率,每两年一次 LDCT 筛查的死亡率为 0.109%,每年一次 LDCT 筛查的死亡率是 0.216%,胸部 X 线筛查组为 0.109%。这些研究结果都表明,LDCT 在肺癌诊断方面的检出率较高并且可以诊断早期肺癌,但并没有达到降低死亡率的主要终点。然而,这些研究也存在一些如样本量小、随访时间较短的共性问题[22]。

另一项意大利研究 ITALUNG[23,24]纳入 3206 例患者,还未公布研究结果。一项荷兰和比利时(NELSON)[25,26]同时参与的大型随机研究纳入 15 822 例肺癌高危患者,在 2016 年公布了研究结果。

表 2.2　LDCT 肺癌筛查初始随机临床研究的主要结果

研究名称	发表时间	参考文献号	对照组	例数	中位随访时间(月)	肺癌死亡率(%)		
						LDCT	对照组	P 值
DANTE	2009	[19]	常规治疗	2472	34	20(1.6)	10(1.7)	0.83
DLCST	2012	[20]	常规治疗	4104	58	15(0.7)	11(0.5)	0.43
MILD	2012	[21]	常规治疗	4099	53	12/6(1.0/0.5)ª	7(0.4)	0.21

a:每年一次/每两年一次筛查

2.3　NLST 的主要研究结果

2.3.1　首次大型随机研究的实证研究

与之前提到的 3 项小型随机研究的阴性结果相比,NLST 是目前首次,也是仅有的研究。研究显示 LDCT 筛查可以降低肺癌死亡率,结果有统计学意义[27]。中期分析显示可以降低肺癌死亡率达 20%,研究提前结束。在上面提到的随机研究中,该研究的规模最大,纳入了 53 454 例患者,随访时间最长,中位随访时间 6.5 年。肺癌高危人群组纳入年龄 55～74 岁,有吸烟史且 30 包年以上、戒烟少于 15 年的患者,这些患者随机分配入 LDCT 组(n =26 722)或胸部 X 线片组(对照组,n =26 732)。两组患者每年分别接受 LDCT 或胸部 X 线片检查,为期 3 年,包括基线筛查共 4 次。在 LDCT 组,非钙化肺结节直径≥4 mm 定为阳性。主要研究终点是降低肺癌死亡率,与胸部 X 线片组相比,LDCT 组的肺癌死亡率降低 20.0%(95% CI 6.8% ~26.7%;$P = 0.004$),全因死亡率降低 6.7%(95% CI 1.2% ~13.6%;$P = 0.02$)(表 2.3)。LDCT 组的Ⅳ期患者比胸部 X 线片组少,IA 期患者多(表 2.4)。

另一方面,LDCT 组和胸部 X 线片组的阳性检出率分别为 24.2% 和 6.9%。LDCT 组出现主要并发症的患者较多,两组在筛查后出现的与治疗相关并发症发生情况相似(表 2.5)。更多患者出现并发症是不可避免的,24.2% 的高阳性率和可能扩大的过度诊断范围似乎是更受关注的结果。LDCT 组和胸部 X 线片组的肺癌发病率(每万人年)分别为 645 和 572,LDCT 组的过度诊断比胸部 X 线片组高 73/万人年,肺癌检出率为 11.3%。

表 2.3　NLST 中 LDCT 组与胸部 X 线筛查组的肺癌死亡率或全因死亡率的对比

项目	人年(P-Y)	死亡人数	死亡率/万人年	降低死亡率(%)
肺癌死亡率				
CT	144 000	356	247	20.0(P = 0.004)
X 线片	143 000	443	309	
全因死亡率				
CT	167 000	1877	1123	6.7(P = 0.02)
死亡率	166 000	2000	1205	

表 2.4　NLST 中 LDCT 组和胸部 X 线片组的肺癌分期分布(%)

项目	IA 期	IB 期	ⅡA 期	ⅡB 期	ⅢA 期	ⅢB 期	Ⅳ期
LDCT	40.0	10.0	3.4	3.7	9.5	11.7	21.7
X 线片	21.1	10.0	3.4	4.5	11.7	13.1	36.1

表 2.5　NLST 中 LDCT 组和胸部 X 线片组在筛查过程中主要并发症发生频率的对比

项目	阳性率	主要并发症发生率			侵入性手术后的 60 天内死亡人数
		筛查阳性率	未发生肺癌的阳性结果	发生肺癌的阳性结果	
LDCT	24.2%	1.4%	0.06%	11.2%	16(10 例为肺癌)
X 线片	6.9%	1.2%	0.02%	8.2%	10(均为肺癌)

2.3.2　NLST 的事后分析

在公布主要研究结果之后,事后分析也陆续被公布。事后分析包括亚单位、成本效益、拟态及其他分析。Stephanie 等人根据肺癌发生风险将该研究人群分为 5 个亚组。在 5 个亚组中,肺癌死亡率的下降比率没有差别,但 LDCT 筛查组的肺癌死亡例数明显区别与其他组,高风险组的数量明显多于低风险组[28]。成本效益的扩大模拟分析也已完成[29]。一些较好的综述综合讨论了这些问题[22,30,31]。基于这些研究和讨论,许多美国的机构纷纷发布指南,推荐使用 LDCT 评估个体高危因素[32]。其中,美国预防服务特别小组(USPSTF)发布指南,推荐 55 ~ 80 岁有吸烟史且 30 包年以上、戒烟少于 15 年的人群进行每年 LDCT 肺癌筛查[33]。

最重要的一项事后分析是 LDCT 筛查导致的过度诊断[34]。Patz 等人的研究显示,总体过度诊断率为 11.0%(95% CI 3.2% ~ 18.2%),非小细胞肺癌为 14.4%(6.1% ~ 21.8%),支气管肺泡细胞癌(BAC)的过度诊断率则为 67.6%(95% CI 53.5% ~ 78.5%)[35]。另外,值得注意的是,约 86% 的过度诊断源于 LDCT[36]。这一结果提示我们,在相同的人群中进行重复 LDCT 筛查可能改善过度诊断,并且这一问题可能与前置时间偏倚相关,与过度诊断偏倚无关。

最近,根据正在分析中的 PLCO 数据,Pinsky 和 Kramer 证实在有吸烟史的人群中,吸烟 20 ~ 29 包年与 NLST 研究中吸烟 30 包年以上的相比,发展为肺癌的风险是相似的,LDCT 在吸烟较少的人群中的筛查需要进一步评估[37,38]。另外,许多研究证实慢性阻塞性肺疾病(COPD)可以加速肺癌的发展[39]。一项拟态研究证实,与 NLST 入组人群相比,有吸烟史但吸烟包年数较少的 COPD 患者在 LDCT 筛查中获益更多[40]。

2.3.3　LDCT 筛查作为美国公共医疗卫生项目

即使有 USPSTF 的推荐,是否将 LDCT 筛查作为美国公共医疗卫生项目实施仍然是有争论的[41]。国际肺癌研究学会(IASLC)发布评论对 USPSTF 的推荐做出了回应,将 LDCT 筛查列为国家公共医疗卫生政策可能会引发一些问题[42]。问题包括成本效益和放射学草案,草案包括 LDCT 检测肺结节的容积值和参加筛查的人群的选择标准,这些标准涉及年龄、吸烟史、其他危险因素的评价、共患条件以及 LDCT 筛查带来的危害。基于 NLST 的结果及其扩展的公共讨论,美国联邦医疗保险和医疗补助计划中心(CMS)最终在 2015 年 2 月 5 日批准 LDCT 肺癌筛查纳入美国联邦医疗保险[37,43]。与此同时,CMS 的研究者就将该研究转化为医疗卫生政策提出了 3 点异议:

1. 必须准确识别参加筛查的适合人群,包括年龄、吸烟史、能够坚持参加长期筛查,以及必要时接受额外的诊断流程和治疗。

2. 该筛查一定要作为一项整体筛查计划的一部分以提升其成功的可能,这项筛查计划应当以 LDCT 技术参数的倾斜试验为基准证据,标准由放射科医师和影像中心认定,应用标准的结节鉴定与报告系统、戒烟计划、随访教育和中心注册。

3. 在从筛查到治疗的整个过程中,都需要多学科参与[43]。

他们还指出,基于人群的 LDCT 的筛查应该产生持续的获益,并最小化 NLST 研究中的风险。虽然这只是一项回顾性研究,但 Nawa 等人还是得出了这样的结果,在日本的一个小行政区,其肺癌死亡率下降 24%(95% CI 14% ~ 33%),该区域已经将 LDCT 肺癌筛查列为当地政府政策有 8 年之久[44]。美国实施 LDCT 筛查后提供这样的数据,还要进一步确认筛查的作用。

2.4　CT 筛查之外的未来方向

2.4.1　CT 筛查的计算机辅助评估

NLST 的不足之处在于筛查的阳性率与假阳性率都很高。研究方案将非钙化肺结节 ≥4 mm 定义为阳性,以致阳性检出率高达 24.2%[45]。如果将阳性率为 24.2% 的筛查应用于公共卫生政策,这将使参加筛查的民众受到伤害。尽管 NELSON 研究还未得出最终结果,但在小范围人群($n=7155$)中进行的预设分析评估筛查作用的结果已经公布[46]。该项筛查程序利用软件对肺结节进行半自动的体积评估,根据结节的位置和体积将筛查结果先分类为阴性、不确定的和阳性。随后,起初定为不确定的个体需要进行随访筛查,软件会根据计算出的结节体积的倍增时间分类阴性或阳性。也就是说,未钙化的肺结节体积 ≥500 mm³、结节体积的倍增时间 <400 天、体积增长 ≥25%,并且非实体结节中出现新的实体部分,将被定义为阳性。所以,对照 NLST 24.2% 的高阳性率,该研究的阳性率仅为 2% ~ 3%,其他参数也很不错,敏感度为 84.6%(95% CI 79.6% ~ 89.2%),特异性达 98.6%(95% CI 98.5% ~ 98.8%),阳性率预测值为 40.4%(95% CI 35.9% ~ 44.7%),阴性率预测值为 99.8%(95% CI 99.8% ~ 99.9%)。虽然与 NLST 结果对比,这些数据还不是很成熟,仍然需要继续

细心观察,但表 2.6 已经列出了两项研究的结果对比。发展成熟的计算机辅助诊断(CAD)用于 LDCT 肺癌筛查可以提高 LDCT 筛查敏感度,也不会增加人力成本[47,48]。尽管无法充分确定 CAD 自带的自动测量容积软件可以进一步增强敏感度、降低假阳性率,但确实已得到了较好的真实阳性预测值。

表 2.6　对比 NLST 与 NELSON 亚组主要结果参数

参数	NELSON	NLST
阳性率	2.2%	24.2%
阳性率预测值	40.4%	3.6%[a]
检出的肺癌	187 例	356 例
检出率	0.909%(每人年)	0.645%(每人年)
	2.6%(每人)	1.3%(每人)

a:根据公布的数据计算得出(参考文献[27])

2.4.2　分子标志物辅助 LDCT 肺癌筛查

过度诊断是一个显著的假阳性问题。因为在临床中还未认识到这一问题,所以有时会被错误解读,这只有通过随机研究的统计才能被验证。在某种程度上,过度诊断是时间长度偏倚的最终形态,并且是一些癌症筛查中无法避免的[49-51]。尽管过度诊断会给患者带来直接的伤害,但与在临床意义上被诊断为肺癌的患者相比,被过度诊断的患者没有什么区别,同样会得到临床与病理结果。被过度诊断的癌症可能还处在早期阶段,并且具有生物学惰性。从理论上讲,分子标志物可以通过区分惰性癌症的生物学侵袭性来加以鉴别。

另一方面,大量工作投入到早期癌症甚至高危人群的分子标志物的检测,尽管这些标志物还未在临床上被认为是有效的[52]。虽然肿瘤或基质组织标志物也许可以鉴别早期肺癌的惰性肿瘤[53,54],但一种利用手术切除标本的方法并没有纳入到鉴别 LDCT 筛查的高危人群中。参加大规模 LDCT 筛查的研究人群也是利用分子标志物进行肺癌早期检测的理想研究人群。研究人群无论是否患有肺癌,均有没有偏倚的可比的背景,包括年龄范围、性别比、伴随疾病以及其他条件。Montani 等人发现一种血清微小 RNA(miRNA)特性,并完成了在 LDCT 筛查(持续观察吸烟对象研究,COSMOS)人群中的大规模验证研究,获得了敏感度为 77.8%(95% CI 64.2%～91.4%)、特异性为 74.8%(95% CI 72.1%～77.5%)的结果[55]。Boeri 等人针对 24 种血浆微小 RNA(miRNA)研发出一套血浆 miRNA 性质的分层因素

（MSCs），并且在 MILD 研究人群中验证了其性质[57]。他们将全部人群的检测结果分为 3 种：高风险、中度风险和低风险，3 种结果所占比例分别为 6.7%（63/939）、16.9%（159/939）和 76.4%（717/939）。在最终确诊未患肺癌人群（$n=870$）中的高风险患者仅占 3.7%，然而，在最终确诊肺癌的参与者（$n=69$）中的高风险患者比例为 44.9%，在死于肺癌的人群（$n=19$）中，高风险占 63.2%。相反地，各人群中低风险比例分别为 81.4%，13.0% 和 5.3%（图 2.1）。这些数据都显示了该分子检测的高效能。此后，他们对 LDCT 组患者（$n=652$）进行了回顾性拟态分析。包括 594 例未患肺癌和 58 例最终确诊肺癌的研究对象。研究者重新定义筛查阳性为 LDCT 筛查阳性和（或）MSC 高危/中度风险，筛查阴性为 LDCT 筛查阴性和 MSC 低风险。因此，与只用 LDCT 诊断相比，LDCT 和 MSC 的补充诊断将假阳性率从 19.4%（115/594）降至 3.7%（22/594），同时敏感度也由 79%（46/58）降至 69%（40/58）。该项研究最显著的结果是根据 MSC 分类得出的生存数据。在 63 例高风险患者中，有 11 例（17.5%）在 3 年内死于肺癌，159 例中度风险患者中仅有 5 例（3.1%），而 717 例低风险患者中没有死于肺癌的（0.0%）。综上所述，可以假设血清或血浆标志物检测能够从侵袭性癌症中辨识出惰性肿瘤，而且这些标志物检测作为 LDCT 的补充可以降低过度诊断率。包括 NLST 和 NELSON 等研究都收集了检测生物标志物的标本，需要进行进一步研究。

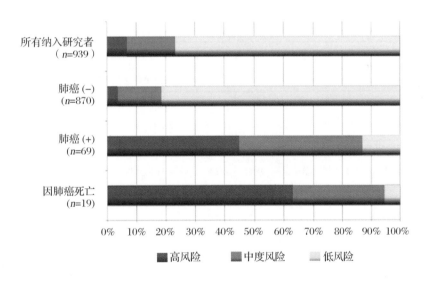

图 2.1　根据 MILD 纳入研究的参与者所列人群分布资料，由血浆 miRNA 特性分类（MSCs）评估的风险级别以不同色条展示。参照肺癌增加风险可观察到高风险或高风险 + 中度风险 MSC 级别者检出频率增加

2.5　小结

对高危人群进行 LDCT 肺癌筛查被证实可以降低肺癌死亡率,并且美国推荐适合的人群进行筛查。欧洲和日本正在等待 NELSON 研究的结果来决定是否推荐此方法。无论 NELSON 研究结果如何,通过合并和发展计算机辅助诊断和分子标志物检测技术,LDCT 肺癌筛查具有促进临床诊断相关性的潜能。这些筛查方法的联合应用也许可以克服一些目前 LDCT 筛查的缺点,包括较高的假阳性率和过度诊断。LDCT 筛查有关的这些技术有着复杂的流程,包括肺结节检查、阳性判定、随访研究以及明确的诊断流程和治疗,基于上述考虑,必须要有一套经验丰富并已建立的质量控制系统。更多关于戒烟的积极干预联合 LDCT 筛查是降低肺癌死亡率的另一个基本方法[58]。

参考文献

1. Lung Cancer Estimated Incidence, Mortality and Prevalence Worldwide in 2012. (2014) World Health Organization. http://globocan. iarc. fr/Pages/fact_sheets_cancer. aspx. Accessed 11 Nov 2015

2. 2015's estimated cancer statistics, mortality. (2015) National Cancer Center. http://gdb. gan – joho. jp/ graph_db/gdb9? showData = &dataType = 53&graphId = 901&totalTarget = 10&cardinalC d = 1&smTypes = 5&smTypes = 8&smTypes = 10&smTypes = 12&smTypes = 14&smTypes = 16&s mTypes = 20&smTypes = 67&sexType = 0. Accessed 11 Nov 2015

3. Fontana RS, Sanderson DR, Woolner LB, Taylor WF, Eugene Miller W, Muhm JR, Bernatz PE, Spencer Payne W, Pairolero PC, Bergstralh EJ(1991) Screening for lung cancer. A critique of the mayo lung project. Cancer 67 (S4): 1155 – 1164. doi: 10. 1002/1097 – 0142 (19910215) 67: 4 + < 1155:: AID – CNCR2820671509 >3. 0. CO;2 –0

4. Fontana RS (2000) The mayo lung project. Cancer 89 (S11): 2352 – 2355. doi: 10. 1002/1097 – 0142 (20001201)89:11 + <2352::AID – CNCR7 >3. 0. CO;2 – 5

5. Marcus PM, Bergstralh EJ, Fagerstrom RM, Williams DE, Fontana R, Taylor WF, Prorok PC(2000) Lung cancer mortality in the mayo lung project: impact of extended follow – up. J Natl Cancer Inst 92(16):1308 – 1316. doi:10. 1093/jnci/92. 16. 1308

6. Oken MM, Hocking WG, Kvale PA, Andriole GL, Buys SS, Church TR, Crawford ED, Fouad MN, Isaacs C, Reding DJ, Weissfeld JL, Yokochi LA, O'Brien B, Ragard LR, Rathmell JM, Riley TL, Wright P, Caparaso N, Hu P, Izmirlian G, Pinsky PF, Prorok PC, Kramer BS, Miller AB, Gohagan JK, Berg CD(2011)

Screening by chest radiograph and lung cancer mortality: the Prostate, Lung, Colorectal, and Ovarian(PLCO) randomized trial. JAMA 306(17):1865 – 1873. doi:10. 1001/jama. 2011. 1591

7. Sobue T, Suzuki T, Naruke T(1992) A case – control study for evaluating lung – cancer screening in Japan. Japanese Lung – Cancer – Screening Research Group. Int J Cancer 50(2):230 – 237

8. Sagawa M, Nakayama T, Tsukada H, Nishii K, Baba T, Kurita Y, Saito Y, Kaneko M, Sakuma T, Suzuki T, Fujimura S(2003) The efficacy of lung cancer screening conducted in 1990s: four case – control studies in Japan. Lung Cancer 41(1):29 – 36

9. Kaneko M, Eguchi K, Ohmatsu H, Kakinuma R, Naruke T, Suemasu K, Moriyama N(1996) Peripheral lung cancer: screening and detection with low – dose spiral CT versus radiography. Radiology 201(3):798 – 802. doi:10. 1148/radiology. 201. 3. 8939234

10. Sone S, Takashima S, Li F, Yang Z, Honda T, Maruyama Y, Hasegawa M, Yamanda T, Kubo K, Hanamura K, Asakura K(1998) Mass screening for lung cancer with mobile spiral computed tomography scanner. Lancet 351(9111):1242 – 1245. doi:10. 1016/s0140 – 6736(97)08229 – 9

11. Henschke CI, McCauley DI, Yankelevitz DF, Naidich DP, McGuinness G, Miettinen OS, Libby DM, Pasmantier MW, Koizumi J, Altorki NK, Smith JP(1999) Early lung cancer action project: overall design and findings from baseline screening. Lancet 354(9173):99 – 105. doi:10. 1016/s0140 – 6736(99)06093 – 6

12. Henschke CI, Naidich DP, Yankelevitz DF, McGuinness G, McCauley DI, Smith JP, Libby D, Pasmantier M, Vazquez M, Koizumi J, Flieder D, Altorki N, Miettinen OS(2001) Early lung cancer action project: initial findings on repeat screenings. Cancer 92(1):153 – 159

13. Swensen SJ, Jett JR, Sloan JA, Midthun DE, Hartman TE, Sykes AM, Aughenbaugh GL, Zink FE, Hillman SL, Noetzel GR, Marks RS, Clayton AC, Pairolero PC(2002) Screening for lung cancer with low – dose spiral computed tomography. Am J Respir Crit Care Med 165(4):508 – 513. doi:10. 1164/ajrccm. 165. 4. 2107006

14. Diederich S, Wormanns D, Semik M, Thomas M, Lenzen H, Roos N, Heindel W(2002) Screening for early lung cancer with low – dose spiral CT: prevalence in 817 asymptomatic smokers. Radiology 222(3):773 – 781. doi:10. 1148/radiol. 2223010490

15. Fujikawa A, Takiguchi Y, Mizuno S, Uruma T, Suzuki K, Nagao K, Niijima M, Edo H, Hino M, Kuriyama T(2008) Lung cancer screening – comparison of computed tomography and X – ray. Lung Cancer 61(2):195 – 201

16. Nawa T, Nakagawa T, Kusano S, Kawasaki Y, Sugawara Y, Nakata H(2002) Lung cancer screening using low – dose spiral CT: results of baseline and 1 – year follow – up studies. Chest 122(1):15 – 20

17. The International Early Lung Cancer Action Program I(2006) Survival of patients with stage I lung cancer detected on CT screening. N Engl J Med 355(17):1763 – 1771. doi:10. 1056/NEJMoa060476

18. Zhu X, Yu J, Huang Z(2004) Low – dose chest CT: optimizing radiation protection for patients. Am J Roentgenol 183(3):809 – 816. doi:10. 2214/ajr. 183. 3. 1830809

19. Infante M, Cavuto S, Lutman FR, Brambilla G, Chiesa G, Ceresoli G, Passera E, Angeli F, Chiarenza M, Aranzulla G, Cariboni U, Errico V, Inzirillo F, Bottoni E, Voulaz E, Alloisio M, Destro A, Roncalli M, Santoro A, Ravasi G(2009) A randomized study of lung cancer screening with spiral computed tomography: three – year results from the DANTE trial. Am J Respir Crit Care Med 180(5):445 – 453. doi:10. 1164/rccm. 200901 – 0076OC

20. Saghir Z, Dirksen A, Ashraf H, Bach KS, Brodersen J, Clementsen PF, Dossing M, Hansen H, Kofoed KF, Larsen KR, Mortensen J, Rasmussen JF, Seersholm N, Skov BG, Thorsen H, Tonnesen P, Pedersen JH (2012) CT screening for lung cancer brings forward early disease. The randomised Danish Lung Cancer Screening Trial: status after five annual screening rounds with low – dose CT. Thorax 67(4):296 – 301. doi: 10. 1136/thoraxjnl – 2011 – 200736

21. Pastorino U, Rossi M, Rosato V, Marchiano A, Sverzellati N, Morosi C, Fabbri A, Galeone C, Negri E, Sozzi G, Pelosi G, La Vecchia C(2012) Annual or biennial CT screening versus observation in heavy smokers: 5 – year results of the MILD trial. Eur J Cancer Prev 21 (3): 308 – 315. doi: 10. 1097/ CEJ. 0b013e328351e1b6

22. Humphrey LL, Deffebach M, Pappas M, Baumann C, Artis K, Mitchell JP, Zakher B, Fu R, Slatore CG (2013) Screening for lung cancer with low – dose computed tomography: a systematic review to update the US Preventive services task force recommendation. Ann Intern Med 159(6):411 – 420. doi:10. 7326/0003 – 4819 – 159 – 6 – 201309170 – 00690

23. Lopes Pegna A, Picozzi G, Mascalchi M, Maria Carozzi F, Carrozzi L, Comin C, Spinelli C, Falaschi F, Grazzini M, Innocenti F, Ronchi C, Paci E(2009) Design, recruitment and baseline results of the ITALUNG trial for lung cancer screening with low – dose CT. Lung Cancer 64 (1): 34 – 40. doi: 10. 1016/ j. lungcan. 2008. 07. 003

24. Pegna AL, Picozzi G, Falaschi F, Carrozzi L, Falchini M, Carozzi FM, Pistelli F, Comin C, Deliperi A, Grazzini M, Innocenti F, Maddau C, Vella A, Vaggelli L, Paci E, Mascalchi M, Group ftISR(2013) Four – Year Results of Low – Dose CT Screening and Nodule Management in the ITALUNG Trial. J Thorac Oncol 8 (7):866 – 875. doi:10. 1097/JTO. 1090b1013e31828f31 868d31826

25. Horeweg N, van der Aalst CM, Vliegenthart R, Zhao Y, Xie X, Scholten ET, Mali W, Thunnissen E, Weenink C, Groen HJ, Lammers JW, Nackaerts K, van Rosmalen J, Oudkerk M, de Koning HJ(2013) Volumetric computed tomography screening for lung cancer: three rounds of the NELSON trial. Eur Respir J 42 (6):1659 – 1667. doi:10. 1183/09031936. 00197712

26. van Iersel CA, de Koning HJ, Draisma G, Mali WP, Scholten ET, Nackaerts K, Prokop M, Habbema JD, Oudkerk M, van Klaveren RJ(2007) Risk – based selection from the general population in a screening trial: selection criteria, recruitment and power for the Dutch – Belgian randomised lung cancer multi – slice CT screening trial(NELSON). Int J Cancer 120(4):868 – 874. doi:10. 1002/ijc. 22134

27. Aberle DR, Adams AM, Berg CD, Black WC, Clapp JD, Fagerstrom RM, Gareen IF, Gatsonis C, Marcus

PM, Sicks JD (2011) Reduced lung – cancer mortality with low – dose computed tomographic screening. N Engl J Med 365 (5):395 – 409. doi:10. 1056/NEJMoa1102873

28. Kovalchik SA, Tammemagi M, Berg CD, Caporaso NE, Riley TL, Korch M, Silvestri GA, Chaturvedi AK, Katki HA (2013) Targeting of low – dose CT screening according to the risk of lung – cancer death. N Engl J Med 369 (3):245 – 254. doi:10. 1056/NEJMoa1301851

29. de Koning HJ, Meza R, Plevritis SK, ten Haaf K, Munshi VN, Jeon J, Erdogan SA, Kong CY, Han SS, van Rosmalen J, Choi SE, Pinsky PF, Berrington de Gonzalez A, Berg CD, Black WC, Tammemagi MC, Hazelton WD, Feuer EJ, McMahon PM (2014) Benefits and harms of computed tomography lung cancer screening strategies: a comparative modeling study for the U. S. Preventive Services Task Force. Ann Intern Med 160 (5):311 – 320. doi:10. 7326/m13 – 2316

30. Bach PB, Mirkin JN, Oliver TK, Azzoli CG, Berry DA, Brawley OW, Byers T, Colditz GA, Gould MK, Jett JR, Sabichi AL, Smith – Bindman R, Wood DE, Qaseem A, Detterbeck FC (2012) Benefits and harms of CT screening for lung cancer: a systematic review. JAMA 307 (22):2418 – 2429. doi:10. 1001/jama. 2012. 5521

31. Seigneurin A, Field JK, Gachet A, Duffy SW (2014) A systematic review of the characteristics associated with recall rates, detection rates and positive predictive values of computed tomog – raphy screening for lung cancer. Ann Oncol 25 (4):781 – 791. doi:10. 1093/annonc/mdt491

32. Field JK, Hansell DM, Duffy SW, Baldwin DR (2013) CT screening for lung cancer: count – down to implementation. Lancet Oncol 14 (13):e591 – e600. doi:10. 1016/s1470 – 2045 (13) 70293 – 6

33. Moyer VA (2014) Screening for lung cancer: U. S. Preventive Services Task Force recommen – dation statement. Ann Intern Med 160 (5):330 – 338. doi:10. 7326/m13 – 2771

34. Harris RP (2015) Starting a new discussion about screening for lung cancer. JAMA 313 (7):717 – 718. doi:10. 1001/jama. 2014. 14769

35. Patz EF Jr, Pinsky P, Gatsonis C et al (2014) Overdiagnosis in low – dose computed tomography screening for lung cancer. JAMA Intern Med 174 (2):269 – 274. doi:10. 1001/jamainternmed. 2013. 12738

36. Takiguchi Y, Sekine I, Iwasawa S (2013) Overdiagnosis in Lung Cancer Screening with Low – Dose Computed Tomography. J Thorac Oncol 8 (11):e101 – e102. doi:10. 1097/JTO. 1090b1013 e3182a1476d1094

37. Jacobson FL (2015) Lung cancer screening with low – dose computed tomography beyond the national lung screening trial. J Natl Cancer Inst 107 (11). doi:10. 1093/jnci/djv286

38. Pinsky PF, Kramer BS (2015) Lung cancer risk and demographic characteristics of current 20 – 29 pack – year smokers: implications for screening. J Natl Cancer Inst 107 (11). doi:10. 1093/jnci/djv226

39. Takiguchi Y, Sekine I, Iwasawa S, Kurimoto R, Tatsumi K (2014) Chronic obstructive pulmonary disease as a risk factor for lung cancer. World J Clin Oncol 5 (4):660 – 666. doi:10. 5306/wjco. v5. i4. 660

40. Lowry KP, Gazelle GS, Gilmore ME, Johanson C, Munshi V, Choi SE, Tramontano AC, Kong CY, McMahon PM (2015) Personalizing annual lung cancer screening for patients with chronic obstructive pulmonary disease: a decision analysis. Cancer 121 (10):1556 – 1562. doi:10. 1002/cncr. 29225

41. Bindman A(2015) JAMA Forum: lung cancer screening and evidence – based policy. JAMA 313(1):17 – 18. doi:10. 1001/jama. 2014. 16429

42. Field JK, Aberle DR, Altorki N, Baldwin DR, Dresler C, Duffy SW, Goldstraw P, Hirsch FR, Pedersen JH, de Koning HJ, Mulshine JL, Sullivan DC, Tsao MS, Travis WD(2014) The International Association Study Lung Cancer(IASLC) Strategic Screening Advisory Committee(SSAC) response to the USPSTF recommendations. J Thorac Oncol 9(2):141 – 143. doi:10. 1097/jto. 0000000000000060

43. Chin J, Syrek Jensen T, Ashby L, Hermansen J, Hutter JD, Conway PH(2015) Screening for Lung Cancer with Low – Dose CT – Translating Science into Medicare Coverage Policy. N Engl J Med 372(22):2083 – 2085. doi:10. 1056/NEJMp1502598

44. Nawa T, Nakagawa T, Mizoue T, Kusano S, Chonan T, Hayashihara K, Suito T, Endo K(2012) A decrease in lung cancer mortality following the introduction of low – dose chest CT screening in Hitachi, Japan. Lung Cancer 78(3):225 – 228. doi:10. 1016/j. lungcan. 2012. 09. 012

45. The National Lung Screening Trial: Overview and Study Design(2011) Radiology 258(1):243 – 253. doi: 10. 1148/radiol. 10091808

46. Horeweg N, Scholten ET, de Jong PA, van der Aalst CM, Weenink C, Lammers JW, Nackaerts K, Vliegenthart R, ten Haaf K, Yousaf – Khan UA, Heuvelmans MA, Thunnissen E, Oudkerk M, Mali W, de Koning HJ(2014) Detection of lung cancer through low – dose CT screening(NELSON): a prespecified analysis of screening test performance and interval cancers. Lancet Oncol 15(12):1342 – 1350. doi:10. 1016/s1470 – 2045(14)70387 – 0

47. Mori K, Niki N, Kondo T, Kamiyama Y, Kodama T, Kawada Y, Moriyama N(2005) Development of a novel computer – aided diagnosis system for automatic discrimination of malignant from benign solitary pulmonary nodules on thin – section dynamic computed tomography. J Comput Assist Tomogr 29(2):215 – 222

48. Abe Y, Hanai K, Nakano M, Ohkubo Y, Hasizume T, Kakizaki T, Nakamura M, Niki N, Eguchi K, Fujino T, Moriyama N(2005) A computer – aided diagnosis(CAD) system in lung cancer screening with computed tomography. Anticancer Res 25(1b):483 – 488

49. Detterbeck FC(2012) Cancer, concepts, cohorts and complexity: avoiding oversimplification of overdiagnosis. Thorax 67(9):842 – 845. doi:10. 1136/thoraxjnl – 2012 – 201779

50. Esserman LJ, Thompson IM, Reid B, Nelson P, Ransohoff DF, Welch HG, Hwang S, Berry DA, Kinzler KW, Black WC, Bissell M, Parnes H, Srivastava S(2014) Addressing overdiagnosis and overtreatment in cancer: a prescription for change. Lancet Oncol 15(6):e234 – e242. doi:10. 1016/s1470 – 2045(13)70598 – 9

51. Esserman LJ, Thompson IM Jr, Reid B(2013) Overdiagnosis and overtreatment in cancer: an opportunity for improvement. JAMA 310(8):797 – 798. doi:10. 1001/jama. 2013. 108415

52. Hassanein M, Callison JC, Callaway – Lane C, Aldrich MC, Grogan EL, Massion PP(2012) The state of molecular biomarkers for the early detection of lung cancer. Cancer Prev Res 5(8):992 – 1006. doi:10. 1158/

1940 - 6207. capr - 11 - 0441

53. Gentles AJ, Bratman SV, Lee LJ, Harris JP, Feng W, Nair RV, Shultz DB, Nair VS, Hoang CD, West RB, Plevritis SK, Alizadeh AA, Diehn M (2015) Integrating tumor and stromal gene expression signatures with clinical indices for survival stratification of early - stage non - small cell lung cancer. J Natl Cancer Inst 107 (10). doi:10. 1093/jnci/djv211

54. Robles AI, Arai E, Mathe EA, Okayama H, Schetter AJ, Brown D, Petersen D, Bowman ED, Noro R, Welsh JA, Edelman DC, Stevenson HS, Wang Y, Tsuchiya N, Kohno T, Skaug V, Mollerup S, Haugen A, Meltzer PS, Yokota J, Kanai Y, Harris CC (2015) An integrated prognostic classifier for stage I lung adeno-carcinoma based on mRNA, microRNA, and DNA MethylationBiomarkers. JThorac Oncol10 (7):1037 - 1048. doi:10. 1097/jto. 0000000000000560

55. Montani F, Marzi MJ, Dezi F, Dama E, Carletti RM, Bonizzi G, Bertolotti R, Bellomi M, Rampinelli C, Maisonneuve P, Spaggiari L, Veronesi G, Nicassio F, Di Fiore PP, Bianchi F (2015) miR - Test: a blood test for lung cancer early detection. J Natl Cancer Inst 107(6):djv063. doi:10. 1093/jnci/djv063

56. Boeri M, Verri C, Conte D, Roz L, Modena P, Facchinetti F, Calabro E, Croce CM, Pastorino U, Sozzi G (2011) MicroRNA signatures in tissues and plasma predict development and prog - nosis of computed tomo-graphy detected lung cancer. Proc Natl Acad Sci U S A 108 (9): 3713 - 3718. doi: 10. 1073/pnas. 1100048108

57. Sozzi G, Boeri M, Rossi M, Verri C, Suatoni P, Bravi F, Roz L, Conte D, Grassi M, Sverzellati N, Marchiano A, Negri E, La Vecchia C, Pastorino U (2014) Clinical utility of a plasma - based miRNA signature classifier within computed tomography lung cancer screening: a correlative MILD trial study. J Clin Oncol 32(8):768 - 773. doi:10. 1200/jco. 2013. 50. 4357

58. Park ER, Gareen IF, Japuntich S, Lennes I, Hyland K, DeMello S, Sicks JD, Rigotti NA (2015) Primary care provider - delivered smoking cessation interventions and smoking cessation among participants in the na-tional lung screening trial. JAMA Intern Med 175(9):1509 - 1516. doi:10. 1001/jamainternmed. 2015. 2391

第 3 章

PET – CT 和生物影像技术对肺癌患者预后和化疗效果的预测价值

Kyoichi Kaira

摘要

2 – [^{18}F] – 氟 – 2 – 脱氧 – D – 葡萄糖(^{18}F – FDG)标记的正电子发射显像（PET）是一种在临床上诊断恶性肿瘤的有效工具。由于^{18}F – FDG 的摄取并不是肿瘤特异性的,因此,其他示踪剂也在不断被开发。我单位研究了一种称为 L – [3 – ^{18}F] – α – 甲酪氨酸(^{18}F – FAMT)的示踪剂,它通过 L 型氨基酸转运体 1（LAT1）到达肿瘤细胞。本章内容总结了^{18}F – FDG,^{18}F – FAMT 和以其他示踪剂形式的 PET 在肺癌的诊断和治疗的作用。

关键词

^{18}F – FDG PET;^{18}F – FAMT;肺癌;氨基酸转运体;预后因素

3.1 引言

肺癌分为非小细胞肺癌（non – small – cell lung cancer,NSCLC）和小细胞肺癌（small – cell lung cancer,SCLC）是临床上一种常见的恶性肿瘤,即使在用了适当的治疗手段后预后仍然非常差。患者的体能状况评分（performance status,PS）高和分期晚被认为是预后差的重要指标,然而,目前并没有被认可的预测肺癌治疗效果良好的生物标志物。近年来,正电子发

K. Kaira, M. D. , Ph. D. （☒）
Department of Oncology Clinical Development, Gunma University Graduate School of Medicine, 3 – 39 – 22 showa – machi, Maebashi, Gunma 371 – 8511, Japan
e – mail: kkaira1970@ yahoo. co. jp

射显像(PET)作为一种预测指标被广泛报道。有报道称,肿瘤细胞内积聚的 2 - [^{18}F] - 氟 - 2 - 脱氧 - D - 葡萄糖(^{18}F - FDG)可作为肺癌患者化疗和手术后生存的预测指标[1-3]。肿瘤细胞对 ^{18}F - FDG 的摄取与糖代谢、肿瘤乏氧、血管生成和细胞增殖等密切相关[4,5]。本文将对 PET - CT 在肺癌中的临床价值作一总结。

3.2　肺癌患者的预后指标

肺癌是世界范围内致死率最高的恶性肿瘤。对于早期患者,手术切除肿瘤是最好的治疗方法,而对于晚期患者只能接受系统化疗。尽管 PS 和分期是预后指标,但目前尚未有针对肺癌患者化疗疗效和手术效果的有效预测指标。有研究指出,与血管生成、细胞增殖和转移相关的指标可能是有效指标[4,5],因此,进一步探索更加有效的能够预测疗效的分子标志物很有必要。

3.3　^{18}F - FDG 的生物学功能

^{18}F - FDG - PET 是临床上用来诊断多种肿瘤的一种有效的非侵入性诊断方式[6],是一种测量糖代谢水平的分子影像技术[7]。葡萄糖转运体 1(Glut1)高表达被证明与 ^{18}F - FDG 在肿瘤细胞内的积聚水平相关[4,7,8](图 3.1)。己糖激酶和肿瘤细胞糖代谢关系密切,高浓度的己糖激酶可以降低葡萄糖 - 6 - 磷酸酶水平[7,8]。Glut1 被认为是重要的细胞内缺氧指标,缺氧条件下,乏氧诱导因子(HIF - 1α)上调 Glut1 是关键通路[7,8]。HIF - 1α 可通过促进血管内皮生长因子(VEGF)的表达而促进血管生成,也可通过无氧代谢机制等促进肿瘤生长[4,5]。因此,肿瘤细胞中 Glut1、HIF - 1α 和 VEGF 的水平决定了 ^{18}F - FDG - PET 的摄取水平[4,5,7,8]。但是,关于肿瘤细胞摄取 ^{18}F - FDG - PET 的潜在机制仍存在争议,许多其他因素可能影响 ^{18}F - FDG - PET 在细胞内的积聚。

提高葡萄糖的摄取,对于肿瘤细胞的生存非常关键,而葡萄糖转运体在这一过程中起了重要的作用。迄今为止,共有 14 种葡萄糖转运体的亚基被发现,其中,Glut1 和 Glut3 在许多肿瘤中高表达[9]。研究发现,肿瘤细胞内的 Glut1 表达水平与 ^{18}F - FDG - PET 在细胞内的积聚水平非常相关[4,5],但是我们并未发现 Glut3 与 ^{18}F - FDG - PET 的摄取有任何相关性[4]。最近,有研究提出,^{18}F - FDG - PET 的摄取不仅与糖代谢、血管生成和细胞增殖等相关,还与哺乳动物雷帕霉素受体(mTOR)通路密切相关[10]。一些研究表明,^{18}F - FDG 的摄取与癌症患者对 mTOR 抑制剂的治疗反应显著相关[11,12]，但也有研究指出，肿瘤细胞的^{18}F－FDG 并不是预测机体对 mTOR 抑制剂反应的有效指标，而是一种在 mTOR 抑制剂治疗过程中检测 Akt 活性的药代动力学方法[13]。我们之前的研究也发现，肺癌细胞中^{18}F－FDG－PET 的摄取量和葡萄糖代谢（Glut1 或己糖激酶1）、乏氧（HIF－1α）、血管生成（VEGF 和 CD34）和 PI3K/Akt/mTOR 信号转导通路相关[5]。一般来说，非腺癌肿瘤细胞内的^{18}F－FDG 水平比腺癌中的水平明显高，但是，其与分子标志物的关系却在腺癌中更加密切。并且，有报道指出，^{18}F－FDG 的积聚水平和葡萄糖代谢水平（通过 Glut1 的表达水平检测）是预测腺癌患者术后生存的指标。

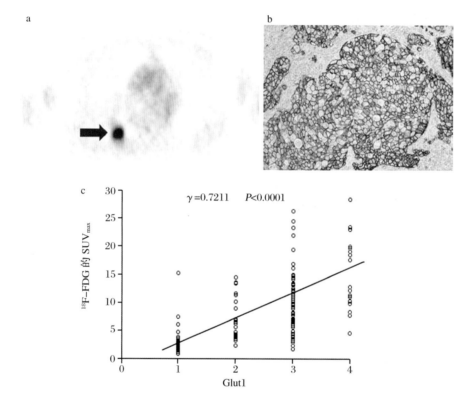

图3.1 ^{18}F－FDG－PET（横断面）显示肺癌原发灶示踪剂摄取增高（a）（黑色箭头）。免疫组化显示 Glut1 在细胞膜上被染色（b）。肺癌 Glut1 表达与^{18}F－FDG 的标准摄取最大值（SUV$_{max}$）成正比（c）（数据来自参考文献[5,14]）

基础研究方面，人们通常用肿瘤细胞系研究^{18}F－FDG－PET 摄取和糖代谢的关系[4,5]。我们的体外研究表明，^{18}F－FDG 的摄取可通过下调 Glut1 而降低，也可被 HIF－1α 诱导的 Glut1 上调而提高。肿瘤细胞内，^{18}F－FDG 摄取量是否受 mTOR 通路所调节尚不是很清楚。体外研究显示，^{18}F－FDG 的摄取量可被 mTOR 阻断剂剂量依赖性地降低，而阻断 mTORC1 也可下调^{18}F－FDG 的摄取。因此，这些研究均表明 mTORC1 信号通路可能是调控肺癌细胞^{18}F - FDG 摄取的生物学机制。

3.4 ^{18}F - FDG - PET 在肺癌化疗后的临床预测价值

^{18}F - FDG - PET 不但在肺癌诊断和分期中是一种有用工具,而且对于预测治疗效果也有一定价值[1,2]。最近的一项 meta 分析表明,通过^{18}F - FDG - PET 测量的肿瘤标准摄取值(tumor - standardized uptake value,SUV)在肺癌中有预测价值[3]。大量的研究探索了 SUV 最大值(maximal SUV,SUV_{max})是否是肺癌患者在接受治疗后预后的预测指标;然而 SUV 值的变化也会受到血糖水平,从示踪剂注射到摄片时间等几个因素的影响。因此,^{18}F - FDG 摄取值的大小被认为受显著的统计学误差的影响。最近有研究提出 SUV_{max} 与纵隔 SUV 的平均值比值(T/M ratio)可能是^{18}F - FDG 摄取的更好指标而不是 SUV_{max}[14,15]。然而,目前仍无法得出 SUV_{max} 或 T/M ratio 哪个对于肺癌化疗后生存是更好的预测指标。未来的研究应聚焦在发现测量^{18}F - FDG 摄取水平的方法上。

对于用^{18}F - FDG - PET 预测治疗效果来讲,治疗后何时拍摄 PET 是关键问题。许多关于 PET 早期预测化疗后效果的研究集中在探究化疗前后 SUV_{max} 的变化。然而,对于 SUV_{max} 的初始值和对比化疗的反应性的关系,目前尚不清楚。

我们曾报道了 SUV_{max},T/M ratio,转移灶的 SUV_{max} 和原发灶的 SUV_{max} 的比值(M/P ratio)在接受了化疗的晚期 NSCLC 的预测价值[16]。比较后发现,高 M/P ratio 是一个化疗疗效不佳的独立标志物。尽管通过单因素回归分析发现,SUV_{max} 和 T/M ratio 与更差的预后相关,但是对于非腺癌,SUV_{max} 和 T/M ratio 与预后无关,并且,高 M/P ratio 对初始化疗疗效更差,但是 SUV_{max},T/M ratio 并无此预后预测价值。

有报道称,术前原发瘤^{18}F - FDG 摄取量对于接受含铂药物的化疗的术后复发是预测指标[17]。术前原发肿瘤^{18}F - FDG 的摄取量比转移灶高得多,并且术前原发肿瘤^{18}F - FDG 摄取量和 *EGFR* 突变呈正相关。术前原发灶相比复发灶的^{18}F - FDG 摄取水平对于复发肿瘤的化疗疗效是一个更好的预测指标。未来,大型前瞻性的临床研究需进一步确认这个结果。

^{18}F - FDG - PET 也被用来探究是否能预测 *EGFR* 突变的 NSCLC 患者对 EGFR - 酪氨酸激酶抑制剂(TKI)的疗效。在一项原始研究中[18],5 个 *EGFR* 突变的 NSCLC 患者接受^{18}F - FDG - PET 检查,比较其接受吉非替尼的治疗后 2 天和 4 周相较治疗前的变化,发现不管疗效如何,接受吉非替尼 2 天后,^{18}F - FDG SUV_{max} 水平显著下降。这些研究提示,^{18}F - FDG - PET 可作为具有 *EGFR* 突变的 NSCLC 患者接受吉非替尼早期疗效的预测指标。Zander 等比较了非小细胞肺癌患者接受厄洛替尼之后早期(1 周)和后期(6 周)^{18}F - FDG 的摄取量[19]。

他们的研究表明,非小细胞肺癌患者早期[18]F - FDG 代谢反应预示着更长的生存期,而后期[18]F - FDG 代谢反应不能。因此,早期[18]F - FDG - PET 检查可能是 EGFR - TKI 治疗结局的预测工具。

[18]F - FDG - PET 检查对预测接受以铂为基础的同步放化疗的 NSCLC 患者的预后同样有价值[20]。137 例Ⅲ期 NSCLC 患者在放疗 14 周后,通过[18]F - FDG - PET 检查对其 SUV 分析发现,治疗后肿瘤细胞高 SUV 值预示着更差的预后。尽管已经报道了几项相关研究,何时进行[18]F - FDG - PET 检查仍存在争议。

当下,我们仍然无法确定 SUV_{max},即[18]F - FDG 摄取作为预测肺癌患者接受治疗后结局的指标是否合适。一项 meta 分析总结了代谢肿瘤体积(metabolic tumor volume,MTV)和总病变糖酵解(total lesion glycolysis,TLG)两个指标对肺癌患者的预测价值[21]。包含了 1581 例患者的 13 项研究中,高 MTV 或者高 TLG 的患者预后更差,因此 MTV 和 TLG 被认为是对于早期(Ⅰ/Ⅱ期)或者晚期(Ⅲ/Ⅳ期)的重要预后因素。

3.5 [18]F - FDG - PET 的假阳性结果

[18]F - FDG - PET 检查不仅可以区分肿瘤的良恶性,临床医师还可根据[18]F - FDG - PET 的结果对肿瘤进行分期。但是,当炎症或者肉芽肿性病灶出现时,如肺炎、肺结核、肺霉菌病、肺良性结节,[18]F - FDG - PET 常常出现假阳性结果[22,23]。为了克服良性病灶也能摄取[18]F - FDG 的缺陷,最佳的 SUV 分界值也被广泛的研究。尽管目前认为 2.5 是 SUV_{max} 的最佳临界值,但仍然无法更好地区分良恶性病灶[24]。

我单位运用[18]F - FAMT(L - [3 - [18]F] - α - 甲酪氨酸)作为 PET 示踪剂探索其区分肿瘤良恶性的能力[25]。[18]F - FAMT 通过 L 型氨基酸转运体(LAT1)进入肿瘤细胞[26],LAT 家族包括 4 种亚型:LAT1、LAT2、LAT3 和 LAT4[27,28],尤其是 LAT1 在许多人类肿瘤中高表达,目前没有研究表明 LAT1 在正常或良性组织中表达。因为[18]F - FAMT 的摄取和 LAT1 关系密切,所以[18]F - FAMT 被认为可能是 PET 一个诊断恶性肿瘤的特异性示踪剂(图 3.2)。以往的研究也表明,[18]F - FAMT - PET 能够从肉瘤病中区分出恶性病灶[23]。

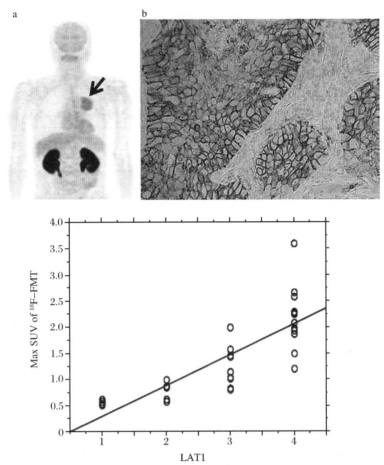

图 3. 2　[18]F - FAMT - PET(横断面)显示肺癌原发灶示踪剂摄取增高(a)(黑色箭头)。免疫组化显示 LAT1 在细胞膜上被染色(b)。肺癌 LAT1 表达与[18]F - FAMT 的 SUV_{max} 具有明显相关性(c)(数据来自参考文献 [24,26])

3.6　肿瘤特异性 PET 示踪剂的发展历程

尽管[18]F - FDG - PET 作为一种工具已经被广泛运用到肿瘤诊断的过程中,但是由于其假阳性的发生率较高,[18]F - FDG 是否为最佳示踪剂存在争议。因此,探索针对肿瘤特异性而对非恶性病灶不产生假阳性的示踪剂非常重要。目前,除了[18]F - FDG,还有许多利用包括氨基酸代谢、乏氧和 DNA 合成等类型的 PET 示踪剂正在探索。

3.6.1　氨基酸代谢

肿瘤细胞的生长和生存需要很多营养,这些营养包括葡萄糖、氨基酸、脂肪酸和维生素等。而这些营养是通过血管生成和特殊的转运体运输的。氨基酸不但对于蛋白质的合成是必需的,而且还可作为氮和碳的来源之一,用来合成嘌呤和嘧啶核苷酸,谷胱甘肽以及氨基糖。因此氨基酸转运体被认为在肿瘤细胞的生长和发展中发挥关键作用。在众多的氨基酸转运体中,L 型是一种 Na^+ 非依赖性的用来转运分子较大和中性氨基酸的转运体[27],如亮氨酸、异亮氨酸、缬氨酸、苯丙氨酸、酪氨酸、色氨酸、蛋氨酸和组氨酸[28]。如之前描述的,^{18}F - FAMT 通过 LAT1 进入细胞,所以我们相信 ^{18}F - FAMT - PET 是可以用来测量 LAT1 的可选的分子影像方法之一。

另一个氨基酸 PET 示踪剂,^{11}C 标记的蛋氨酸(MET,^{11}C - labeled methionine)已经被用在多种人类肿瘤的诊断中[29-31],因为其更具有肿瘤特异性,所以 MET 显示出了比 ^{18}F - FDG - PET 更好的辨别肿瘤良恶性的能力。Ishimoto 等探究了 ^{18}F - FDG - PET 和 ^{11}C - MET - PET 用来预测肺癌患者接受立体定向放射外科(stereotacic radiotherapy,SRT)的可能性[32]。9 例肺癌患者分别在 SRT 治疗前 1 周和 8 个月后接受了 ^{18}F - FDG - PET 和 ^{11}C - MET - PET 检查,结果显示,SRT 前后的 ^{18}F - FDG - PET SUV 和 ^{11}C - MET - PET 摄取的变化是一致的,^{11}C - MET - PET 未能在 ^{18}F - FDG - PET 基础上提供更多的信息。目前,尚无 ^{11}C - MET - PET 用来预测肺癌患者化疗疗效的报道。另外,酪氨酸来源的示踪剂如 ^{18}F - FET(2 - ^{18}F - 氟 - L - 酪氨酸)和 ^{123}I - IMT(3 - ^{123}I - 碘代 - α - 甲基 - L - 酪氨酸)作为示踪剂也一直在持续探索[33-35],有研究探索了 ^{18}F - FET - PET 在肺癌中的诊断价值,显示 ^{18}F - FET 的积聚水平在组织类型中差异很大[33,34]:所有的鳞癌患者 ^{18}F - FET 均为阳性,而腺癌患者则为阴性。因此,^{18}F - FET - PET 作为鉴别鳞状细胞癌的良恶性可能有用;但是在腺癌患者中可能作用有限。^{123}I - IMT 单光子发射断层扫描(SPECT)诊断原发性肺癌有较高的敏感性(94%),但是对于体积较小(小于 20mm)的肿瘤,敏感性较低[35]。一项探索性研究中显示 ^{123}I - IMT 通过 LAT1 转运[36],当然也有研究显示 ^{18}F - FET 也可能是 LAT1 转运的,而 LAT1 在正常组织也表达[34]。人体肿瘤中,^{11}C - MET,^{18}F - FET,^{123}I - IMT 与氨基酸转运体(LAT1)的关系如何尚不清楚。目前,肺癌中只有 ^{18}F - FAMT 被证明和 LAT1 的表达具有相关性。

3.6.2　乏氧显像

　　肿瘤乏氧和肿瘤放化疗抵抗有关,并且可以促进血管生成、肿瘤转移,增强侵袭性,最终导致预后变差。因此,乏氧对于许多恶性肿瘤的生物学行为有影响并且可以作为一个肿瘤显像的靶点[37,38]。目前,靶向乏氧的放射性药物作为诊断恶性肿瘤和预测疗效的工具已被用于临床。^{18}F – 氟咪索硝唑(FMISO)和^{60}Cu 或 ^{64}Cu – 二乙酰 – 二 – (4 – (N) – 甲基缩氨基硫脲)(ASTM)是临床主要在用的 PET 示踪剂[39,40]。一项研究比较了^{60}Cu – ASTM – PET 和^{18}F – FDG – PET 预测 NSCLC 患者治疗效果的价值[41],14 例患者治疗前后分别接受了上述两种 PET 检查,^{60}Cu – ASTM T/M ratio 平均值在肿瘤缓解的患者中明显低于无缓解的患者,但是^{60}Cu – ASTM SUV 并没观察到区别,并且^{60}Cu – ASTM 的摄取量和^{18}F – FDG 没有关系。这项研究表明^{60}Cu – ASTM – PET 检查对于对治疗无效的患者有预测作用。FMISO 是一个乏氧示踪剂,它可以被乏氧细胞摄取,而非乏氧细胞摄取量很低。一项比较了 8 例 NSCLC 患者化疗前与化疗后 2 周 FMISO 和^{18}F – FDG 的摄取变化情况,发现 FMISO 的早期变化可能与化疗反应有关,并且可以进一步预测患者生存时间[42]。Cherk 等比较了 17 例可切除 NSCLC 患者的 FMISO 和^{18}F – FDG 的摄取变化情况[43],发现 FMISO 的积聚水平比^{18}F – FDG 低,而且两者与微血管密度(MVD),HIF – 1α,VEGF 和 Glut1 的表达无关,但是却和肿瘤增殖指标 Ki – 67 有一定相关性。这只是一项小样本的研究,并且偏倚不可避免。最近的一项 meta 分析显示乏氧修正可以提高治疗后的局部控制率,延长生存时间[44]。Sachpekidis 等通过 PET 测量了 13 例Ⅲ期 NSCLC 患者的 FMISO 和^{18}F – FDG,结果表明,只有 1 例患者肿瘤部位 FMISO 摄取水平提高。在这项研究中,并未显示出 FMISO 和^{18}F – FDG 具有相关性,并且和乏氧与糖代谢的水平也并未显示出明显相关性[45]。目前,运用 FMISO – PET 和^{18}F – FDG – PET 仍然很难评估 NSCLC 患者化疗后的治疗反应和预后情况。

3.6.3　DNA 合成

　　3' – 脱氧 – 3' – [^{18}F]氟胸腺嘧啶(^{18}F – FLT)是一种用来测量细胞增殖水平的胸苷类似物[46]。^{18}F – FLT 被胸苷激酶磷酸化后,没有参与成为 DNA 分子而是进入挽救信号通路(salvage signaling pathway)。最新的研究显示,^{18}F – FLT 的摄取可以高度反映肿瘤细胞的增殖水平(通过 Ki – 67 指数检测)[47,48]。因此,^{18}F – FLT 被认为是一种比^{18}F – FDG 更加具有肿瘤特异性的 PET 示踪剂。但是,[18]F – FLT 在正常肝和骨髓中也可积聚,因此,对于这两个器官的病灶,[18]F – FLT – PET 常常不能很好地区分肿瘤良恶性。最近,一项包含了 18 例 NSCLC 患者的研究探究了[18]F – FLT 摄取量和 Ki – 67 指数的关系[47],显示,[18]F – FLT 和 Ki – 67 指数高度相关($r = 0.77$;$P < 0.0002$),[18]F – FLT 和[18]F – FDG 的摄取高度相关($r = 0.81$;$P < 0.0001$);[18]F – FLT – PET 和[18]F – FDG – PET 两种方法诊断恶性肿瘤的敏感度分别为 72% 和 89%。因此,就单纯肿瘤诊断而言[18]F – FLT – PET 敏感度不及[18]F – FDG – PET,[18]F – FLT – PET 更适用于检测肿瘤的增殖能力。其他研究也支持这个说法[49,50]。Everitt 等人探索了[18]F – FLT – PET 对于 NSCLC 患者接受同步放化疗后的疗效预测作用[51],他们检测了 20 例 NSCLC 患者在治疗前、治疗后 2 周和 4 周的肿瘤[8]F – FLT 和[18]F – FDG SUV_{max} 水平,[18]F – FDG SUV_{max} 治疗前基线水平为 14,治疗后 2 周和 4 周均为 10。[18]F – FLT SUV_{max} 在治疗前为 6,治疗后 2 周和 4 周分别为 3 和 2。因此,这项研究提示[18]F – FLT – PET 相较[18]F – FDG – PET,对于预测早期治疗效果有更高的敏感性。尽管[18]F – FLT – PET 反映了 NSCLC 患者治疗后不同的增殖反应,其能否作为一个预测治疗的指标尚存在争议。Zander 等也报道了类似的结果:早期[8]F – FLT 反应(治疗后 1 周)可以预测 NSCLC 患者接受厄洛替尼后更长的无进展生存时间(PFS),但是未能预测治疗后 6 周的反应[19]。基于以上这些研究,[18]F – FLT – PET 可能是一个预测治疗后早期疗效的较好指标,但仍需更多的研究确认这些结果。

3.7　[18]F – FAMT – PET 的临床价值

最近,有报道指出[18]F – FAMT – PET 对于许多恶性肿瘤,如肺癌、口腔肿瘤、食道癌和多发性骨髓瘤的诊断价值很大[26,52 – 54]。对于 NSCLC 患者,[18]F – FAMT 的高摄取量常常和治疗后更差的预后相关[24,55]。有证据表明,高[18]F – FAMT 摄取量对于 AC 患者而言意味着更差的预后,但是对于非 AC 患者则不然[24],尽管在 SQC 患者中,肿瘤细胞[18]F – FAMT 的摄取量显著高于 AC 患者,但是[18]F – FAMT 的预后价值对于 AC 患者较非 AC 患者有更大影响。目前对于为何[18]F – FAMT 的摄取在 AC 患者肿瘤侵袭性上扮演重要作用的机制尚不清楚。

我们之前的一项研究比较了[18]F – FAMT – PET 和[18]F – FDG – PET 对于可切除 NSCLC 的诊断效能[26],[18]F – FAMT – PET 和[18]F – FDG – PET 对于诊断恶性淋巴结的敏感度、特异度、准确度分别为 57.8%、100%、92.5% 和 65.7%、91.0%、86.5%。[18]F – FAMT – PET 的特异度显著高于[18]F – FDG – PET,但是敏感度不及[18]F – FDG – PET。我们进一步入组了 18 例同步放化疗的 NSCLC 患者探索[18]F – FAMT – PET 对治疗效果的监测作用[55]。结果显示治疗后的淋巴结 – 原发肿瘤[18]F – FAMT 比值可以预测治疗效果($P = 0.014$),但是淋巴结 – 原发肿瘤[18]F - FDG 未能显示预测作用。[18]F - FAMT - PET 的肿瘤代谢反应的监测作用似乎也比[18]F - FDG - PET 更准确,[18]F - FDG - PET 已经被证实既可以高估也可以低估治疗的效果。另外,由于[18]F - FAMT - PET 是肿瘤特异性的 PET,故它可以区分肺癌和类癌,而[18]F - FDG - PET 却显示出假阳性(图 3.3)。未来的研究应专注于提高[18]F - FAMT - PET 诊断恶性肿瘤的敏感性。

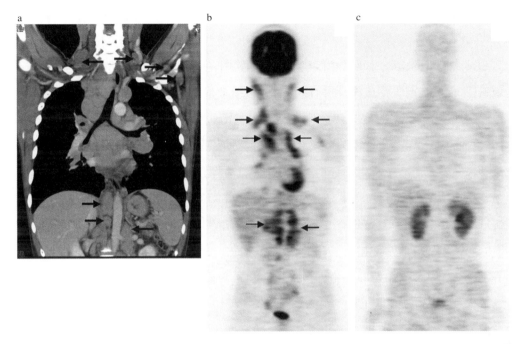

图 3.3 CT 显示锁骨上、双侧肝门部、纵膈、颈部和腹主动脉淋巴结胖淋巴结肿大(a)(黑色箭头)。[18]F - FDG - PET 显示上述对应部位摄取增高(b)。[18]F - FAMT 未显示上述肿大淋巴结摄取增高(c)(参考文献[23])

3.8 表达 LAT1 的预后预测价值

LAT1 在许多恶性肿瘤中高表达,它可以把[18]F - FAMT 转运入肿瘤细胞内,因此,LAT1 和[18]F - FAMT 的摄取密切相关,并且 LAT1 的表达与肿瘤细胞增殖、血管生成和转移相关[14,26]。最近有研究显示高表达 LAT1 是许多肿瘤的预后差的指标,如肺癌、乳腺癌、胃肠道肿瘤和头颈部肿瘤[52,56-61]。我们比较了 59 例 NSCLC 患者[18]F - FAMT 在肿瘤中的积聚水平和 LAT1 表达对预后的预测价值[62],结果显示,尽管[18]F - FAMT 摄取量高和 LAT1 高表达都与较差的预后相关,但是 LAT1 高表达的预测价值大于[18]F - FAMT 高摄取量。因此,[18]F - FAMT - PET 仅仅被认为是检测 LAT1 在肺癌中表达的分子影像的可选方法之一。

3.9　小结

本章节重点讨论了^{18}F – FDG – PET 和^{18}F – FAMT – PET 在肺癌中的临床价值。肿瘤糖代谢（Glut1）、细胞增殖（Ki – 67）、血管生成（VEGF）和乏氧（HIF – 1α）决定了肿瘤细胞的^{18}F – FDG 摄取水平。尽管^{18}F – FDG – PET 可作为肺癌患者化疗后疗效的检测指标，但是具体^{18}F – FDG – PET 的检查时间仍然存在争议。尽管^{18}F – FDG – PET 鉴别肿瘤良恶性具有很高的敏感性，但是在与炎症或肉芽肿性疾病，如肺结节病和肺炎相鉴别时，仍然不可避免地会出现假阳性。为了克服^{18}F – FDG – PET 的这种缺陷，肿瘤特异性的 PET 示踪剂如氨基酸转运体、乏氧和 DNA 合成等相关分子得到了广泛的探索。我单位成功运用^{18}F – FAMT –PET 诊断恶性肿瘤，并发现^{18}F – FAMT – PET 能够监测化疗治疗效果以及预测肺癌患者的预后[24,55]。并且，^{18}F – FAMT – PET 是一种肿瘤特异性的 PET 检查方法，不会对如肺结节病和肺炎等良性疾病^{18}F – FDG – PET 产生假阳性[14,23]。LAT1 在许多肿瘤中高表达，并且与肿瘤细胞^{18}F – FAMT 的摄取高度相关，因此，我们认为^{18}F – FAMT – PET 是检测 LAT1 的分子影像检查手段之一。本文未对肺癌患者化疗后的 PET 影像的代谢反应进行讨论。我们的一项研究显示，相比^{18}F – FDG – PET，^{18}F – FAMT – PET 可以更好地预测晚期肺癌患者接受系统化疗后的治疗效果[63]。95 例患者均接受了两种 PET – CT 检查，治疗后的^{18}F – FAMT – PET SUV$_{max}$与代谢反应和肿瘤消退程度显著相关。对所有患者进行单因素回归分析显示，治疗后的^{18}F – FDG – PET SUV$_{max}$、^{18}F – FAMT – PET SUV$_{max}$以及^{18}F – FAMT – PET 的代谢反应均是不良预后的预测指标。进一步多因素回归分析确认了^{18}F – FAMT – PET 的代谢反应是独立预后因素。这项研究显示^{18}F – FAMT – PET 的代谢反应可能是晚期肺癌患者化疗后疗效的独立预后参数。

包括^{18}F – FDG 在内的许多示踪剂可以反映肺癌患者的分子生物学状态。未来的研究应专注于肿瘤特异性的 PET 示踪剂，以更好地监测肺癌患者治疗后的效果和预测预后。

参考文献

1. Sasaki R, Komaki R, Macapinlac H et al(2005)［18F］fluorodeoxyglucose uptake by positron emission tomography predicts outcome of non – small – cell lung cancer. J Clin Oncol 23:1136 – 1143

2. Vansteenkiste JF, Stroobants SG, Dupont PJ et al(1999) Prognostic importance of the standardized uptake val-

ue on ^{18}F – fluoro – 2 – deoxy – glucose – positron emission tomography in non – small cell lung cancer：an a-nalysis of 125 cases. J Clin Oncol 17：3201 – 3206

3. Berghmans T,Dusart M,Paesmans M et al(2008) Primary tumor standardized uptake value(SUV$_{max}$) meas-ured on fluorodeoxyglucose positron emission tomography(FDG – PET) is of prognostic value for survival in non – small cell lung cancer(NSCLC)：a systematic review and meta – analysis(MA) by the European lung cancer working party for the IASLC Lung Cancer Staging Project. J Thorac Oncol 3：6 – 12

4. Kaira K,Endo M,Abe M et al(2010) Biologic correlation of 2 – [18F] – fluoro – 2 – deoxy – D – glucose up-take on positron emission tomography in thymic epithelial tumors. J Clin Oncol 28：3746 – 3753

5. Kaira K,Serizawa M,Koh Y et al(2014) Biological significance of 18F – FDG uptake on PET in patients with non – small – cell lung cancer. Lung Cancer 83：197 – 204

6. Vansteenkiste JF,Stroobants SG,De Leyn PR et al(1998) Lymph node staging in non – small – cell lung canc-er with FDG – PET scan：a prospective study on 690 lymph node stations from 68 patients. J Clin Oncol 16：2142 – 2149

7. Mamede M,Higashi T,Kitaichi M et al(2005) [^{18}F] FDG uptake and PCNA,Glut – 1,and Hexokinase – ll ex-pressions in cancers and inflammatory lesions of the lung. Neoplasia 7：369 – 379

8. Vleugel MM,Greijer AE,Shvarts A et al(2005) Differential prognostic impact of hypoxia induced and diffuse HIF – 1alpha expression in invasive breast cancer. J Clin Pathol 58：172 – 177

9. Younes M,Brown RW,Stephenson M et al(1997) Overexpression of Glut1 and Glut3 in stage I nonsmall cell lung carcinoma is associated with poor survival. Cancer 80：1046 – 1051

10. Kaira K,Serizawa M,Koh Y et al(2012) Relationship between 18F – FDG uptake on positron emission tomo-graphy and molecular biology in malignant pleural mesothelioma. Eur J Cancer 48：1244 – 1254

11. Thomas GV,Tran C,Mellinghoff IK et al(2006) Hypoxia – inducible factor determines sensitivity to inhibitors of mTOR in kidney cancer. Nat Med 12：122 – 127

12. Novoga L,Bocellaard R,Kobe C et al(2009) Downregulation of ^{18}FDG uptake in PET as an early pharmacody-namic effect in treatment of non – small cell lung cancer with the mTOR inhibitor everlimus. J Nucl Med 50：1815 – 1819

13. Ma WW,Jacene H,Song D et al(2009) [18F] Fluorodeoxyglucose positron emission tomography correlates with Akt pathway activity but Is not predictive of clinical outcome during mTOR inhibitor therapy. J Clin Oncol 27：2697 – 2704

14. Kaira K,Oriuchi N,Shimizu K et al(2009) Evaluation of thoracic tumors with ^{18}F – FMT and ^{18}F – FDG PET – CT：a clinicopathological study. Int J Cancer 124：1152 – 1160

15. Endo M,Nakagawa K,Ohde Y et al(2008) Utility of ^{18}F – FDG – PET for differentiating the grade of malig-nancy in thymic epithelial tumors. Lung Cancer 61：350 – 355

16. Kaira K,Endo M,Asakura K et al(2010) Ratio of standardized uptake value on PET helps predict response and outcome after chemotherapy in advanced non – small cell lung cancer. Ann Nucl Med 24：697 – 705

17. Kaira K,Yamamoto N,Kenmotsu H et al(2014) Prognostic impact of ^{18}F – FDG uptake on PET in non – small cell lung cancer patients with postoperative recurrence following platinum – based chemotherapy. Respir Investig 52:121 – 128

18. Sunaga N,Oriuchi N,Kaira K et al(2006) Usefulness of FDG – PET for early prediction of the response to gefitinib in non – small cell lung cancer. Lung Cancer 59:203 – 210

19. Zander T,Schefler M,Nogova L et al(2011) Early prediction of nonprogression in advanced non – small – cell lung cancer treated with erlotinib by using [(18)F]fluorodeoxyglucose and [(18)F]fluorothymidine positron emission tomography. J Clin Oncol 29:1701 – 1708

20. Machtay M,Duan F,Siegel BA et al(2013) Prediction of survival by [18F] fluorodeoxyglucose positron emission tomography in patients with locally advanced non – small – cell lung cancer undergoing deinitive chemoradiation therapy:results of the ACRIN 6668/RTOG 0235 trial. J Clin Oncol 31:3823 – 3830

21. Im HJ,Pak K,Cheon GJ et al(2015) Prognostic value of volumetric parameters of(18)F – FDG PET in non – small – cell lung cancer:a meta – analysis. Eur J Nucl Med Mol Imaging 42:241 – 251

22. Kaira K,Ishizuka T,Yanagitani N et al(2008) Laryngeal sarcoidosis detected by FDG positron emission tomography. Clin Nucl Med 33:878 – 879

23. Kaira K,Oriuchi N,Otani Y et al(2007) Diagnostic usefulness of fluorine – 18 – alpha – methyltyrosine positron emission tomography in combination with 18F – fluorodeoxyglucose in sarcoidosis patients. Chest 131:1019 – 1027

24. Kaira K,Oriuchi N,Shimizu K et al(2009) 18F – FMT uptake seen within primary cancer on PET helps predict outcome of non – small cell lung cancer. J Nucl Med 50:1770 – 1776

25. Tomiyoshi K,Amed K,Muhammad S et al(1997) Synthesis of isomers of 18F – labelled amino acid radiopharmaceutical:position 2 – and 3 – L – 18F – alpha – methyltyrosine using a separation and purification system. Nucl Med Commun 18:169 – 175

26. Kaira K,Oriuchi N,Otani Y et al(2007) Fluorine – 18 – alpha – methyltyrosine positron emission tomography for diagnosis and staging of lung cancer:a clinicopathologic study. Clin Cancer Res 3:6369 – 6378

27. Kanai Y,Segawa H,Miyamoto K et al(1998) Expression cloning and characterization of a transporter for large neutral amino acids activated by the heavy chain of 4F2 antigen(CD98). J Biol Chem 273:23629 – 23632

28. Chairoungdua A,Segawa H,Kim JY et al(1999) Identification of an amino acid transporter associated with the cystinuria – related type Ⅱ membrane glycoprotein. J Biol Chem 274:28845 – 28848

29. Yasukawa T,Yoshikawa K,Aoyagi H et al(2000) Usefulness of PET with 11C – methionine for the detection of hilar and mediastinal lymph node metastasis in lung cancer. J Nucl Med 41:283 – 290

30. Kubota K,Matsuzawa T,Fujiwara T et al(1990) Differential diagnosis of lung tumor with positron emission tomography:a prospective study. J Nucl Med 31:1927 – 1932

31. Tian M,Zhang H,Oriuchi N et al(2004) Comparison of 11C – choline PET and FDG PET for the differential diagnosis of malignant tumors. Eur J Nucl Med Mol Imaging 31:1064 – 1072

32. Ishimori T,Saga T,Nagata Y et al(2004) 18F - FDG and 11C - methionine PET for evaluation of treatment response of lung cancer after stereotactic radiotherapy. Ann Nucl Med 18:669 - 674

33. Pauleit D,Floeth F,Tellmann L et al(2004) Comparison of O - (2 - ^{18}F - fluoroethyl) - L - tyrosine PET and 3 - ^{123}I - iodo - alpha - methyl - L - tyrosine SPECT in brain tumors. J Nucl Med 45:374 - 381

34. Pauleit D,Stoffels G,Schaden W et al(2005) PET with O - (2 - ^{18}F - Fluoroethyl) - L - Tyrosine in peripheral tumors:first clinical results. J Nucl Med 46:411 - 416

35. Jager PL,Groen HJ,van der Leest A et al(2001) L - 3 - [123I]iodo - alpha - methyl - tyrosine SPECT in non - small cell lung cancer:preliminary observations. J Nucl Med 42:579 - 585

36. Shikano N,Kanai Y,Kawai K et al(2003) Isoform selectivity of 3 - ^{125}I - iodo - alpha - methyl - L - tyrosine membrane transport in human L - type amino acid transporters. J Nucl Med 44:244 - 246

37. Thomlinson RH,Gray LH(1955) The histological structure of some human lung cancers and the possible implications for radiotherapy. Br J Cancer 9:539 - 459

38. Evans SM,Koch CJ(2003) Prognostic significance of tumor oxygenation in humans. Cancer Lett 195:1 - 16

39. Rischin D,Hicks RJ,Fisher R,et al;Trans - Tasman Radiation Oncology Group Study 98.02(2006) Prognostic significance of [18F] - misonidazole positron emission tomography - detected tumor hypoxia in patients with advanced head and neck cancer randomly assigned to chemoradiation with or without tirapazamine:a substudy of Trans - Tasman Radiation Oncology Group Study 98.02. J Clin Oncol 24:2098 - 2104

40. O'Donoghue JA,Zanzonico P,Pugachev A et al(2005) Assessment of regional tumor hypoxia using 18F - fluoromisonidazole and 64Cu(Ⅱ) - diacetyl - bis(N4 - methylthiosemicarbazone) positron emission tomography: comparative study featuring microPET imaging,Po2 probe measurement,autoradiography,and fluorescent microscopy in the R3327 - AT and FaDu rat tumor models. Int J Radiat Oncol Biol Phys 61:1493 - 1502

41. Dehdashti F,Mintun MA,Lewis JS et al(2003) In vivo assessment of tumor hypoxia in lung cancer with 60Cu - ATSM. Eur J Nucl Med Mol Imaging 30:844 - 850

42. Gagel B,Reinartz P,Demirel C et al(2006)[18F] fluoromisonidazole and [18F] fluorodeoxy - glucose positron emission tomography in response evaluation after chemo - /radiotherapy of non - small - cell lung cancer: a feasibility study. BMC Cancer 6:51

43. Cherk MH,Foo SS,Poon AM et al(2006) Lack of correlation of hypoxic cell fraction and angiogenesis with glucose metabolic rate in non - small cell lung cancer assessed by 18F - Fluoromisonidazole and 18F - FDG PET. J Nucl Med 47:1921 - 1926

44. Overgaard J,Horsman M(1996) Modiication of hypoxia - induced radio resistance in tumours by the use of oxygen and sensitizers. Semin Radiat Oncol 6:10 - 21

45. Sachpekidis C,Thieke C,Askoxylakis V et al(2015) Combined use of(18)F - FDG and(18)F - FMISO in unresectable non - small cell lung cancer patients planned for radiotherapy:a dynamic PET/CT study. Am J Nucl Med Mol Imaging 5:127 - 142

46. Mankoff DA,Shields AF,Krohn KA(2005) PET imaging of cellular proliferation. Radiol Clin N Am 43:153 -

167

47. Yamamoto Y, Nishiyama Y, Kimura N et al(2008) Comparison of(18)F – FLT PET and(18)F – FDG PET for preoperative staging in non – small cell lung cancer. Eur J Nucl Med Mol Imaging 35:236 – 245

48. Leyton J, Latigo JR, Perumal M et al(2005) Early detection of tumor response to chemotherapy by 3' – deoxy – 3' – [18F]fluorothymidine positron emission tomography: the effect of cisplatin on a fibrosarcoma tumor model in vivo. Cancer Res 65:4202 – 4210

49. Buck AK, Halter G, Schirrmeister H et al(2003) Imaging proliferation in lung tumors with PET: 18F – FLT versus 18F – FDG. J Nucl Med 44:1426 – 1431

50. Yap CS, Czernin J, Fishbein MC et al(2006) Evaluation of thoracic tumors with 18F – fluorothymidine and 18F – fluorodeoxyglucose – positron emission tomography. Chest 129:393 – 401

51. Everitt SJ, Ball DL, Hicks RJ et al(2014) Differential(18)F – FDG and(18)F – FLT Uptake on Serial PET/CT Imaging Before and During Deinitive Chemoradiation for Non – Small Cell Lung Cancer. J Nucl Med 55:1069 – 1074

52. Suzuki S, Kaira K, Ohshima Y et al(2014) Biological significance of fluorine – 18 – α – methyltyrosine (FAMT) uptake on PET in patients with oesophageal cancer. Br J Cancer 110:1985 – 1991

53. Nobusawa A, Kim A, Kaira K et al(2013) Diagnostic Usefulness of ^{18}F – FAMT PET and L – Type Amino Acid Transporter 1(LAT1) Expression in Oral Squamous Cell Carcinoma. Eur J Nucl Med Mol Imaging 40:1692 – 1700

54. Isoda A, Higuchi T, Nakano S et al(2012) ^{18}F – FAMT in patients with multiple myeloma: clinical utility compared to ^{18}F – FDG. Ann Nucl Med 26:811 – 816

55. Kaira K, Oriuchi N, Yanagitani N et al(2010) Assessment of therapy response in lung cancer with ^{18}F – α – methyl tyrosine PET. AJR Am J Roentgenol 195:1204 – 1211

56. Furuya M, Horiguchi J, Nakajima H et al(2012) Correlation of L – type amino acid transporter 1 and CD98 expression with triple negative breast cancer prognosis. Cancer Sci 103:382 – 389

57. Kaira K, Sunose Y, Ohshima Y et al(2013) Clinical significance of L – type amino acid transporter 1 expression as a prognostic marker and potential of new targeting therapy in biliary tract cancer. BMC Cancer 13:482

58. Kaira K, Oriuchi N, Imai H et al(2008) Prognostic significance of L – type amino acid transporter 1 expression in resectable stage I – Ⅲ nonsmall cell lung cancer. Br J Cancer 98:742 – 748

59. Toyoda M, Kaira K, Ohshima Y et al(2014) Prognostic significance of amino – acid transporter expression (LAT1, ASCT2, and xCT) in surgically resected tongue cancer. Br J Cancer 110:2506 – 2513

60. Isoda A, Kaira K, Iwashina M et al(2014) Expression of L – type amino acid transporter 1(LAT1) as a prognostic and therapeutic indicator in multiple myeloma. Cancer Sci 105:1496 – 1502

61. Shimizu A, Kaira K, Kato M et al(2015) Prognostic significance of L – type amino acid transporter 1(LAT1) expression in cutaneous melanoma. Melanoma Res 25:399 – 405

62. Kaira K, Oriuchi N, Shimizu K et al(2010) Comparison of L – type amino acid transporter 1 expression and L

－［3 － 18F］－ α － methyl tyrosine uptake in outcome of non － small cell lung cancer. Nucl Med Biol 7:911 － 916

63. Kaira K, Higuchi T, Oriuchi N, et al. (2014) Usefulness of 1 － ［3 － ^{18}f］－ α － methyl tyrosine(^{18}F － FAMT) PET as therapeutic monitoring for patients with advanced lung cancer. . 2014 ASCO Annual Meeting, Chicago, Illinois, May 30 － June 3.

第4章
分子诊断方法

Koichi Hagiwara

摘要

  表皮生长因子受体(EGFR)的突变鉴定使肺癌的治疗大为改观。在这一领域的研究中,人们投入了大量的精力,使肺癌在精准医学时代成为典型之一。为了在分子水平上进一步提高对肺癌的认识,并更好地将所取得的成就应用于临床实践,必须使用适当的分子检测。本章描述了当前使用的分子检测的特征以及在肺癌临床实践中正确应用的关键点。

关键词

  表皮生长因子受体(EGFR);基因检测;聚合酶链式反应(PCR);荧光原位杂交(FISH);免疫组织化学检查(IHC)

4.1　肺癌的基因组改变[1]

  肺癌是由正常的气道上皮通过多个过程发展而来的。功能获得突变和功能缺失突变的突变因素积累在对维持细胞内稳态具有重要意义,并明显导致肿瘤的发生。每个细胞都具有 DNA 修复系统,并且许多由诱变剂、电离辐射或紫外线引起的 DNA 损伤可被修复。当 DNA 损伤非常严重且无法修复时,细胞则启动凋亡以从体内进行自身消除。尽管如此,一些存活的细胞并不引起凋亡,部分是因为涉及凋亡系统的基因同时受损。这种细胞积累了基因突变,并获得了自主增殖的能力。在参与侵袭和转移的基因中发生突变的细胞获得表型

K. Hagiwara(✉)
Division of Pulmonary Medicine,Jichi Medical University,
3311 - 1 Yakushiji,Shimotsuke,Tochigi 329 - 0498,Japan
e - mail: hagiwark@ me. com

转移。非小细胞肺癌(NSCLC)和小细胞肺癌(SCLC)都被认为是通过类似的过程发生的,尽管基因突变的集合有所不同。

4.2 驱动突变的概念

在肿瘤发生过程中,发生突变的每一个基因都有不同的重要性。表皮生长因子受体(EGFR)基因突变或间变性淋巴瘤激酶(ALK)-融合基因的抑制剂对携带各突变的癌细胞具有显著的抗肿瘤作用[2-4]。这表明,*EGFR* 基因或 *ALK* 融合基因对维持肿瘤原始表型具有重要作用。这种基因被称为驱动基因。*EGFR* 基因突变[5-7]、鼠肉瘤病毒同源基因(*KRAS*)突变、V-raf 鼠肉瘤病毒原癌基因同源(*BRAF*)基因突变[8]、*ALK* 融合基因[9]、原癌基因 1(*ROS1*)融合基因[10]和 *RET* 融合基因[11]被认为是驱动基因。驱动基因以相互排斥的方式存在,即在一个癌细胞中只出现一个驱动基因[12]。研究认为单个驱动基因具有足够的能力使细胞获得肿瘤表型,因此不需要额外的驱动基因。这表明具有驱动基因的肿瘤可能需要更少的突变事件。这与以下观察结果一致:携带驱动基因的肿瘤常见于较年轻的患者。

4.3 重要驱动基因

4.3.1 表皮生长因子(EGFR)基因

EGFR 突变是肺癌中最常见的驱动基因,其在亚裔非小细胞肺癌患者中发现率高达50%[13]。*EGFR* 基因突变更常见于女性和非吸烟者。这些突变发生在激酶结构域中,并组成激活 EGFR 蛋白的激酶活性。几乎 90% 的突变是整码外显子 19 缺失或可将亮氨酸858 变为精氨酸的外显子 21 点突变(L858R)[14]。具有这些突变的 EGFR 蛋白对 EGFR抑制剂(包括吉非替尼、厄洛替尼和阿法替尼)敏感。然而,EGFR 蛋白有两种突变,一种是治疗前观察到的突变,另一种是在治疗期间于半数患者中出现的可将苏氨酸 790 转化为蛋氨酸的 T790M 突变。此类蛋白对 EGFR 抑制剂具有耐药性[15]。目前已开发了一种新型 EGFR 酪氨酸激酶抑制剂奥希替尼,并已引入市场,其靶蛋白为具有 T790M 突变的EGFR 蛋白[16]。

4.3.2　v – Ki – ras2 Kirsten 鼠肉瘤病毒同源(KRAS)基因

KRAS 基因是 Ras GTP 酶基因超家族的成员。突变发生在密码子 12 或 13 中,并组成激活该蛋白。高加索人群和吸烟者的突变频率较高。*KRAS* 突变的抑制剂一直处于深入研究中,但尚没有任何成功典范。因此,携带 *KRAS* 突变的晚期肺癌患者接受细胞毒性化疗或进行免疫检查点抑制剂治疗。

4.3.3　间变性淋巴瘤受体酪氨酸激酶(ALK)融合基因

在约 5% 的肺癌中,含有激酶结构域的 ALK 蛋白的羧基端与棘皮微管相关蛋白 4 (EML4)或激动素家族成员 5B(KIF5B)蛋白的氨基端融合,形成一种组成性活性 EML4 – ALK 或 KIF5B – ALK 融合蛋白。ALK 基因在气管中不表达,而 EML4 或 KIF5B 表达。当融合基因形成时,ALK 激酶结构域在 EML4 或 KIF5B 基因启动子的控制下,在气管中异位表达。此外,融合蛋白利用位于 EML4 或 KIF5B 蛋白氨基末端的二聚化结构域形成二聚体。这可促进融合蛋白的自身磷酸化,将共刺激激活的信号传递到细胞中。*ALK* 抑制剂对携带 *ALK* 融合基因的肺癌具有显著影响[4]。

4.3.4　*BRAF* 基因突变、*ROS1* 融合基因和 *RET* 融合基因

在大约 1% 的肺癌中发现了 *BRAF* 基因突变、*ROS1* 融合基因或 *RET* 融合基因。虽然频率不高,但已确定每种突变体基因的分子靶向药物,并已证明其临床疗效[17,18]。预计这些基因突变是可利用的。

可完全治愈该疾病的治疗程序在肺癌治疗中具有显著重要性。此类手术包括手术切除或放化疗。然而,约 2/3 的肺癌患者为晚期疾病,这些手术大多不适用。直到 20 年前,细胞毒性化疗才成为唯一可用的治疗方案。然而全身化疗的中位总生存期不到 1 年[19]。EGFR 抑制剂出现后,已被确定为携带 *EGFR* 基因突变患者的标准治疗。总生存期显著延长至 2 年以上,预计会更长[2,3,20]。使用 ALK 抑制剂在具有 *ALK* 融合基因的肿瘤中获得了类似的结果[21]。这些结果表明,识别新的驱动基因和开发相应的分子靶向药物对于改善肺癌治疗

具有重要意义。

4.4　用于肺癌分子诊断的标本

组织和细胞学标本均可用于肺癌的分子诊断。标本的类型在很大程度上取决于临床实践的方式。在大多数患者采用支气管镜检查的国家,两种类型的标本均在使用。而在大量应用细针活检的国家,大多使用组织标本。图 4.1 显示了日本 *EGFR* 突变检测的样本类型[22]。此处,支气管镜检查是确定肺癌诊断的主要程序,进行 *EGFR* 突变检测的样本中约有 1/3 是细胞学样本[22]。无论使用哪种类型的标本,均应确认标本中是否存在癌细胞。图 4.2 展示了代表性流程。

临床样本包含正常细胞和肿瘤细胞。目前,病理检查是唯一能够诊断癌症的方法。那么,肿瘤细胞在病理阳性样本中的含量是多少呢? 图 4.3a 显示了我们得出的结果,即肿瘤标本中的肿瘤细胞含量通常大于 1%[23]。这表明能够检测肿瘤细胞含量为 1% 的样品的方法足以检测临床样品[24]。

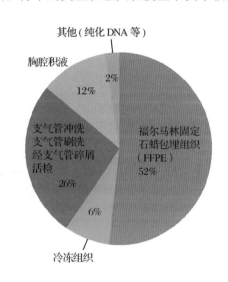

图 4.1　为日本用于检测 EGFR 突变试验的标本。2009 年向其中一个实验室提交的 17 000 份样品中总结的样品类别[38]。组织样本(即 FFPE 和冷冻组织)以暖色表示,而细胞学样本(即支气管镜标本和胸腔积液)以冷色表示

DNA 含量对于正确进行突变检测非常重要。在鉴别 EGFR 等单拷贝基因突变的检测中,含有 1% 肿瘤细胞含量的样品检测会自动确定所需的 DNA 量。单个细胞含有约 6.4 pg 基因组 DNA。针对检测 1% 细胞中发生突变的检测,只需要简单计算出 640 pg 基因组 DNA 即可。实际上,采样的细胞数量应符合二项分布,因此需要更多的 DNA(见图 4.3b)。

当检测含 1% 肿瘤细胞含量的样品时,建议使用 2~10 ng DNA。如果使用少量 DNA,可能会出现假阴性结果[22]。

福尔马林固定石蜡包埋(FFPE)组织、速冻组织和细胞学样本是分子诊断中最常用的样本类型,各有优缺点。FFPE 样品提供了清晰的组织学数据,且最适合荧光原位杂交(FISH)

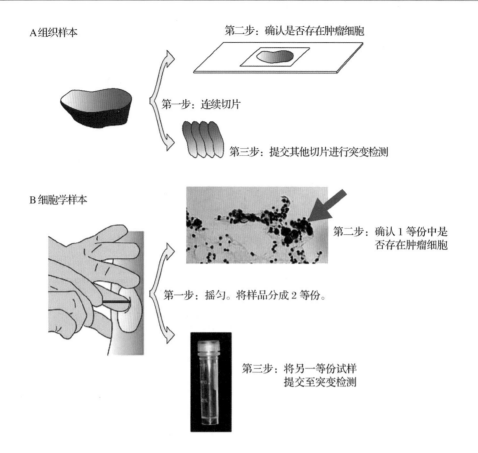

A 组织样本

第二步：确认是否存在肿瘤细胞

第一步：连续切片

第三步：提交其他切片进行突变检测

B 细胞学样本

第二步：确认 1 等份中是否存在肿瘤细胞

第一步：摇匀。将样品分成 2 等份。

第三步：将另一等份试样提交至突变检测

C 组织样品转化为细胞学样品

第一步：刮去表面。悬浮于生理盐水中

第三步：确认 1 等份中是否存在肿瘤细胞

第二步：摇匀样品后分为 2 等份

第四步：将另一等份试样提交至突变检测

图 4.2　为样品制备程序。(A)组织样本。第一步：连续切片。第二步：第 1 块组织确认是否存在肿瘤细胞。第三步：使用其他组织块研究 *EGFR* 突变。在第一步之前，可能需要进行大体解剖以去除正常组织。(B)细胞学样本。第一步：将细胞悬浮在生理盐水中。将样品分成 2 等份。第二步：确认 1 等份中是否存在肿瘤细胞。第三步：使用另一等份试样检查 *EGFR* 突变。(C)从组织中制备细胞学样本。第一步：刮除组织表面。将细胞悬浮在盐水中。第二步：将样本分为 2 等份。第三步：确认 1 等份中是否存在肿瘤细胞。第四步：使用其他等份试样检查 *EGFR* 突变

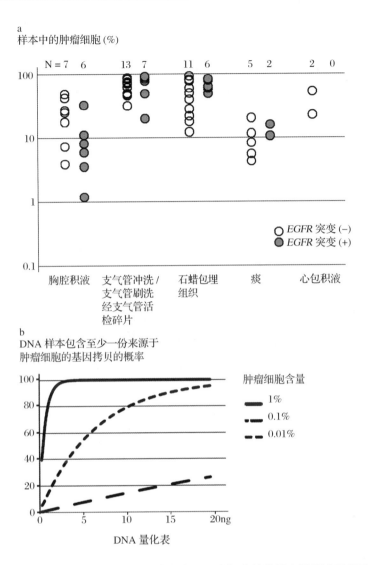

图 4.3　肿瘤细胞含量和所需 DNA 量。(a) 肿瘤细胞和正常细胞的数量在随机选择用于确定肿瘤诊断的显微镜切片中计数。(b) 所需 DNA 量。DNA 样本包含至少一份来源于肿瘤细胞的基因拷贝的可能性。当肿瘤细胞含量较少时,需要大量 DNA 进行,以避免采样错误导致的假阴性结果

和免疫组织学检查(IHC)。然而,FFPE 样本不是最适合 DNA 和 RNA 检查的样本。它用于固定和包埋的操作会显著降低 DNA 和 RNA。DNA 经常被修饰,显示人工突变序列。RNA 通常严重受损[25-28]。快速冷冻组织可保存 DNA 和 RNA,并可进行组织学检查。尽管形态学信息的质量不如从 FFPE 样品中获得的质量好,但它们允许进行高质量的分子生物学分析。细胞学样本不能提供有关组织结构的信息。然而,DNA 和 RNA 保存良好,质量良好,特别是刚好在样品分离后将细胞收集并储存于防腐剂溶液中时(例如赛默飞世尔科技公司的 RNAlater 稳定剂)。细胞学样本最显著的优点是可以从几乎所有患者中取样分离出来。因此,利用细胞学样

本对所有患者进行分子诊断非常重要,因为这些患者可从分子靶向药物中获益[22]。

无细胞 DNA(cell - free DNA,cfDNA)是近年来引起广泛关注的 DNA 来源[29,30]。研究表明,从肿瘤细胞释放到血液中的 DNA 量足以对某些晚期疾病患者进行分子生物学分析。DNA 是从血浆或尿液中分离的。问题在于,当未发现突变时,很难知道正在研究中的肿瘤细胞是未发生所检测的突变还是来自肿瘤细胞的 DNA 量是否不足。因此,当获得阴性结果时,应谨慎解释使用 cfDNA 的 DNA 检测结果。

4.5　检测方法

分子检测的最佳方法取决于样品类型(组织或细胞学样品)和材料类型(DNA、RNA 或蛋白质)。大多数用于在核苷酸水平检查 DNA 或 RNA 的方法使用聚合酶链式反应(PCR)或逆转录酶聚合酶链式反应(RT - PCR)。通过荧光原位杂交(FISH)检测染色体结构的大体变化。通过免疫组织化学(IHC)检测特定蛋白在组织中的定位。目前,*EGFR*、*KRAS* 或 *BRAF* 突变通过基于 PCR 的技术检测,而 *ALK*、*ROS1* 或 *RET* 融合基因通过 RT - PCR 或 FISH 检测[4]。*ALK* 融合基因也由免疫组化检测[31]。

4.5.1　基于 PCR 的方法

DNA 非常稳定且易于分离。因此,基于 DNA 的检测简单易行。许多基于 PCR 的方法通过 PCR 扩增突变热点。然后通过核苷酸测序或基于荧光的技术(如 TaqMan 分析)研究突变序列的存在[32]。这些方法包括点突变不易扩增系统(ARMS)[33]、肽核酸 - 核苷类似物(PNA - LNA)钳夹[34]、环切 PCR [35]、PCR - 侵入[36]和 cobas® EGFR 突变试验[37]。前四种方法已证实可检测肿瘤细胞含量为 1%[25]的样本中的突变,而后者可根据包装说明书检测 5% 肿瘤细胞样本中的突变。

这些方法最突出的特征是实施了提高灵敏度的特殊技术,因为在存在大量背景的情况下应检测突变序列。例如,如果肿瘤细胞含量为 1%,则 *EGFR* 野生型序列比 *EGFR* 突变型序列多 200 倍。图 4.4 显示了 PNA - LNA PCR 钳夹方法[34]如何增加灵敏度,这使得能够检测几乎所有病理为肿瘤细胞阳性的临床样品的突变序列。

大多数基于 PCR 的方法的一个共同劣势是,它们只能检测有限数量的基因组位置。因此,基于 PCR 的方法不适用于在基因组中广泛分布的突变位点。一个代表性的例子是

EML4 – ALK 融合基因。作为 *EML4* 基因和 *ALK* 基因的连接点的断点不是固定的,并且在内含子的广泛范围内发现。因此,很难通过识别断点序列来鉴别 *EML4 – ALK* 融合基因的存在。因此,直接使用 RT – PCR,或是间接使用 FISH 或 IHC 以鉴别 *EML4 – ALK* 融合基因。

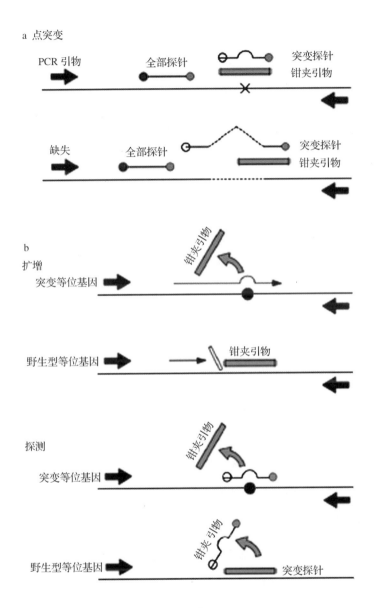

图 4.4   是 PNA – LNA PCR 钳夹系统[34]。(a)引物和探针位置。点突变:钳夹引物和突变探针均位于突变位点。检测突变体和野生型片段的"总探针"位于相邻序列上。X 表示突变。缺失:钳夹引物部分覆盖缺失。位于缺失两侧的序列被连接成突变探针的序列。虚线表示删除。黑色箭头是 PCR 引物。(b)用于检测点突变的反应示意图。在扩增过程中,钳夹引物未能与突变序列结合,但与野生型结合,导致突变体序列优先扩增。在测定过程中,突变体探针与突变体序列结合,但不能与野生型结合,部分原因是不匹配,部分原因是钳夹引物竞争性置换。通过 5′核酸酶试验检测信号。黑色圆圈表示突变

4.5.2 基于 RT – PCR 的方法

RNA 非常不稳定,容易降解。因此,在处理 RNA 时,应特别注意。此外,RNA 不会被 DNA 聚合酶直接扩增。应通过逆转录酶(RT)将其转化为 DNA(互补 DNA,cDNA),然后通过 PCR 扩增。这组反应被总称为 RT – PCR。融合基因的 mRNA 是具有一个基因的 5′侧和另一个基因的 3′侧的混合体。如果 DNA 片段是采用每侧的特定引物通过 RT – PCR 法扩增得到的,则表明存在融合基因。因此,RT – PCR 是 RNA 质量良好时的选择方法,因为可从速冻组织或立即储存在 RNA 保存溶液中的细胞学样品中分离得到 RNA。

4.5.3 二代测序

二代测序(next – generation sequencing,NGS)能够同时测定数百万核苷酸片段的核苷酸序列。因此,NGS 是一种很好用的方法,可同时检测来自多个样品的多个基因,并且 NGS 的检测使用正在积极发展中。但我们面临的挑战在于如何在 NGS 最初被开发时就可以使用合理的成本来确定大量 DNA 片段。同时,突变检测结果必须保证正确,毕竟结果要用于临床实践。而 NGS 通常将正常序列误读为突变序列,这在临床实践中会造成严重后果。因此能减少假读数的程序对于开发基于 NGS 的检测至关重要。种系多态性,如单核苷酸多态性(SNPs)并不难检测。然而,在肿瘤细胞含量为 1% 的临床样本中发现的体细胞突变并不容易获得正确识别。此外,从样品提交到结果报告的转换需要几周的时间进行基于 NGS 的检测,而在临床实践中使用结果的时间应少于 1 周。因此,还需要更多的努力来克服 NGS 使用中的这些问题。

4.5.4 液体活检样品的利用

最近有报道称,肿瘤细胞的 DNA 片段可能会进入血液,并可从血清或尿液中分离出来(无细胞 DNA:cfDNA)。可以使用 cfDNA 检测肿瘤细胞中的基因突变。因为肿瘤细胞衍生的 cfDNA 与正常细胞衍生的 DNA(内皮细胞、白细胞等)的比值很难获悉,需要使用非常敏感的方法检测 cfDNA 突变。因此,所采用的方法是数控 PCR 或高度敏感的 PNA – LNA PCR

钳夹,其可从肿瘤细胞含量小于 1% 的样品中检测突变。然而,当肿瘤源性 cfDNA 占 DNA 检测的不足 0.1% 时,检测突变几乎是不可能的,因为输入 DNA 的数量会自动决定检测的限度(图 4.5)。此外,使用超过 10 ng DNA 较为困难,因为 cfDNA 的产量不高。当肿瘤源性 cfDNA 占 0.1% ～1% 时,DNA 聚合酶错误产生的影响变得明显。DNA 聚合酶有时在 PCR 过程中错入核苷酸。这时在正常序列中产生突变体序列,而正常 DNA 被误判为突变体 DNA。当所占比率大于 1% 时,突变检测本身并不困难。使用 cfDNA 是一种非常有效好用的方法,如果使用得当,可以在不进行活检的情况下决定治疗方案。

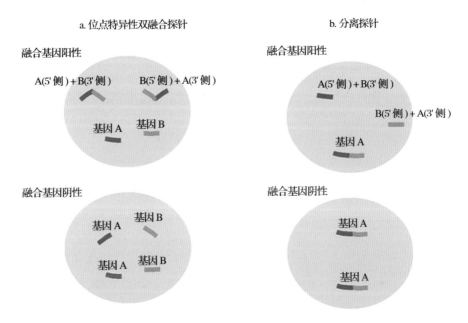

图 4.5　荧光原位杂交(FISH)。(a)使用位点特异性双融合探针进行检测。颜色探针位于不同的基因上,例如 *EML4* 基因和 *ALK* 基因。当这两个基因形成融合基因时,两种颜色都在相同的位置上观察到。(b)使用分离探针的试验。颜色探针位于单个基因的 5′侧和 3′侧。当一个基因与融合伴侣基因形成融合基因时,两种颜色分别被观察到

4.5.5　荧光原位杂交(FISH)

FISH 已被用于血液恶性肿瘤的检测,检测中常发现染色体易位或缺失。此外,*ALK* 基因是常见于染色体重排断点的基因之一,并形成融合基因。实际上,当在肺癌细胞中发现 *EML4 - ALK* 融合基因时,血液学领域已经建立了针对 *ALK* 融合基因的 FISH 检测,因此可直接应用该检测。

目前有两种不同的 FISH 检测:使用位点特异性双融合探针的检测和使用分离探针的检

测(图 4.5)。对于检测 *ALK* 融合基因、*ROS1* 融合基因和 *RET* 融合基因,使用分离探针进行检测[4]。分离探针的检测则适用于具有多个融合伴侣的基因。FISH 的缺点是程序复杂,显微镜下结果的解读往往较困难。

4.5.6　免疫组织化学(IHC)

免疫组织化学用于检测 *ALK* 融合基因[31],是基于一个非常独特的原则。*ALK* 基因在正常肺不表达,而其融合伴侣基因(*EML4* 基因或 *KIF5B* 基因)则表达。当 *ALK* 基因与其中一个伴侣基因融合时,它会受到伴侣基因启动子的控制,从而表达。其表达水平不高,但可通过增加了敏感度的 IHC 检测到。因为 IHC 比 FISH 更容易操作,所以它是检测 FFPE 样品中 ALK 融合基因的首选方法。

4.6　伴随诊断

伴随诊断的设计理念是,分子靶向药物和诊断试验应同时存在。起初,这似乎是一个好想法。伴随诊断是一项具有经认证的敏感性和特异性的检查。通过使用伴随诊断法,且用法得当,该药物可在世界任何地方使用。然而,伴随诊断学有许多缺点。首先,药物是根据临床需求在不同国家开发的。而国家的临床情况可能有所不同。例如,在美国开发的大多数伴随诊断都是基于组织样本。然而,在日本,用于基因检测的临床样本中有 1/3 是细胞学样本。因此,日本 1/3 的肺癌患者不能使用伴随诊断。其次,伴随诊断并不总是最可靠的检查。有时,它们不符合学术委员会提出的质量标准[24]。因此应谨慎应用伴随诊断学的概念,以帮助临床实践而不是去干扰临床实践。

4.7　小结

本文描述了各种基因检测的特征。随着肺癌治疗中值得研究的基因数量的增加,检测系统变得越来越复杂。然而,从提交样品到反馈结果的间隔周期长短对于临床实践中是否能正确使用信息来说至关重要。因此,应不断寻求检测的复杂性与获得结果所需时间之间的最佳平衡。

参考文献

1. Vincent T, DeVita J, Lawrence TS, Rosenberg SA(2011) Cancer：principles & practice of oncology：primer of the molecular biology of cancer. Wolters Kluwer/Lippincott Williams & Wilkins, Philadelphia

2. Maemondo M, Inoue A, Kobayashi K, Sugawara S, Oizumi S, Isobe H, Gemma A, Harada M, Yoshizawa H, Kinoshita I, Fujita Y, Okinaga S, Hirano H, Yoshimori K, Harada T, Ogura T, Ando M, Miyazawa H, Tanaka T, Saijo Y, Hagiwara K, Morita S, Nukiwa T(2010) Gefitinib or chemotherapy for non – small – cell lung cancer with mutated EGFR. N Engl J Med 362(25):2380 – 2388. doi:10. 1056/NEJMoa0909530

3. Mitsudomi T, Morita S, Yatabe Y, Negoro S, Okamoto I, Tsurutani J, Seto T, Satouchi M, Tada H, Hirashima T, Asami K, Katakami N, Takada M, Yoshioka H, Shibata K, Kudoh S, Shimizu E, Saito H, Toyooka S, Nakagawa K, Fukuoka M, West Japan Oncology Group(2010) Gefitinib versus cisplatin plus docetaxel in patients with non – small – cell lung cancer harbouring mutations of the epidermal growth factor receptor(WJTOG3405)：an open label, randomised phase 3 trial. Lancet Oncol 11(2):121 – 128. doi:10. 1016/S1470 – 2045(09)70364 – X

4. Kwak EL, Bang YJ, Camidge DR, Shaw AT, Solomon B, Maki RG, Ou SH, Dezube BJ, Janne PA, Costa DB, Varella – Garcia M, Kim WH, Lynch TJ, Fidias P, Stubbs H, Engelman JA, Sequist LV, Tan W, Gandhi L, Mino – Kenudson M, Wei GC, Shreeve SM, Ratain MJ, Settleman J, Christensen JG, Haber DA, Wilner K, Salgia R, Shapiro GI, Clark JW, Iafrate AJ(2010) Anaplastic lymphoma kinase inhibition in non – small – cell lung cancer. N Engl J Med 363(18):1693 – 1703. doi:10. 1056/NEJMoa1006448

5. Lynch TJ, Bell DW, Sordella R, Gurubhagavatula S, Okimoto RA, Brannigan BW, Harris PL, Haserlat SM, Supko JG, Haluska FG, Louis DN, Christiani DC, Settleman J, Haber DA(2004) Activating mutations in the epidermal growth factor receptor underlying responsiveness of non – small – cell lung cancer to gefitinib. N Engl J Med 350(21):2129 – 2139. doi:10. 1056/NEJMoa040938

6. Paez JG, Janne PA, Lee JC, Tracy S, Greulich H, Gabriel S, Herman P, Kaye FJ, Lindeman N, Boggon TJ, Naoki K, Sasaki H, Fujii Y, Eck MJ, Sellers WR, Johnson BE, Meyerson M(2004) EGFR mutations in lung cancer：correlation with clinical response to gefitinib therapy. Science 304(5676):1497 – 1500. doi:10. 1126/science. 1099314

7. Pao W, Miller V, Zakowski M, Doherty J, Politi K, Sarkaria I, Singh B, Heelan R, Rusch V, Fulton L, Mardis E, Kupfer D, Wilson R, Kris M, Varmus H(2004) EGF receptor gene mutations are common in lung cancers from "never smokers" and are associated with sensitivity of tumors to gefitinib and erlotinib. Proc Natl Acad Sci U S A 101(36):13306 – 13311. doi:10. 1073/pnas. 0405220101

8. Shigematsu H, Takahashi T, Nomura M, Majmudar K, Suzuki M, Lee H, Wistuba Ⅱ, Fong KM, Toyooka S,

Shimizu N，Fujisawa T，Minna JD，Gazdar AF（2005）Somatic mutations of the HER2 kinase domain in lung adenocarcinomas. Cancer Res 65（5）：1642 1646. doi：10. 1158/0008 - 5472. CAN - 04 - 4235

9. Soda M，Choi YL，Enomoto M，Takada S，Yamashita Y，Ishikawa S，Fujiwara S，Watanabe H，Kurashina K，Hatanaka H，Bando M，Ohno S，Ishikawa Y，Aburatani H，Niki T，Sohara Y，Sugiyama Y，Mano H（2007）Identification of the transforming EML4 - ALK fusion gene in non - small - cell lung cancer. Nature 448（7153）：561 - 566. doi：10. 1038/nature05945

10. Takeuchi K，Soda M，Togashi Y，Suzuki R，Sakata S，Hatano S，Asaka R，Hamanaka W，Ninomiya H，Uehara H，Lim Choi Y，Satoh Y，Okumura S，Nakagawa K，Mano H，Ishikawa Y（2012）RET，ROS1 and ALK fusions in lung cancer. Nat Med 18（3）：378 - 381. doi：10. 1038/nm. 2658

11. Kohno T，Ichikawa H，Totoki Y，Yasuda K，Hiramoto M，Nammo T，Sakamoto H，Tsuta K，Furuta K，Shimada Y，Iwakawa R，Ogiwara H，Oike T，Enari M，Schetter AJ，Okayama H，Haugen A，Skaug V，Chiku S，Yamanaka I，Arai Y，Watanabe S，Sekine I，Ogawa S，Harris CC，Tsuda H，Yoshida T，Yokota J，Shibata T（2012）KIF5B - RET fusions in lung adenocarcinoma. Nat Med 18（3）：375 - 377. doi：10. 1038/nm. 2644

12. Saito M，Shiraishi K，Kunitoh H，Takenoshita S，Yokota J，Kohno T（2016）Gene aberrations for precision medicine against lung adenocarcinoma. Cancer Sci 107（6）：713 - 720. doi：10. 1111/cas. 12941

13. Mitsudomi T（2014）Molecular epidemiology of lung cancer and geographic variations with special reference to EGFR mutations. Transl Lung Cancer Res 3（4）：205 - 211. doi：10. 3978/j. issn. 2218 - 6751. 2014. 08. 04

14. Tanaka T，Matsuoka M，Sutani A，Gemma A，Maemondo M，Inoue A，Okinaga S，Nagashima M，Oizumi S，Uematsu K，Nagai Y，Moriyama G，Miyazawa H，Ikebuchi K，Morita S，Kobayashi K，Hagiwara K（2010）Frequency of and variables associated with the EGFR mutation and its subtypes. Int J Cancer 126（3）：651 - 655. doi：10. 1002/ijc. 24746

15. Kobayashi S，Boggon TJ，Dayaram T，Janne PA，Kocher O，Meyerson M，Johnson BE，Eck MJ，Tenen DG，Halmos B（2005）EGFR mutation and resistance of non - small - cell lung cancer to gefitinib. N Engl J Med 352（8）：786 - 792. doi：10. 1056/NEJMoa044238

16. Janne PA，Yang JC，Kim DW，Planchard D，Ohe Y，Ramalingam SS，Ahn MJ，Kim SW，Su WC，Horn L，Haggstrom D，Felip E，Kim JH，Frewer P，Cantarini M，Brown KH，Dickinson PA，Ghiorghiu S，Ranson M（2015）AZD9291 in EGFR inhibitor - resistant non - small - cell lung cancer. N Engl J Med 372（18）：1689 - 1699. doi：10. 1056/NEJMoa1411817

17. Mazieres J，Zalcman G，Crino L，Biondani P，Barlesi F，Filleron T，Dingemans AM，Lena H，Monnet I，Rothschild SI，Cappuzzo F，Besse B，Thiberville L，Rouviere D，Dziadziuszko R，Smit EF，Wolf J，Spirig C，Pecuchet N，Leenders F，Heuckmann JM，Diebold J，Milia JD，Thomas RK，Gautschi O（2015）Crizotinib therapy for advanced lung adenocarcinoma and a ROS1 rearrangement：results from the EUROS1 cohort. J Clin Oncol 33（9）：992 - 999. doi：10. 1200/JCO. 2014. 58. 3302

18. Drilon A，Wang L，Hasanovic A，Suehara Y，Lipson D，Stephens P，Ross J，Miller V，Ginsberg M，Zakowski MF，Kris MG，Ladanyi M，Rizvi N（2013）Response to Cabozantinib in patients with RET fusion - positive lung ade-

nocarcinomas. Cancer Discov 3(6):630-635. doi:10.1158/2159-8290. CD-13-0035

19. Schiller JH, Harrington D, Belani CP, Langer C, Sandler A, Krook J, Zhu J, Johnson DH, Eastern Cooperative Oncology Group(2002) Comparison of four chemotherapy regimens for advanced non-small-cell lung cancer. N Engl J Med 346(2):92-98. doi:10.1056/NEJMoa011954

20. Sequist LV, Yang JC, Yamamoto N, O'Byrne K, Hirsh V, Mok T, Geater SL, Orlov S, Tsai CM, Boyer M, Su WC, Bennouna J, Kato T, Gorbunova V, Lee KH, Shah R, Massey D, Zazulina V, Shahidi M, Schuler M(2013) Phase Ⅲ study of afatinib or cisplatin plus pemetrexed in patients with metastatic lung adenocarcinoma with EGFR mutations. J Clin Oncol 31(27):3327-3334. doi:10.1200/JCO.2012.44.2806

21. Solomon BJ, Mok T, Kim DW, Wu YL, Nakagawa K, Mekhail T, Felip E, Cappuzzo F, Paolini J, Usari T, Iyer S, Reisman A, Wilner KD, Tursi J, Blackhall F, Investigators P(2014) First-line crizotinib versus chemotherapy in ALK-positive lung cancer. N Engl J Med 371(23):2167-2177. doi:10.1056/NEJMoa1408440

22. Hagiwara K, Kobayashi K(2013) Importance of the cytological samples for the epidermal growth factor receptor gene mutation test for non-small cell lung cancer. Cancer Sci 104(3):291-297. doi:10.1111/cas.12081

23. Tanaka T, Nagai Y, Miyazawa H, Koyama N, Matsuoka S, Sutani A, Huqun, Udagawa K, Murayama Y, Nagata M, Shimizu Y, Ikebuchi K, Kanazawa M, Kobayashi K, Hagiwara K(2007) Reliability of the peptide nucleic acid-locked nucleic acid polymerase chain reaction clamp-based test for epidermal growth factor receptor mutations integrated into the clinical practice for non-small cell lung cancers. Cancer Sci 98(2):246-252. doi:10.1111/j.1349-7006.2006.00377.x

24. Lindeman NI, Cagle PT, Beasley MB, Chitale DA, Dacic S, Giaccone G, Jenkins RB, Kwiatkowski DJ, Saldivar JS, Squire J, Thunnissen E, Ladanyi M(2013) Molecular testing guideline for selection of lung cancer patients for EGFR and ALK tyrosine kinase inhibitors: guideline from the college of American pathologists, international association for the study of lung cancer, and association for molecular pathology. J Thorac Oncol 8(7):823-859. doi:10.1097/JTO.0b013e318290868f

25. Goto K, Satouchi M, Ishii G, Nishio K, Hagiwara K, Mitsudomi T, Whiteley J, Donald E, McCormack R, Todo T (2012) An evaluation study of EGFR mutation tests utilized for non-small-cell lung cancer in the diagnostic setting. Ann Oncol 23:2914-2919. doi:10.1093/annonc/mds121

26. Greer CE, Wheeler CM, Manos MM(1994) Sample preparation and PCR amplification from parafin-embedded tissues. PCR Methods Appl 3(6):S113-S122

27. Liu D, Nakano J, Ueno M, Masuya D, Nakashima T, Yokomise H, Yube K, Huang CL(2006) A useful protocol for analyses of mutations of the epidermal growth factor receptor gene. Oncol Rep 15(6):1503-1505

28. Marchetti A, Felicioni L, Buttitta F(2006) Assessing EGFR mutations. N Engl J Med 354(5):526 528. doi:10.1056/NEJMc052564; author reply 526-528

29. Cargnin S, Canonico PL, Genazzani AA, Terrazzino S(2016) Quantitative analysis of circulating cell-free DNA for correlation with lung cancer survival: a systematic review and meta-analysis. J Thorac Oncol. doi:10.1016/j.jtho.2016.08.002

30. Reck M,Hagiwara K,Han B,Tjulandin S,Grohe C,Yokoi T,Morabito A,Novello S,Arriola E,Molinier O,Mc-Cormack R,Ratcliffe M,Normanno N(2016) ctDNA determination of EGFR mutation status in European and Japanese patients with advanced NSCLC: the ASSESS study. J Thorac Oncol 11(10):1682 – 1689. doi: 10. 1016/j. jtho. 2016. 05. 036

31. Takeuchi K,Choi YL,Togashi Y,Soda M,Hatano S,Inamura K,Takada S,Ueno T,Yamashita Y,Satoh Y,Oku-mura S,Nakagawa K,Ishikawa Y,Mano H(2009) KIF5B – ALK,a novel fusion oncokinase identified by an immunohistochemistry – based diagnostic system for ALK – positive lung cancer. Clin Cancer Res 15(9):3143 – 3149. doi:10. 1158/1078 – 0432. CCR – 08 – 3248

32. Holland PM,Abramson RD,Watson R,Gelfand DH(1991) Detection of specific polymerase chain reaction product by utilizing the 5' – – – –3' exonuclease activity of Thermus aquaticus DNA polymerase. Proc Natl Acad Sci U S A 88(16):7276 – 7280

33. Kimura H,Kasahara K,Kawaishi M,Kunitoh H,Tamura T,Holloway B,Nishio K(2006) Detection of epider-mal growth factor receptor mutations in serum as a predictor of the response to gefitinib in patients with non – small – cell lung cancer. Clin Cancer Res 12(13):3915 3921. doi:10. 1158/1078 – 0432. CCR – 05 – 2324

34. Nagai Y,Miyazawa H,Huqun,Hagiwara K(2005) Genetic heterogeneity of the epidermal growth factor receptor in non – small cell lung cancer cell lines revealed by a rapid and sensitive detection system,the peptide nucleic acid – locked nucleic acid PCR clamp. Cancer Res 65(16):7276 – 7282. doi:10. 1158/0008 – 5472. CAN – 05 – 0331

35. Yatabe Y,Hida T,Horio Y,Kosaka T,Takahashi T,Mitsudomi T(2006) A rapid,sensitive assay to detect EG-FR mutation in small biopsy specimens from lung cancer. J Mol Diagn 8(3):335 – 341. doi:10. 2353/ jmoldx. 2006. 050104

36. Hall JG,Eis PS,Law SM,Reynaldo LP,Prudent JR,Marshall DJ,Allawi HT,Mast AL,Dahlberg JE,Kwiat-kowski RW,de Arruda M,Neri BP,Lyamichev VI(2000) Sensitive detection of DNA polymorphisms by the se-rial invasive signal amplification reaction. Proc Natl Acad Sci U S A 97(15):8272 – 8277. doi:10. 1073/ pnas. 140225597

37. Kimura H,Ohira T,Uchida O,Matsubayashi J,Shimizu S,Nagao T,Ikeda N,Nishio K(2014) Analytical per-formance of the cobas EGFR mutation assay for Japanese non – small – cell lung cancer. Lung Cancer 83(3): 329 – 333. doi:10. 1016/j. lungcan. 2013. 12. 012

38. Fujimoto H,Furumoto N,Takeda M,Matsuda K,Ogawa Y,Narisawa T,Hosogai N(2010) EGFR mutation test using the PNA – LNA PCR clamp performed in our company. Byori Gijutsu 73:67 – 69

第 5 章

利用支气管内超声引导针吸活检术进行精确的淋巴结分期和生物标志物检测

Takahiro Nakajima, Ichiro Yoshino

摘要

支气管内超声引导针吸活检术(endobronchial ultrasound – guided transbronchial needle aspiration,EBUS – TBNA)是一种微创的纵隔和肺门淋巴结采样方法。肺癌分期指南建议,EBUS – TBNA 应作为影像学显示有淋巴结异常的最佳首次淋巴结分期检查。

EBUS – TBNA 越来越多地应用于胸部肿瘤,因为它可以用于获得可评估分子生物标志物的标本。在足够的活检标本上可以进行详尽的免疫组织化学和荧光原位杂交检测。由于 EBUS – TBNA 可获得高质量样本使得诸如 *EGFR* 突变和 *ALK* 融合基因等致癌驱动基因能够被常规识别。

EBUS – TBNA 的优点之一是它作为一种微创操作可以重复进行。与重复手术相比,诱导治疗后的纵隔再分期就更容易实现。对于对靶向治疗耐药的病例,重复活检应成为 EBUS – TBNA 的重要新应用。随着分子分析技术的进步,全面的基因表达分析已成为肺癌患者管理的重要手段。EBUS – TBNA 的可重复性意味着,在这个"精准医疗"的时代,它应该成为一个重要的检查手段。

关键词

肺癌淋巴结分期;支气管内超声引导针吸活检术;生物标志物检测;再分期;再活检

T. Nakajima, M. D., Ph. D. (⊠) · I. Yoshino, M. D., Ph. D.
Department of General Thoracic Surgery, Chiba University Graduate School of Medicine,
1 – 8 – 1 Inohana, Chuo – ku, Chiba 260 – 8670, Japan
e – mail: takahiro_nakajima@ med. miyazaki – u. ac. jp

5.1　引言

自 2004 年引入 EBUS – TBNA 对肺癌患者进行淋巴结分期以来[1]，已发表了一些回顾性和前瞻性研究。凸阵探头（CP）– EBUS 支气管镜是由线性超声探头和混合式支气管镜尖端的仪器通道组成，能够在实时超声引导下进行穿刺活检。EBUS – TBNA 使影像引导下纵隔、肺门淋巴结及气道旁病变的微创组织病理学评估成为可能。EBUS – TBNA 在世界范围内得到了迅速且广泛的应用[2]。

EBUS – TBNA 目前正被用于评估呼吸道疾病，包括良性和感染性疾病。与传统的诊断方法相比，它获得了更高的诊治率，尤其是早期结节病，表现为肺实质变化极小的淋巴结病[3]。根据 EBUS – TBNA 处理标本的方法不同，既可以进行细胞学评价，也可以进行组织学评价，从而进行分子分析，这是使用分子靶向治疗药物治疗的必要条件[2]。

EBUS – TBNA 的优点之一是微创操作。EBUS – TBNA 既可用于晚期疾病患者，也可用于手术高危患者。EBUS – TBNA 是一个可重复的过程；因此，它可以在一个疗程后重复进行，以重新评估相同的靶向病变。它可以识别最初的致癌驱动因素，然后还可以在分子靶向治疗期间监测遗传抗性。EBUS – TBNA 可能是继引入纤维支气管镜之后支气管学最重要的技术进步之一。

5.2　利用 EBUS – TBNA 进行精确淋巴结分期

5.2.1　肺癌患者内镜下淋巴结分期

世界上有几个中心报道了 EBUS – TBNA 对肺癌患者纵隔分期的诊断率[1,4,5]。EBUS – TBNA 比计算机断层成像（CT）、正电子发射显像（PET）、PET/CT 具有更高的敏感性和特异性[6,7]。既往关于 EBUS – TBNA 对肺癌淋巴结分期的荟萃分析报告合并敏感性为 88% ~ 93%，合并特异性为 100%[8,9]。有两项重要的前瞻性研究比较了包括纵隔镜在内的内镜分期和外科分期。Yasufuku 等人报道了 EBUS – TBNA 与纵隔镜[10]的直接比较。他们招募可手术切除的肺癌患者，在手术室于全身麻醉下进行 EBUS – TBNA 和纵隔镜检查。首先由一名胸外科医生进行 EBUS – TBNA，然后在不知道 EBUS – TBNA 结果的情况下进行纵隔镜检查。患者在随后接受手术,最终以手术病理为标准评估纵隔镜及 EBUS – TBNA[10] 的诊断价值。在 AS-TER 试验中,Annema 等人比较手术分期与内镜分期[EBUS ＋内镜超声(EUS)][11] 的诊断率。将患者随机分为两组:(A)手术分期,(B)内镜下分期,如果内镜下分期不能鉴别转移淋巴结,则内镜下分期后再行手术分期。研究发现,内镜下分期具有较高的敏感性,可减少不必要的胸腔切除[11]。EBUS – TBNA 联合支气管超声引导下细针穿刺(EUS – FNA)可评估大部分纵隔淋巴结。左侧纵隔和隆突下淋巴结背侧的部分区域有时可通过 EUS – FNA 轻易判断(图 5.1)。事实上,据报道两者联合比单独使用 EBUS – TBNA 或 EUS – FNA 更敏感[12,13]。

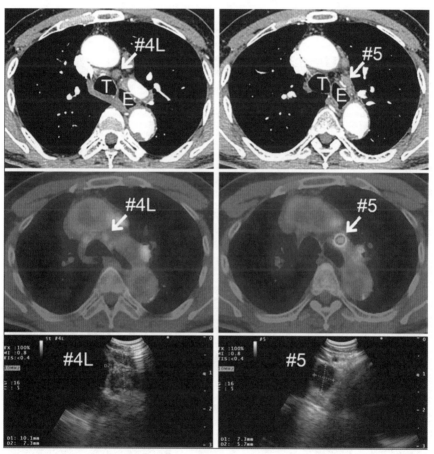

图 5.1　EBUS – TBNA 联合 EUS –(B)– FNA 进行淋巴结分期。曲阵 – EBUS(CP – EBUS)被用作 EBUS – TBNA,评估的是位置 4L。同一个支气管镜深入食道,在位置 5 用 EUS –(B)– FNA 评估。在纵隔淋巴结中未见恶性肿瘤细胞,患者接受了放射治疗

　　研究已经证明 EBUS – TBNA 在诊断孤立性纵隔淋巴结病[14] 方面优于纵隔镜检查的成本效益。ASTER 试验也进行了类似的观察[15]。2013 年,美国胸科医师学会(ACCP)第三版肺癌患者管理指南[12] 发表。目前,纵隔分期的新指南重新审视了内镜超声分期程序,指南认为 EBUS – TBNA 和 EUS – FNA 应作为最佳一线检测,因为 EBUS – TBNA 和 EUS – FNA 手

术分期质量优于内镜的影像学可疑淋巴结的手术分期[12]。然而,指南也提到了对内镜分期的质量以及对那些淋巴结转移率高但 EBUS 和(或)EUS[12]阴性的患者进行手术分期的必要性的关注。欧洲学会也发表了类似的指南,建议超声引导的淋巴结分期结合 EBUS – TBNA和 EUS – FNA[16]。他们建议内镜医师同时接受 EBUS 和 EUS 的培训,以便一个完整的内镜结节分期能够在一期中完成[16]。此外,为了保证 EBUS – TBNA 和(或)EUS – FNA 在纵隔分期的高诊断率和最大安全性,继续教育和培训是必要的[17]。最近,也发布了 EBUS – TBNA技术方面的指南,它们将极大地促进 EBUS – TBNA 流程的标准化[18]。

5.2.2　利用 EBUS – TBNA 进行 N1 分期

　　EBUS – TBNA 具有侵袭性小、可重复性好、易于进行肺门淋巴结取样等优点。EBUS – TBNA可以评估气道附近及 EBUS 范围内的淋巴结及病变。EBUS – TBNA 除了可以评估 N2/N3 淋巴结,还可以评估 N1 淋巴结,准确区分 N0 和 N1 分期[19]。N1 疾病的诊断有时会影响术前的手术策略(图5.2)。EBUS – TBNA 另一种日益广泛的应用是对准备接受立体定向放射治疗(SBRT)[20]的患者进行纵隔和肺门淋巴结分期。正在考虑接受 SBRT 的患者通常有并发症,使他们无法进行手术分期。但与手术相比,N1 疾病是 SBRT 的禁忌证。一项关于 EBUS – TB-NA 在 SBRT 患者纵隔和肺门分期中的作用的临床试验正在进行(NCT01786590)。

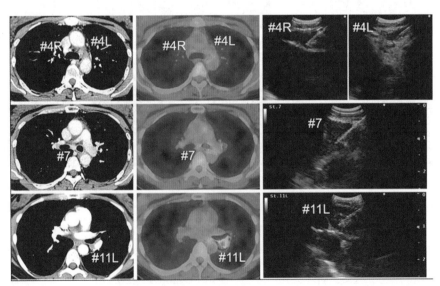

图5.2　EBUS – TBNA 术前 N1 分期。该患者为左肺下叶腺癌。EBUS – TBNA 淋巴结分期结果为只有位于11L 站点的淋巴结检出恶性肿瘤细胞(N1 疾病),该患者遂接受了左下叶切除加上叶舌段节段切除,达到完全切除(R0)

N1 分期对小细胞肺癌的治疗也很重要。手术只适用于I期疾病;因此,对肺门淋巴结应仔细评估。EBUS－TBNA 分期对小细胞肺癌具有较高的诊断率,其敏感性、特异性和诊断准确率分别为 96.4%、100% 和 97.2%[21]。经 EBUS－TBNA 进行 N 分期证实为 N0 小细胞肺癌的患者进行手术治疗后[21]效果良好。目前,受内镜的尺寸和角度的影响,CP－EBUS 应用于大叶间/大叶淋巴结有一定的限制。一种新型的薄型 EBUS 示波器(原型薄型凸探针 EBUS;BF－Y0046,Olympus,Japan 见图 5.3)正在开发中,以提高内镜对远端淋巴结[22]的探及能力。

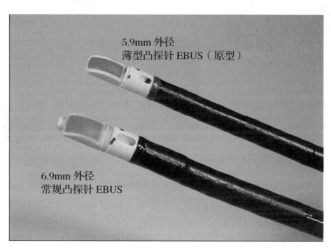

图5.3 常规凸探针－EBUS 和原型薄型凸探针 EBUS,后者比前者外径小 1 mm

5.2.3 EBUS－TBNA 对肺癌患者进行再分期

纵隔镜以其高诊断率和安全性被认为是肺癌患者纵隔分期的"金标准"[23]。然而,由于诱导治疗后纵隔粘连[24],纵隔镜(治疗纵隔镜)再分期在技术上比较困难。选择在手术前接受诱导治疗[化疗和(或)放疗]的患者,要求在切除前对纵隔进行准确的再分期。与初始纵隔镜[24]相比,诱导治疗后纵隔镜的诊断率有限。相比之下,EBUS－TBNA 是一种容易重复的操作,而有报道显示 EBUS－TBNA 对于纵隔腔再分期是有用的[25]。虽然 EBUS－TBNA 再分期的诊断率也低于最初的评估;EBUS－TBNA 是一种可接受的微创方式[26,27]。然而,关于 EBUS－TBNA 再分期诊断率的大部分数据是回顾性的,有必要进行前瞻性研究。

EBUS－TBNA 已被用于评估以前治疗过的肺癌患者的纵隔淋巴结。当 CT 和(或)PET 显示纵隔或肺门内异常时,即淋巴结肿大或^{18}F－脱氧氟化葡萄糖(FDG)淋巴结摄取,往往需要组织学的证实来排除反应性腺病或是复发,因为仅影像学上的发现并不可靠[28]。根据我们的经验,对纵隔淋巴结影像学显示异常进行 EBUS－TBNA,可以比较治疗后淋巴结的组织学特征与治疗前有哪些不同。这些发现有助于决定后续治疗[29],特别是对于接受表皮生长因子受体(EGFR)酪氨酸激酶抑制剂治疗的患者,这些患者出现了耐药性,有时与小细胞肺癌的组织学特征变化有关(图 5.4)[30]。因此,重新活检和组织确认对于以往已经治疗过的肺癌患者的治疗是很重要的。

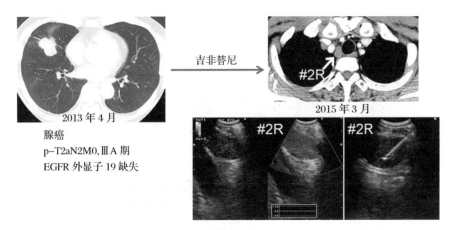

图 5.4　EGFR - TKI 治疗期间小细胞肺癌的变化。该患者加入了临床试验,采用吉非替尼作为辅助化疗。EBUS - TBNA 结果发现肿大的 2R 站点淋巴结,组织学诊断为小细胞肿瘤(免疫组化),在该再次活检的样品中检测到 EGFR 19 号外显子缺失

5.2.4　EBUS 图像分析区分良、恶性淋巴结

肺癌浸润性纵隔分期的指征取决于影像学表现,包括 CT 和 PET。一般来说,超声可以提供比 CT 或 PET 更详细的节段分期的高分辨率评估。由于超声分辨率的提高,可以对淋巴结的 EBUS 图像分析进行一些重要的研究。第一个研究报告是使用第一代 EBUS 超声处理器(EU - C2000,Olympus,Tokyo)对纵隔和肺门淋巴结进行 B 型图像分类。B 型图像按大小、形状(椭圆形或圆形)、边缘(模糊或明显)、回声(均匀或不均)、中央肺门结构是否存在、中央坏死标志[31]等 6 个指标进行分类。4 个预测因子,圆形、边缘清晰、回声不均、有凝血坏死征象,被确定为淋巴结转移的独立预测因子[32]。第二代 EBUS 超声处理器[EU - ME1(奥林巴斯,东京)]利用多普勒模式评估功能评价淋巴结内血管模式,将其作为结节病的预测因子[32]。本研究分出 4 种血管类型,并确定是否存在支气管动脉血流。血管模式分类的应用获得了约 85%[32]的阳性或阴性淋巴结转移的诊断率。后续的 B 型分类研究发现 EBUS 能有效鉴别转移性淋巴结与正常淋巴结[33 - 35]。

最新的超声波处理器配备了一个额外的成像功能——弹性成像,这是一种应变成像技术,可以评估组织的硬度,且可视化的硬度分布在感兴趣的区域。由于肿瘤细胞密度和血管结构的增加,恶性组织往往比正常组织坚硬(图 5.5)。Izumo 等人主观上将 EBUS 弹性成像

分为 3 型:1 型,以非蓝色为主;2 型,部分蓝色;3 型,主要是蓝色。他们将 3 型淋巴结划分为恶性,并报告 94.6% 的 3 型淋巴结转移为阳性[36]。然而,要对超声图像特征进行适当的主观分类,支气管镜医师必须具备足够的 EBUS 图像分析知识和经验。我们最近报道了 EBUS 弹性成像测量的"硬面积比"的效用[37]。"硬面积比"是一种客观评价的方法,对于支气管镜医师在对可疑部位或同一部位淋巴结进行选择性取样时,更有帮助。

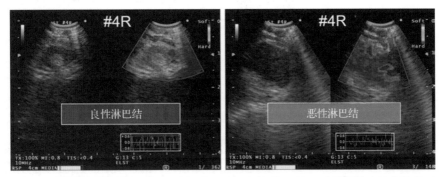

图 5.5　典型的良、恶性淋巴结弹性成像。良性淋巴结颜色为黄/红色,而恶性淋巴结为蓝色,与周围组织相比硬度更高

5.3　利用 EBUS – TBNA 获得的样本进行多向分析

5.3.1　EBUS – TBNA 样本的获取与制备

EBUS – TBNA 在常规组织形态学评价的基础上进行免疫组化分析,提高了非小细胞肺癌(NSCLC)标本[38]的组织学亚型识别率。然而,针刺活检所能获得的材料数量较少,因此尝试改进 EBUS – TBNA 样本的处理方法,可获得病理诊断[39]。针刺活检标本基本上是细胞学材料,"适当的预处理"对于从非常小的样本中获取最大限度的信息非常重要。然而,虽然快速现场评价(ROSE)能否提高 EBUS – TBNA 诊断率的有效性仍存在争议,但 ROSE 可能有助于决定如何对样本进行进一步评价[40]。此外,从 EBUS – TBNA 获得的少量穿刺活检样本中,ROSE 被发现可以增加肺癌基因分型成功的机会[41]。最近的 EBUS – TBNA 技术指南推荐获取用于组织病理学诊断的样本和用于分子检测的额外样本[18]。细胞阻滞法[42]和"组织凝血凝块"法[43]均可进行组织学评价,并有报道可提高 EBUS – TBNA 的诊断率。这些"核心"构建技术可能有助于肺癌[44]的生物标志物检测。世界支气管学和介入肺科协会最近发布了一篇关于针吸样本获取和制备的指南。指南还鼓励支气管镜医师与病理医师同事讨论处理标本[45]最合适的方法(图 5.6)。

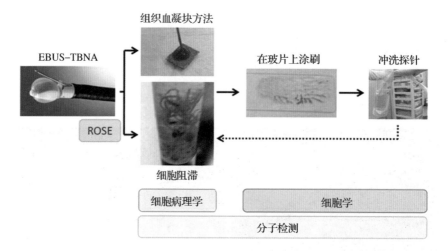

图5.6 千叶大学医院的标本处理流程。首先,用一枚管芯冲洗 EBUS – TBNA 获取标本用的探针,"核心"物质用组织血凝块细胞阻滞法或其他细胞阻滞法。用空气冲针,吹出的物质涂布在玻片上。最后,用生理盐水冲洗探针。每一步获取的标本都可进行分子检测

5.3.2 利用 EBUS – TBNA 样本检测致癌驱动基因

EBUS – TBNA 得到的样本可以进行多向分析[39]。吉非替尼是第一个表皮生长因子受体 – 酪氨酸激酶抑制剂(EGFR – TKI),2002 年用于肺癌的治疗[46]。它标志着肺癌分子靶向治疗的开始。*EGFR* 基因突变与吉非替尼敏感性之间的关系在 2004 年报道[47,48]。从那时起,临床分子检测对分子靶点的检测要求越来越高。由于大多数肺癌患者在确诊时病情已进入晚期,因此在非常小的活检标本上发展分子检测技术是有必要的。2007 年[49] 报道了首次尝试在 EBUS – TBNA 提供的标本中检测 *EGFR* 突变。随着分子分析的改进,检测灵敏度提高,其他研究者报道了在 EBUS – TBNA 标本中检测 *EGFR* 突变的类似尝试[50,51]。目前向突变检测[52,53] 和用于冲洗 TBNA 针的溶液突变检测都是为了提高突变检测[53] 的灵敏度。除了 *EGFR* 基因突变,2007 年发现间变淋巴瘤激酶(anaplastic lymphoma kinase,ALK)融合基因是一种非常强的致癌驱动基因[54]。检测异常融合基因首先需要免疫组织化学技术和逆转录聚合酶链式反应(RT – PCR)或 FISH。Sakairi 等利用 RT – PCR 检测 EBUS – TBNA 样品中 EML4 – ALK 融合基因,结果经 FISH[55] 证实。为了确定哪些分子靶向治疗药物对 NSCLC 患者有用,活检材料的生物标志物检测是非常重要的。试验应在治疗开始前进行[56]。据报道,接受适当靶向治疗的肺癌患者与未接受靶向治疗或没有致癌驱动靶点的患者相比,生存率有所提高[57]。对经 EBUS – TBNA 采集的标本运用细胞阻滞法进行分子检

测,对识别肺腺癌的效果很好;93% 患者的 EBUS – TBNA 采集到的标本足以对 *EGFR* 突变、*ALK* 融合基因和 *KRAS* 突变进行至少一轮的分子检测[58]。

5.3.3　利用 EBUS – TBNA 再次活检并重复分子检测

EBUS – TBNA 的可重复性使之成为识别合适的分子靶向治疗药物的有力工具。吉非替尼最初在携带 *EGFR* 敏感突变的肺癌患者中显示出显著效果。然而,已知继发性改变包括在 20 号外显子 790 位蛋氨酸被苏氨酸(T 790M)取代(2005 年[59] 报道)和 MET 原癌基因的局部扩增(2007 年[60] 报道)会导致患者对 EGFR – TKIs 耐药。导致对 ALK – TKIs 抗性的次要变化包括 ATP 结合域的突变(L1196M)和非 ATP 结合域的突变(C1156Y),这两种突变分别于 2010 年报道[61]。此外,据报道,许多其他机制也参与了 ALK – TKI 耐药的发生[62]。第二代和第三代 TKIs 被开发用来克服各种类型的耐药[62]。事实上,新一代药物对获得性 TKI 初始治疗耐药的患者已经显示出显著的疗效[66,64]。既往对 EGFR – TKI 获得耐药的肿瘤标本的分析发现,EGFR – TKI 存在继发性突变、基因畸变扩增和向小细胞肺癌的转化[65]。欧洲医学肿瘤学会(ESMO)指南指出,分子耐药性的出现表明,在肿瘤进展时应进行重复活检[66]。EBUS – TBNA 再活检被认为是可行的[67](图 5.7);然而,因为患者因素(耐受性)、医生偏好、资源有限[68],再活组织检查本身到目前为止还不是一个标准的临床操作。

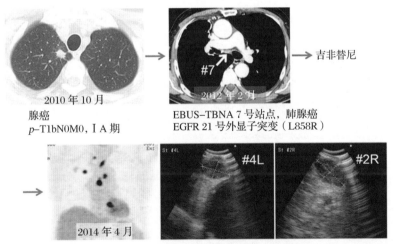

图 5.7　再次活检和重复分子检测。患者首次接受 EBUS – TBNA,在 7 号站点检测出淋巴结复发。检测 EGFR 21 号外显子突变,于是采用吉非替尼治疗。纵隔处发现疾病进展,在 4L 和 2R 站点进行再次活检。此次检测到 EGFR 20 号外显子突变,患者接受了细胞毒化疗

5.3.4　EBUS – TBNA 样本在分子检测中的应用

通过 EBUS – TBNA 获得样本并进行多向分析,可以在临床中评估致癌驱动因素,并为肺癌研究鉴定遗传特征。我们可以从 EBUS – TBNA 样本中提取 DNA、RNA 和蛋白质,这些材料可以用于转录组和蛋白质组分析。DNA 甲基化异常标本的分析可用于评价化疗敏感性[69],也可提高 EBUS – TBNA 检测淋巴结转移的敏感性[70]。从转移淋巴结中获取的 EBUS – TBNA 样本中可检测到独特的血管内皮生长因子 – C(VEGF – C) mRNA 的表达。多普勒模式图像显示,血管密度高的转移淋巴结中 VEGF – C 表达较高[71]。高质量的 EBUS – TB-NA 样本可以利用微阵列技术进行全面的 mRNA 和 microRNA 表达分析[72]。使用 EBUS – TBNA 样本的初级异种移植技术可以克服样本量不足的限制,用于组织学检测[73,74]。

我们经常遇到获取组织样本的困难,因为许多患者在第一次出现时病情已经严重,没有机会进行手术。EBUS – TBNA 可以解决这个问题,因为它可以从不适合手术的晚期患者身上获取肿瘤标本。由于 EBUS – TBNA 能够方便、安全地获取当今技术可评估的样本,因此它可能极大地扩展支持肺癌研究的知识库。

5.4　小结

EBUS – TBNA 是目前肺癌分期和提供生物标志物检测标本的一种必要的诊断方法。EBUS – TBNA 是一种可重复的操作程序,可以在治疗后对患者进行监测。EBUS 技术以及组织取样针的进步可能有助于支气管镜医生和肺癌研究人员获得用于分析的理想组织样本。

致谢　本研究受 JSPS KAKENHI[Grant – in – Aid for Scientific Research(C)]基金资助,准许号 26462122(T. N.)

利益冲突　Takahiro Nakajima 接受了来自 Olympus Medical Systems EBUS – TBNA 培训课程的荣誉和演讲费

参考文献

1. Yasufuku K,Chiyo M,Koh E,Moriya Y,Iyoda A,Sekine Y,Shibuya K,Iizasa T,Fujisawa T(2005) Endobron-chial ultrasound guided transbronchial needle aspiration for staging of lung cancer. Lung Cancer 50:347 – 354

2. Nakajima T,Yasufuku K,Yoshino I(2013) Current status and perspective of EBUS – TBNA. Gen Thorac Cardiovasc Surg 61:390 – 396

3. von Bartheld MB,Dekkers OM,Szlubowski A,Eberhardt R,Herth FJ,In't Veen JC,de Jong YP,van der Heijden EH,Tournoy KG,Claussen M,van den Blink B,Shah PL,Zoumot Z,Clementsen P,Porsbjerg C,Mauad T,Bernardi FD,van Zwet EW,Rabe KF,Annema JT(2013) Endosonography vs conventional bronchoscopy for the diagnosis of sarcoidosis:the GRANULOMA randomized clinical trial. JAMA 309:2457 – 2464

4. Rintoul RC,Skwarski KM,Murchison JT,Wallace WA,Walker WS,Penman ID(2005) Endobronchial and endoscopic ultrasound – guided real – time fine – needle aspiration for mediastinal staging. Eur Respir J 25:416 – 421

5. Herth FJ,Eberhardt R,Vilmann P,Krasnik M,Ernst A(2006) Real – time endobronchial ultrasound guided transbronchial needle aspiration for sampling mediastinal lymph nodes. Thorax 61:795 – 798

6. Yasufuku K,Nakajima T,Motoori K,Sekine Y,Shibuya K,Hiroshima K,Fujisawa T(2006) Comparison of endobronchial ultrasound,positron emission tomography,and CT for lymph node staging of lung cancer. Chest 130:710 – 718

7. Hwangbo B,Kim SK,Lee HS,Lee HS,Kim MS,Lee JM,Kim HY,Lee GK,Nam BH,Zo JI(2009) Application of endobronchial ultrasound – guided transbronchial needle aspiration following integrated PET/CT in mediastinal staging of potentially operable non – small cell lung cancer. Chest 135:1280 – 1287

8. Gu P,Zhao YZ,Jiang LY,Zhang W,Xin Y,Han BH(2009) Endobronchial ultrasound – guided transbronchial needle aspiration for staging of lung cancer:a systematic review and meta – analysis. Eur J Cancer 45:1389 – 1396

9. Adams K,Shah PL,Edmonds L,Lim E(2009) Test performance of endobronchial ultrasound and transbronchial needle aspiration biopsy for mediastinal staging in patients with lung cancer:systematic review and meta – analysis. Thorax 64:757 – 762

10. Yasufuku K,Pierre A,Darling G,de Perrot M,Waddell T,Johnston M,da Cunha SG,Geddie W,Boerner S,Le LW,Keshavjee S(2011) A prospective controlled trial of endobronchial ultrasound – guided transbronchial needle aspiration compared with mediastinoscopy for mediastinal lymph node staging of lung cancer. J Thorac Cardiovasc Surg 142:1393 – 1400

11. Annema JT,van Meerbeeck JP,Rintoul RC,Dooms C,Deschepper E,Dekkers OM,De Leyn P,Braun J,Carroll NR,Praet M,de Ryck F,Vansteenkiste J,Vermassen F,Versteegh MI,Veseli M,Nicholson AG,Rabe KF,Tournoy KG(2010) Mediastinoscopy vs endosonography for mediastinal nodal staging of lung cancer:a randomized trial. JAMA 304:2245 – 2252

12. Silvestri GA,Gonzalez AV,Jantz MA,Margolis ML,Gould MK,Tanoue LT,Harris LJ,Detterbeck FC(2013) Methods for staging non – small cell lung cancer:diagnosis and management of lung cancer,3rd ed:American College of Chest Physicians evidence – based clinical practice guidelines. Chest 143:e211S – e250S

13. Zhang R,Ying K,Shi L,Zhang L,Zhou L(2013) Combined endobronchial and endoscopic ultrasound – guided

ine needle aspiration for mediastinal lymph node staging of lung cancer: a meta – analysis. Eur J Cancer 49: 1860 – 1867

14. Navani N, Lawrence DR, Kolvekar S, Hayward M, McAsey D, Kocjan G, Falzon M, Capitanio A, Shaw P, Morris S, Omar RZ, SM J, REMEDY Trial Investigators(2012) Endobronchial ultrasound – guided transbronchial needle aspiration prevents mediastinoscopies in the diagnosis of isolated mediastinal lymphadenopathy: a prospective trial. Am J Respir Crit Care Med 186:255 – 260

15. Sharples LD, Jackson C, Wheaton E, Grifith G, Annema JT, Dooms C, Tournoy KG, Deschepper E, Hughes V, Magee L, Buxton M, Rintoul RC(2012) Clinical effectiveness and cost – effectiveness of endobronchial and endoscopic ultrasound relative to surgical staging in potentially resectable lung cancer: results from the ASTER randomised controlled trial. Health Technol Assess 16:1 – 75

16. Vilmann P, Clementsen PF, Colella S, Siemsen M, De Leyn P, Dumonceau JM, Herth FJ, Larghi A, Vazquez – Sequeiros E, Hassan C, Crombag L, Korevaar DA, Konge L, Annema JT(2015) Combined endobronchial and esophageal endosonography for the diagnosis and staging of lung cancer: European Society of Gastrointestinal Endoscopy(ESGE) Guideline, in cooperation with the European Respiratory Society(ERS) and the European Society of Thoracic Surgeons(ESTS). Endoscopy 47:545 – 559

17. Sakairi Y, Saegusa F, Yoshida S, Takiguchi Y, Tatsumi K, Yoshino I(2012) Evaluation of a learning system for endobronchial ultrasound – guided transbronchial needle aspiration. Respir Inves 50:46 – 53

18. Wahidi MM, Herth F, Yasufuku K, Shepherd RW, Yarmus L, Chawla M, Lamb C, Casey KR, Patel S, Silvestri GA, Feller – Kopman DJ(2016) Technical aspects of endobronchial ultrasound guided transbronchial needle aspiration: CHEST Guideline and Expert Panel Report. Chest 149:813 – 835

19. Yasufuku K, Nakajima T, Waddell T, Keshavjee S, Yoshino I(2013) Endobronchial ultrasound – guided transbronchial needle aspiration for differentiating N0 versus N1 lung cancer. Ann Thorac Surg 96:1756 – 1760

20. Nakajima T, Yasufuku K, Nakajima M, Baba M, Yoshikawa K, Kamada T, Hiroshima K, Nakatani Y, Fujisawa T, Yoshino I(2010) Endobronchial ultrasound – guided transbronchial needle aspiration for lymph node staging in patients with non – small cell lung cancer in non – operable patients pursuing radiotherapy as a primary treatment. J Thorac Oncol 5:606 – 611

21. Wada H, Nakajima T, Yasufuku K, Fujiwara T, Yoshida S, Suzuki M, Shibuya K, Hiroshima K, Nakatani Y, Yoshino I(2010) Lymph node staging by endobronchial ultrasound – guided transbronchial needle aspiration in patients with small cell lung cancer. Ann Thorac Surg 90:229 – 234

22. Wada H, Hirohashi K, Nakajima T, Anayama T, Kato T, Grindlay A, McConnell J, Yoshino I, Yasufuku K (2015) Assessment of the new thin convex probe endobronchial ultrasound bronchoscope and the dedicated aspiration needle: a preliminary study in the porcine lung. J Bronchology Interv Pulmonol. 22:20 – 27

23. Detterbeck FC, Jantz MA, Wallace M, Vansteenkiste J, Silvestri GA; American College of Chest Physicians (2007) Invasive mediastinal staging of lung cancer: ACCP evidence – based clinical practice guidelines(2nd edition). Chest 132:202S – 220S

24. De Leyn P, Stroobants S, De Wever W, Lerut T, Coosemans W, Decker G, Nafteux P, Van Raemdonck D, Mortelmans L, Nackaerts K, Vansteenkiste J(2006) Prospective comparative study of integrated positron emission tomography – computed tomography scan compared with remediastinoscopy in the assessment of residual mediastinal lymph node disease after induction chemotherapy for mediastinoscopy – proven stage III A – N2 Non – small – cell lung cancer: a Leuven Lung Cancer Group Study. J Clin Oncol 24:3333 – 3339

25. Herth FJ, Annema JT, Eberhardt R, Yasufuku K, Ernst A, Krasnik M, Rintoul RC(2008) Endobronchial ultrasound with transbronchial needle aspiration for restaging the mediastinum in lung cancer. J Clin Oncol 26: 3346 – 3350

26. Szlubowski A, Herth FJ, Soja J, Kołodziej M, Figura J, Cmiel A, Obrochta A, Pankowski J(2010) Endobronchial ultrasound – guided needle aspiration in non – small – cell lung cancer T. Nakajima and restaging verified by the transcervical bilateral extended mediastinal lymphadenectomy a prospective study. Eur J Cardiothorac Surg 37:1180 – 1184

27. Nasir BS, Bryant AS, Minnich DJ, Wei B, Dransield MT, Cerfolio RJ(2014) The efficacy of restaging endobronchial ultrasound in patients with non – small cell lung cancer after preoperative therapy. Ann Thorac Surg 98: 1008 – 1012

28. Yamamoto T, Sakairi Y, Nakajima T, Suzuki H, Tagawa T, Iwata T, Mizobuchi T, Yoshida S, Nakatani Y, Yoshino I(2015) Comparison between endobronchial ultrasound – guided transbronchial needle aspiration and 18F – fluorodeoxyglucose positron emission tomography in the diagnosis of postoperative nodal recurrence in patients with lung cancer. Eur J Cardiothorac Surg 47:234 – 238

29. Anraku M, Pierre AF, Nakajima T, de Perrot M, Darling GE, Waddell TK, Keshavjee S, Yasufuku K(2011) Endobronchial ultrasound – guided transbronchial needle aspiration in the management of previously treated lung cancer. Ann Thorac Surg 92:251 – 255

30. Yu HA, Arcila ME, Rekhtman N, Sima CS, Zakowski MF, Pao W, Kris MG, Miller VA, Ladanyi M, Riely GJ (2013) Analysis of tumor specimens at the time of acquired resistance to EGFR – TKI therapy in 155 patients with EGFR – mutant lung cancers. Clin Cancer Res 19:2240 – 2247

31. Fujiwara T, Yasufuku K, Nakajima T, Chiyo M, Yoshida S, Suzuki M, Shibuya K, Hiroshima K, Nakatani Y, Yoshino I(2010) The utility of sonographic features during endobronchial ultrasound – guided transbronchial needle aspiration for lymph node staging in patients with lung cancer: a standard endobronchial ultrasound image classification system. Chest 138:641 – 647

32. Nakajima T, Anayama T, Shingyoji M, Kimura H, Yoshino I, Yasufuku K(2012) Vascular image patterns of lymph nodes for the prediction of metastatic disease during EBUS – TBNA for mediastinal staging of lung cancer. J Thorac Oncol 7:1009 – 1014

33. Memoli JS, El – Bayoumi E, Pastis NJ, Tanner NT, Gomez M, Huggins JT, Onicescu G, Garrett – Mayer E, Armeson K, Taylor KK, Silvestri GA(2011) Using endobronchial ultrasound features to predict lymph node metastasis in patients with lung cancer. Chest 140:1550 – 1556

34. Wang L, Wu W, Hu Y, Teng J, Zhong R, Han B, Sun J (2015) Sonographic features of endobronchial ultrasonography predict intrathoracic lymph node metastasis in lung cancer patients. Ann Thorac Surg 100:1203 – 1209

35. Alici IO, Yılmaz Demirci N, Yılmaz A, Karakaya J, Özaydın E (2016) The sonographic features of malignant mediastinal lymph nodes and a proposal for an algorithmic approach for sampling during endobronchial ultrasound. Clin Respir J 10:606 – 613

36. Izumo T, Sasada S, Chavez C, Matsumoto Y, Tsuchida T (2014) Endobronchial ultrasound elastography in the diagnosis of mediastinal and hilar lymph nodes. Jpn J Clin Oncol 44:956 – 962

37. Nakajima T, Inage T, Sata Y, Morimoto J, Tagawa T, Suzuki H, Iwata T, Yoshida S, Nakatani Y, Yoshino I (2015) Elastography for predicting and localizing nodal metastases during endobronchial ultrasound. Respiration 90:499 – 506

38. Navani N, Brown JM, Nankivell M, Woolhouse I, Harrison RN, Jeebun V, Munavvar M, Ng BJ, Rassl DM, Falzon M, Kocjan G, Rintoul RC, Nicholson AG, Janes SM (2012) Suitability of endobronchial ultrasound – guided transbronchial needle aspiration specimens for subtyping and genotyping of non – small cell lung cancer: a multicenter study of 774 patients. Am J Respir Crit Care Med 185:1316 – 1322

39. Nakajima T, Yasufuku K (2011) How I do it optimal methodology for multidirectional analysis of endobronchial ultrasound – guided transbronchial needle aspiration samples. J Thorac Oncol 6:203 – 206

40. Ko HM, da Cunha SG, Darling G, Pierre A, Yasufuku K, Boerner SL, Geddie WR (2013) Diagnosis and subclassification of lymphomas and non – neoplastic lesions involving mediastinal lymph nodes using endobronchial ultrasound – guided transbronchial needle aspiration. Diagn Cytopathol 41:1023 – 1030

41. Trisolini R, Cancellieri A, Tinelli C, de Biase D, Valentini I, Casadei G, Paioli D, Ferrari F, Gordini G, Patelli M, Tallini G (2015) Randomized trial of endobronchial ultrasound – guided transbronchial needle aspiration with and without rapid on – site evaluation for lung cancer genotyping. Chest 148:1430 – 1437

42. Sanz – Santos J, Serra P, Andreo F, Llatj s M, Castell E, Mons E (2012) Contribution of cell blocks obtained through endobronchial ultrasound – guided transbronchial needle aspiration to the diagnosis of lung cancer. BMC Cancer 12:34

43. Yung RC, Otell S, Illei P, Clark DP, Feller – Kopman D, Yarmus L, Askin F, Gabrielson E, Li QK (2012) Improvement of cellularity on cell block preparations using the so – called tissue coagulum clot method during endobronchial ultrasound – guided transbronchial fine – needle aspiration. Cancer Cytopathol 120:185 – 195

44. Jurado J, Saqi A, Maxield R, Newmark A, Lavelle M, Bacchetta M, Gorenstein L, Dovidio F, Ginsburg ME, Sonett J, Bulman W (2013) The efficacy of EBUS – guided transbronchial needle aspiration for molecular testing in lung adenocarcinoma. Ann Thorac Surg 96:1196 – 1202

45. der Heijden EH v, RF C, Trisolini R, DP S, Hwangbo B, Nakajima T, Guldhammer – Skov B, Rossi G, Ferretti M, FF H, Yung R, Krasnik M, World Association for Bronchology and Interventional Pulmonology, Task Force on Specimen Guidelines (2014) Guideline for the acquisition and preparation of conventional and endobronchi-

al ultrasound – guided transbronchial needle aspiration specimens for the diagnosis and molecular testing of patients with known or suspected lung cancer. Respiration 88:500 – 517

46. Ranson M, Hammond LA, Ferry D, Kris M, Tullo A, Murray PI, Miller V, Averbuch S, Ochs J, Morris C, Feyereislova A, Swaisland H, Rowinsky EK(2002) ZD1839, a selective oral epidermal growth factor receptor – tyrosine kinase inhibitor, is well tolerated and active in patients with solid, malignant tumors: results of a phase I trial. J Clin Oncol 20:2240 – 2250

47. Lynch TJ, Bell DW, Sordella R, Gurubhagavatula S, Okimoto RA, Brannigan BW, Harris PL, Haserlat SM, Supko JG, Haluska FG, Louis DN, Christiani DC, Settleman J, Haber DA(2004) Activating mutations in the epidermal growth factor receptor underlying responsiveness of non – small – cell lung cancer to gefitinib. N Engl J Med 350:2129 – 2139

48. Paez JG, J nne PA, Lee JC, Tracy S, Greulich H, Gabriel S, Herman P, Kaye FJ, Lindeman N, Boggon TJ, Naoki K, Sasaki H, Fujii Y, Eck MJ, Sellers WR, Johnson BE, Meyerson M(2004) EGFR mutations in lung cancer: correlation with clinical response to gefitinib therapy. Science 304:1497 – 1500

49. Nakajima T, Yasufuku K, Suzuki M, Hiroshima K, Kubo R, Mohammed S, Miyagi Y, Matsukuma S, Sekine Y, Fujisawa T(2007) Assessment of epidermal growth factor receptor mutation by endobronchial ultrasound – guided transbronchial needle aspiration. Chest 132:597 – 602

50. Garcia – Olivé I, Monsó E, Andreo F, Sanz – Santos J, Taron M, Molina – Vila MA, Llatjós M, Castellà E, Moran T, Bertran – Alamillo J, Mayo – de – Las – Casas C, Queralt C, Rosell R(2010) Endobronchial ultrasound – guided transbronchial needle aspiration for identifying EGFR mutations. Eur Respir J. 35:391 – 395

51. Schuurbiers OC, Looijen – Salamon MG, Ligtenberg MJ, van der Heijden HF(2010) A brief retrospective report on the feasibility of epidermal growth factor receptor and KRAS mutation analysis in transesophageal ultrasound – and endobronchial ultrasound – guided fine needle cytological aspirates. J Thorac Oncol 5:1664 – 1667

52. Nakajima T, Yasufuku K, Nakagawara A, Kimura H, Yoshino I(2011) Multigene mutation analysis of metastatic lymph nodes in non – small cell lung cancer diagnosed by endobronchial ultrasound – guided transbronchial needle aspiration. Chest 140:1319 – 1324

53. Sakairi Y, Sato K, Itoga S, Saegusa F, Matsushita K, Nakajima T, Yoshida S, Takiguchi Y, Nomura F, Yoshino I(2014) Transbronchial biopsy needle rinse solution used for comprehensive biomarker testing in patients with lung cancer. J Thorac Oncol 9:26 – 32

54. Soda M, Choi YL, Enomoto M, Takada S, Yamashita Y, Ishikawa S, Fujiwara S, Watanabe H, Kurashina K, Hatanaka H, Bando M, Ohno S, Ishikawa Y, Aburatani H, Niki T, Sohara Y, Sugiyama Y, Mano H(2007) Identification of the transforming EML4 – ALK fusion gene in non – small – cell lung cancer. Nature 448:561 – 566

55. Sakairi Y, Nakajima T, Yasufuku K, Ikebe D, Kageyama H, Soda M, Takeuchi K, Itami M, Iizasa T, Yoshino I, Mano H, Kimura H(2010) EML4 – ALK fusion gene assessment using metastatic lymph node samples obtained by endobronchial ultrasound – guided transbronchial needle aspiration. Clin Cancer Res 16:4938 – 4945

56. Lindeman NI, Cagle PT, Beasley MB, Chitale DA, Dacic S, Giaccone G, Jenkins RB, Kwiatkowski DJ, Saldivar

JS, Squire J, Thunnissen E, Ladanyi M(2013) Molecular testing guideline for selection of lung cancer patients for EGFR and ALK tyrosine kinase inhibitors: guideline from the College of American Pathologists, International Association for the Study of Lung Cancer, and Association for Molecular Pathology. J Thorac Oncol 8:823 – 859

57. Kris MG, Johnson BE, Berry LD, Kwiatkowski DJ, Iafrate AJ, Wistuba Ⅱ, Varella – Garcia M, Franklin WA, Aronson SL, Su PF, Shyr Y, Camidge DR, Sequist LV, Glisson BS, Khuri FR, Garon EB, Pao W, Rudin C, Schiller J, Haura EB, Socinski M, Shirai K, Chen H, Giaccone G, Ladanyi M, Kugler K, Minna JD, Bunn PA (2014) Using multiplexed assays of oncogenic drivers in lung cancers to select targeted drugs. JAMA 311: 1998 – 2006

58. Pao W, Miller VA, Politi KA, Riely GJ, Somwar R, Zakowski MF, Kris MG, Varmus H(2005) Acquired resistance of lung adenocarcinomas to gefitinib or erlotinib is associated with a second mutation in the EGFR kinase domain. PLoS Med 2:e73

59. Engelman JA, Zejnullahu K, Mitsudomi T, Song Y, Hyland C, Park JO, Lindeman N, Gale CM, Zhao X, Christensen J, Kosaka T, Holmes AJ, Rogers AM, Cappuzzo F, Mok T, Lee C, Johnson BE, Cantley LC, J nne PA (2007) MET amplification leads to gefitinib resistance in lung cancer by activating ERBB3 signaling. Science 316:1039 – 1043

60. Choi YL, Soda M, Yamashita Y, Ueno T, Takashima J, Nakajima T, Yatabe Y, Takeuchi K, Hamada T, Haruta H, Ishikawa Y, Kimura H, Mitsudomi T, Tanio Y, Mano H, ALK Lung Cancer Study Group(2010) EML4 – ALK mutations in lung cancer that confer resistance to ALK inhibitors. N Engl J Med 363:1734 – 1739

61. Steuer CE, Ramalingam SS(2014) ALK – positive non – small cell lung cancer: mechanisms of resistance and emerging treatment options. Cancer 120:2392 – 2402

62. Jänne PA, Yang JC, Kim DW, Planchard D, Ohe Y, Ramalingam SS, Ahn MJ, Kim SW, Su WC, Horn L, Haggstrom D, Felip E, Kim JH, Frewer P, Cantarini M, Brown KH, Dickinson PA, Ghiorghiu S, Ranson M(2015) AZD9291 in EGFR inhibitor – resistant non – small – cell lung cancer. N Engl J Med 372:1689 – 1699

63. Gadgeel SM, Gandhi L, Riely GJ, Chiappori AA, West HL, Azada MC, Morcos PN, Lee RM, Garcia L, Yu L, Boisserie F, Di Laurenzio L, Golding S, Sato J, Yokoyama S, Tanaka T, Ou SH(2014) Safety and activity of alectinib against systemic disease and brain metastases in patients with crizotinib – resistant ALK – rearranged non – small – cell lung cancer(AF – 002JG): results from the dose – finding portion of a phase 1/2 study. Lancet Oncol 15:1119 – 1128

64. Kerr KM, Bubendorf L, Edelman MJ, Marchetti A, Mok T, Novello S, O'Byrne K, Stahel R, Peters S, Felip E, Panel Members(2014) Second ESMO consensus conference on lung cancer: pathology and molecular biomarkers for non – small – cell lung cancer. Ann Oncol 25:1681 – 1690

65. Chouaid C, Dujon C, Do P, Monnet I, Madroszyk A, Le Caer H, Auliac JB, Berard H, Thomas P, Lena H, Robinet G, Baize N, Bizieux – Thaminy A, Fraboulet G, Locher C, Le Treut J, Hominal S, Vergnenegre A(2014) Feasibility and clinical impact of re – biopsy in advanced non small – cell lung cancer: a prospective multi-

center study in a real – world setting(GFPC study 12 – 01). Lung Cancer 86:170 – 173

66. Tan CS,Gilligan D,Pacey S(2015) Treatment approaches for EGFR – inhibitor – resistant patients with non – small – cell lung cancer. Lancet Oncol 16:e447 – e459

67. Nakajima T,Yasufuku K,Suzuki M,Fujiwara T,Shibuya K,Takiguchi Y,Hiroshima K,Kimura H,Yoshino I (2009) Assessment of Chemosensitivity – related Aberrant Methylation of Nonsmall Cell Lung Cancer by EBUS – TBNA. J Bronchology Interv Pulmonol 16:10 – 14

68. Darwiche K,Zarogoulidis P,Baehner K,Welter S,Tetzner R,Wohlschlaeger J,Theegarten D,Nakajima T,Freitag L(2013) Assessment of SHOX2 methylation in EBUS – TBNA specimen improves accuracy in lung cancer staging. Ann Oncol 24:2866 – 2870

69. Nakajima T,Anayama T,Koike T,Shingyoji M,Castle L,Kimura H,Yoshino I,Yasufuku K(2012) Endobronchial ultrasound doppler image features correlate with mRNA expression of HIF1 – α and VEGF – C in patients with non – small – cell lung cancer. J Thorac Oncol 7:1661 – 1667

70. Nakajima T,Zamel R,Anayama T,Kimura H,Yoshino I,Keshavjee S,Yasufuku K(2012) Ribonucleic acid microarray analysis from lymph node samples obtained by endobronchial ultrasonography – guided transbronchial needle aspiration. Ann Thorac Surg 94:2097 – 2101

71. Leong TL,Marini KD,Rossello FJ,Jayasekara SN,Russell PA,Prodanovic Z,Kumar B,Ganju V,Alamgeer M,Irving LB,Steinfort DP,Peacock CD,Cain JE,Szczepny A,Watkins DN(2014) Genomic characterisation of small cell lung cancer patient – derived xenografts generated from endobronchial ultrasound – guided transbronchial needle aspiration specimens. PLoS One 9:e106862

72. Nakajima T,Geddie W,Anayama T,Ko HM,da Cunha SG,Boerner S,Wang T,Wang YH,Li M,Pham NA,Tsao MS,Yasufuku K(2015) Patient – derived tumor xenograft models established from samples obtained by endobronchial ultrasound – guided transbronchial needle aspiration. Lung Cancer 89:110 – 114

第6章

二代测序技术与生物信息学

Reika Kawabata – Iwakawa，Hidemasa Bono，Masahiko Nishiyama

摘要

  二代测序技术(next – generation sequencing，NGS)的改进为癌症患者揭示了新的驱动基因和新的治疗靶点。我们在此章中总结了 NGS 发展的历史、运用 NGS 的典型分析通道的现状——特别是全外显子组测序(WES)——全转录组测序(WTS/RNA – seq)，以及可用于 NGS 数据分析的有用的公共数据库和工具。大规模的测序项目，如肿瘤基因组图谱(The Cancer Genome Atlas，TCGA)和国际肿瘤基因组联盟(International Cancer Genome Consortium，ICGC)已对数百种不同亚型的肿瘤样本进行了测序，以提供癌症基因组目录。这些研究运用了第二代技术，发现了染色体碎裂、kataegis 突变机制和染色体链条可变性重排。本章还记录了最近的新发现，例如在临床转化后使用 NGS 发现的肺癌中的 RET 基因融合。并针对肺癌患者进行了临床测序以寻求个性化治疗策略。EGFR 和 ALK 突变分别被广泛应用于 EG-FR – TKI 和克唑替尼的用药前筛选。WES——针对 >100s 突变运用 NGS 进行测序——已迅速成为临床测序的常用方法。可针对性处理的突变不仅被用作分子治

R. Kawabata – Iwakawa
Department of Molecular Pharmacology and Oncology，Gunma University Graduate School of Medicine，3 – 39 – 22 Showa – Machi，Maebashi，Gunma 371 – 8511，Japan

H. Bono
Database Center for Life Science (DBCLS)，National Institute of Genetics，Research Organization of Information and Systems，Mishima，Shizuoka，Japan

M. Nishiyama (✉)
Department of Molecular Pharmacology and Oncology，Gunma University Graduate School of Medicine，3 – 39 – 22 Showa – Machi，Maebashi，Gunma 371 – 8511，Japan

Research Program for Omics – Based Medical Science，Division of Integrated Oncology Research，Gunma University Initiative for Advanced Research，Maebashi，Gunma，Japan
e – mail：m. nishiyama@ gunma – u. ac. jp

疗的靶标,还被用作临床试验中更好的分层标志物。

关键词

最新一代测序技术;生物信息学;肺癌;数据库;临床测序

6.1　NGS 技术的历史

6.1.1　二代技术

在人类基因组计划完成后,大规模测序方法和测序数据分析促进了二代测序(NGS)方法的开发,这使得核苷酸片段可以以大规模平行方式进行测序。通过 NGS 获得的读数比通过传统的基于毛细管电泳的 Sanger 测序获得的读数高几个数量级。然而,这是以读取长度和准确度为代价实现的。与 Sanger 测序仪相比,第一批采用第二代技术的测序仪的吞吐量提高了约 100 倍;然而,与 Sanger 测序的约 700 碱基对(bp)的读取长度相比,新一代测序的读取长度约为 100 碱基对[1]。自 2007 年以来,来自几家制造商的 NGS 平台已经得到了相对广泛的应用[2],并且在过去十年中也出现了许多改进,涌现出许多新技术。然而,当今使用的二代测序(second‒generation sequencing,SGS)平台提供的读取长度基于边合成边测序的方法,范围从约 100 到 500bp[3]。由于读数水平的大幅提升,NGS 技术的计算能力也比以前的技术高得多[4]。开发诸如外显子区域的富集方法提供了对大量样品的系统分析。诸如肿瘤基因组图谱(TCGA)和国际肿瘤基因组联盟(ICGC)等大规模测序项目已对数百种不同亚型的肿瘤样本进行测序,以提供肿瘤基因组的目录。值得注意的是,上述研究使用 SGS 技术[5‒7]发现了染色体碎裂,kataegis 突变机制和染色体链条可变性重排。

6.1.2　三代技术

最近开始使用 NGS 中的第三代测序(third‒generation sequencing,TGS)技术,其完全消除了 DNA 扩增。这种最新一代的测序方法通常由检测单个 DNA 分子而非 DNA 模板簇的技术组成,从而提供了优于 SGS 方法的若干优势,例如消除了聚合酶链式反应(polymerase chain reaction,PCR)中出现的扩增偏差[8]。最广泛使用的 TGS 技术之一是 SMRT 测序,最初开发于 2009 年[9]。SMRT 测序的主要优点之一在于它能够产生非常长的读取长度;平均读取长度已达到 21 000 碱基,并且仍在继续随着新试剂盒的开发而改进[10,11]。然而,SMRT 测序提供的优点也会导致更高的错误率,最常见的原因是插入和缺失(insertions and deletions, indels);但是,这些错误是随机引入的,通常不是特异性的。目前已有算法和软件开发出来以帮助减少缺陷(例如,Quiver 一致性算法[12])。该技术还倾向于识别长片段;最近的一项研究表明,通过短读测序鉴定的长度小于 300 bp 的新型转录异构体通常不能通过 SMRT 测序验证[13]。为了克服这一点,研究人员已经证明 SMRT 和短读测序的组合,即杂交测序,可以提供高度准确的测序结果,特别是对于复杂的基因组区域[14-16]和转录异构体[17-20]。

尽管 SMRT 测序通常用于涉及细菌小基因组装配的研究[21],但其较长的读取长度也非常适合对大型人类癌症相关基因组进行测序,例如基因融合产物。最近的两项研究通过激活内部串联重复(FLT3 - ITD)证实了约 20% 的 AML 患者 *FLT3* 基因内存在激酶结构域突变[22,23],并且与不良预后相关。SMRT 测序也被用于测序整个 *BCR - ABL1* 融合基因转录本,可实现对化合物突变和剪接异构体的检测[24]。预计此类测定在临床情况中是有益的,可容易地鉴定出一些突变,正是这些突变赋予了基于 TKI 治疗的抗性。尽管焦磷酸测序平台以前曾被用于解决这个问题,但阅读长度不足以覆盖整个转录本,可能引入影响突变频率测量的扩增偏差[25,26]。SMRT 测序也已应用于其他结构变异的检测,如缺失和易位断点的确定[27]。

6.1.3　纳米孔测序

最近,基于纳米孔的测序技术已经出现,并可能产生单分子测序方法。作为 MinION 访问计划(MinION Access Program, MAP)的一部分,负责该技术开发的 Oxford Nanopore 公司将其称为 MinION 的便携式测序仪发布给选定机构的研究人员进行测试[28]。该公司承诺该设备的成本仅花费 1000 美元,其可提供的读取长度比现有的 NGS 技术长几个数量级。该平台发布于 2014 年,初步报告显示该技术虽然前景广阔,但还需要进一步改进[29,30]。真正便携式高通量测序平台的概念在多种应用场景中具有吸引力,包括现场工作和医疗点诊断[28-31]。

6.2　利用 NGS 的典型分析通道

6.2.1　外显子组测序

针对转录为 mRNA 的外显子区域的全外显子组测序(WES)(整个人类基因组的 1%)主

要用于肿瘤基因组研究。WES 的数据处理汇总于图 6.1a 中。BWA – MEN 通常用于将读数（通常以 FASTQ 格式）映射到参考基因组，以获得 BAM 格式的映射结果。然后使用 SAMtools 或 Picard（http://picard. sourceforge. net/）[32] 整理这些 BAM 文件以删除重复读数。可以使用 BEDTools [33] 提取映射到外显子区域的读数。SAMtools 可以制作变体调用格式（VCF）文件，如下所示：识别单核苷酸变体（single nucleotide variants，SNVs）、插入或缺失的基因组位置，并添加其突变形式的注释——同义、非同义、错义或移码突变。

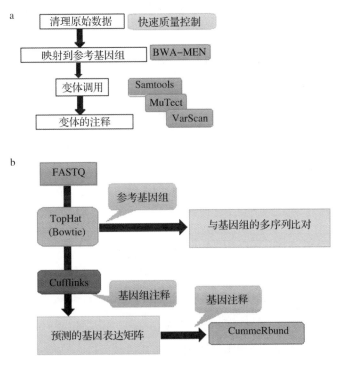

图 6.1 WES（a）和 WTS（b）的典型主要分析通道。简而言之，数据处理如下进行：数据清理，映射到参考基因组，以及变体调用/读数计数和注释。各种方法被用于检测所得测序读数中的体细胞突变或差异表达基因。图中描述了代表性工具

考虑到癌症类型和个体受试者中碱基替代和突变等位基因频率的不同模式，通过使用上述软件检测单核苷酸多态性（nucleotide polymorphisms，SNP）存在各种局限性。专门用于检测体细胞突变的工具，如 MuTect [34] 或 VarScan [35]，通常用于体细胞突变，需要肿瘤/正常组织配对样本。简而言之，MuTect 灵敏度高，擅长检测低水平的等位基因突变，而 VarScan 在检测体细胞突变方面具有高度特异性[36]。

Usuyama 等最近开发了一种新的体细胞突变方法，称为 HapMuC，使用了候选突变附近的杂合种系变异。与以前的方法相比，该算法具有更高的特异性和灵敏度[37]。

基因多态性数据库，如 dbSNP 和 1000 Genomes Project，通常用于从 SNV 和（或）短 indel 中去

除 SNP。正常样品组用于进一步过滤和去除由正常样品中的测序错误引起的假阳性体细胞突变。

通常可在肿瘤基因组中检测到数百至数千个体细胞突变。其中,已经研发出几种工具,例如 MutSigCV,OncodriveFM 和 OncodriveCLUST 可用于识别驱动基因。

MutSigCV 可以让研究人员既使用背景突变率也使用 DNA 复制时间和基因的转录活性来计算癌症关联的基因组突变状态的显著性[38]。

Oncodrive^{FM}使用三种众所周知的方法(SIFT,PolyPhen2 和 MutationAssessor)[39]提供功能性影响。它基于这样的假设:对具有高功能影响变体积累的任何偏差都是正向选择的标志,因此可用于检测候选驱动基因或基因模块。

OncodriveCLUST(http://bg. upf. edu/oncodrive – clust)是一种鉴定基因的方法,这些基因的突变在特定蛋白质区域内积累,因为这代表了通过影响肿瘤而选择的事件[40]。它会计算一个分数,测量蛋白质序列中基因的突变聚类,然后将其与背景模型进行比较。

6.2.2 转录组测序

通过使用全转录组测序(WTS/RNA – seq)代替微阵列方法,可以进行 RNA 表达谱描述。WTS 还允许科学家研究替代的基因剪接转录物、转录后修饰,基因融合、突变/SNP 和基因表达的变化[41]。通常通过 RPKM/FPKM(读数/片段每千碱基每百万已映射读数)或 TPM(每百万转录物)测量每个基因或转录物的 RNA 表达。RPKM/FPKM 等于已映射读数的标准化值/以转录长度及总读数/片段数标准化后的片段数。

Bowtie 或 BWA 被用于映射 WTS 读数。与外显子组分析相比,需要用考虑到剪接变体的比对来确定 WTS 数据。因此在 WTS 分析中,TopHat 软件与 Bowtie 一起被用于绘图,检测融合基因并调用 SNV(图 6.1b)[42]。HISAT 将成为下一版 TopHat 的核心(http://nextgens-eek. com/2015/03/hisat – a – fast – and – memory – lean – rna – seq – aligner/)。Cufflinks 不仅可通过基因组注释文件(GTF 格式,如常)、FPKM、产生转录组装配和剪接变体,还能产生两个指定组之间的差异表达基因(differentially expressed genes,DEGs)。

STAR 软件包以更高的准确度和速度执行此任务。除了检测注释和新型剪接点外,STAR 还可以发现更复杂的 RNA 序列排列,如嵌合和环状 RNA[43]。

使用标签计数数据的方法,其标准化工作是用 R 软件包进行每天更新:标签计数比较(TTC,Tag Count Comparison 的首字母缩略词)是一种 R/Bioconductor 软件包,可提供用于标签计数数据的差异表达分析的一系列功能。该软件包采用多步标准化方法,在执行数据标准化之前去除潜在的 DEG。TCC 提供了一个简单的统一接口,可以使用 edgeR,DESeq 和

baySeq[44] 提供的功能组合来执行此类分析。

6.3　用于 NGS 分析的公共数据库和工具

在完成基因组/转录组改变的鉴定后,可以使用几个数据库来提取癌症的生物标志物或治疗靶标(表 6.1)。

表 6.1　用于 NGS 分析的公共数据库和工具

数据库	内容	URL
COSMIC	SNV、插入、缺失、基因融合、基因组重排、拷贝数和差异表达数据	http://cancer. sanger. ac. uk/cosmic
cBioPortal	突变、CNV、RNA/蛋白质表达、临床数据及它们的相关性	http://www. cbioportal. org/index. do
DAVID	使用 GSEA 得到的相关基因组的特征	https://david. nciferf. gov
DGIdb	药物—基因相互作用	http://dgidb. genome. wustl. edu/
癌症中药物敏感性基因组学	细胞系药物敏感性数据	http://www. cancerrxgene. org/
Mitelman 数据库	融合基因或染色体畸变	http://cgap. nci. nih. gov/Chromosomes/Mitelman
RefEx4	在各个正常器官和细胞系中目标基因的表达谱	http://refex. dbcls. jp/4
PrognoScan	基因预后价值的荟萃分析	http://www. prognoscan. org/

6.3.1　COSMIC

癌症体细胞突变目录(Catalogue of Somatic Mutations in Cancer,COSMIC)是最受欢迎的数据库:它包括 SNV、插入、缺失、基因融合、基因组重排、拷贝数和来自超过一百万个肿瘤基因组的差异表达数据[45]。通过将它们与 COSMIC 数据库进行比较,可以确认检测到的改变是否为已知的体细胞突变。还可获得来自数据集的肿瘤/细胞系中基因的突变频率和突变状态等资料。

6.3.2　cBioPortal

针对肿瘤基因组学的 cBioPortal 使得大规模肿瘤基因组数据集的可视化和分析成为可能,这不仅包括突变、CNV、RNA/蛋白质表达和临床数据,还包括它们之间的相关性。该数据库包含了来自 2015 年 10 月 105 项肿瘤基因组研究的数据[46,47]。

6.3.3　DAVID

注释、可视化和集成发现数据库(DAVID)软件有助于使用 GSEA(Gene Set Enrichment Analysis,基因集富集分析)[48]了解所涉及基因集的特征。DAVID 软件使用 OMIM、基因本体和通路来解释带注释的数据。

6.3.4　DGIdb

DGIdb 用于研究药物 – 基因相互作用和潜在的成药基因[49],该数据库还包括了有关临床试验状态的信息。

6.3.5　癌症中药物敏感性的基因组学

该数据库提供了 140 种药物的细胞系药物敏感性数据,包含了超过 48 000 种细胞系 – 药物相互作用[50]。数据库将药物敏感性数据与癌症基因突变关联起来,以便识别与药物敏感性或耐药性相关的遗传因素。

6.3.6　针对癌症中染色体畸变和基因融合的 Mitelman 数据库

该数据库可用于确认检测到的融合基因或染色体畸变的频率。2015 年,总共有 65 975 个病例中的 10 026 种基因融合被收录[Mitelman F,Johansson B 和 Mertens F 编辑,Mitelman 染色体畸变和癌症基因融合数据库(2015,http://cgap. nci. nih. gov/Chromosomes/Mitelman)]。

6.3.7　RefEx

RefEx(Reference Expression dataset;http://refex. dbcls. jp/)通过使用各种方法实现哺乳动物组织基因表达数据的参考库,例如表达序列标签(expressed sequence tag,EST)、微阵列(GeneChip)、帽分析基因表达(cap analysis gene expression,CAGE)和 WTS/RNA - seq。该数据库可用于查找各个正常器官中目标基因的表达谱,RefEx 最近与 FANTOM5 项目合作完成更新,使我们能够浏览细胞系、原代培养物,以及来自人和小鼠的成年和胎儿组织的基因表达谱[51]。

6.3.8　PrognoScan

PrognoScan 是一个在线生物标志物验证工具,用于对基因的预后价值进行荟萃分析[52]。在该数据库中登记了 74 个数据集中的 14 种癌症类型中的 8626 个病例。

6.4　通过 NGS 鉴定肺癌的新型治疗靶点

最近使用 NGS 平台的研究揭示了影响肺癌发生的新型驱动基因,并且制定了抑制致癌驱动基因的新治疗靶点(表6.2)。

6.4.1　肺腺癌

2012 年,通过肺腺癌(lung adenocarcinoma,LADC)患者的 WTS 和(或)全基因组测序(WGS),*KIF5 - RET* 融合基因被鉴定为新的驱动基因[53-56]。在来自亚洲和欧洲的 1% ~ 2% 的 LADC 患者中发现了 *RET* 融合,它存在于全世界每年约 12 000 名肺癌患者中。在年轻人中 RET 融合的发生率更高,并且在 LADC 患者中具有特异性[57]。

Imielinski 等通过经手术切除的 183 例肺腺癌的 WES,将 *U2AF1*,*RBM10* 和 *ARID1A* 鉴定

为肺癌的新型驱动基因。*EGFR* 和 *SIK2* 基因的基因组重排是通过 24 例肺腺癌的 WGS 分析发现的[58]。

表 6.2　最近在肺癌中使用 NGS 的研究

作者	组织学	患者数	使用 NGS 的方法	新发现的总结	参考文献
Kohno	ADC	30	WTS	*KIF5B – RET* 融合基因	[53]
Imielinski	ADC	183	WGS，WES	*U2AF1*，*RBM10*，*ARID1A* 基因的突变；*EGFR*，*SIK2* 基因的结构变体	[58]
Seo	ADC	87	WES，WTS	*LMTK2*，*ARID1A*，*NOTCH2*，*SMARCA4* 基因的突变；*ALK*，*RET*，*ROS1*，*FGFR2*，*AXL*，*PDGFRA* 基因的融合	[59]
TCGA	ADC	230	WGS，WES，WTS	*NF1*，*RIT1* 的突变；与 MYC 扩增互相排斥的 *MGA* 突变	[60]
Fernandez – Cuesta	ADC	25	WTS	在黏液亚型中 *CD74 – NRG1* 的基因融合	[61]
Jang	ADC	153	WTS	*SND1 – BRAF* 融合基因	[62]
TCGA	SQC	178	WGS，WES	显著改变的通路包括 *NFE2L2* 和 *KEAP1* 和（或）*CUL3* 的缺失或突变；*FGFR1* 和 *WHSC1L1* 的扩增	[63]
Kim	SQC	104	WES	韩国和北美之间肺鳞状细胞癌相似的变化谱；*FGFR3 – TACC3* 融合基因	[64]
Peifer	SCLC	29	WGS，WES，WTS	所有病例中 *TP53* 和 *RB1* 的失活；*CREBBP*，*EP300*，*MLL*，*PTEN*，*SLIT2*，*EPHA7* 基因的频繁突变；FGFR1 基因扩增	[67]
Rudin	SCLC	53	WGS，WES，WTS	22 个显著突变的基因；*SOX2* 基因的常见扩增	[68]
George	SCLC	110	WGS，WTS	*TP73* 基因和 *NOTCH* 家族基因的频繁突变；受染色体碎裂影响	[69]
Govindan	NSCLC（16 ADC，1 LCC）	17	WGS，WTS	吸烟者的突变频率比非吸烟者高 10 倍。*EGFR* 和 *KRAS* 突变在吸烟者和从不吸烟者的肺癌发生中起着启动作用	[70]

Seo 等使用来自 76 名肺腺癌患者的手术标本的 WES 鉴定了 *LMTK2*，*ARID1A*，*NOTCH2* 和 *SMARCA4* 基因中的新型驱动突变。除了已知的 *ALK*，*RET* 和 *ROS1* 的肺腺癌融合基因，77 例 WTS 还揭示了涉及酪氨酸激酶基因的融合基因，如 *FGFR2*，*AXL* 和 *PDGFRA*[59]。

TCGA 研究人员研究了 230 例经切除的肺腺癌的基因组学：他们将 18 个基因鉴定为具有统计学意义的突变基因，这其中包括 *RIT1* 的激活性突变和新描述的 *MGA* 的失活性突变，这些突变与局灶性 MYC 扩增相互排斥。*NF1*，*MET*，*ERBB2* 和 *RIT1* 的异常发生在 13% 的病例中，并且在缺乏活化癌基因的样品中富集，表明这些事件在某些肿瘤中起驱动作用。只有在一小部分病例中可以用已知突变来解释 MAPK 和 PI（3）K 通路在蛋白质水平的活性，提示存在其他未被解释的通路激活机制[60]。

Fernandez – Cuesta 等通过使用 25 名不吸烟者的肺腺癌的 WTS 发现了 *CD74 – NRG1* 融合基因。除了 102 名从不吸烟的全阴性肺腺癌患者外，还有 5 例携带 *CD74 – NRG1* 融合基因。所有阳性病例均为患有侵袭性黏液亚型的女性[61]。

Jang 等通过使用 WTS 在 5/153 从不吸烟的肺腺癌患者中鉴定出 *SND1 – BRAF* 融合。与亲本模拟转染的对照相比，H1299 细胞中 *SND1 – BRAF* 的异位表达显示出 *MEK/ERK* 的磷酸化水平、细胞增殖和球状体形成的上调[62]。

6.4.2　肺鳞状细胞癌

TCGA 研究人员在 2012 年揭示了鳞状细胞肺癌的综合基因组的全貌。他们使用 WES 和 WTS 对 178 例鳞状细胞肺癌患者进行了分析，在 HLA – A I 类主要组织相容性基因中检测到新的失活性突变。显著改变的通路包括 *NFE2L2*、*KEAP1* 和（或）34% 肿瘤中 CUL3 的缺失或突变。他们在大多数肿瘤中鉴定了可用作治疗靶点的可行改变[63]。

Kim 等阐明了韩国和北美肺鳞状细胞癌之间类似的变化谱，重点比较了肺腺癌之间的差异。他们确认了在肺鳞状细胞癌治疗后复发的病例中存在 *FGFR3 – TACC3* 融合[64]。

FGFR1 基因在高达近 20% 的肺鳞状细胞癌患者中存在扩增。目前正在进行 *FGFR* 抑制剂的临床试验[65,66]［*My Cancer Genome http：//www. mycancergenome. org/content/disease/lung – cancer/fgfr1/58/（11 月 15 日更新）*］。针对 *FGFR* 通路的精准药物将改善肺鳞癌患者的预后。

6.4.3　肺小细胞癌

Peifer 等使用 29 例 *SCLC* 进行 *WES*、*WTS* 和（或）*WGS* 分析：所有病例均显示 *p53* 和 *Rb* 失活的特征。除了编码组蛋白修饰蛋白的 *CREBBP*，*EP300* 和 *MLL* 的频繁突变外，还观察到

PTEN、*SLIT2* 和 *EPHA7* 基因的频繁突变以及 *FGFR1* 基因的局部扩增[67]。

　　Rubin 等通过 WES 和 WTS 分析 36 例原发 SCLC 和 17 例 SCLC 细胞系,鉴定出 22 个候选驱动基因。在约 27% 的 SCLC 肿瘤中检测到 *SOX2* 扩增,并且被确认可作为 SCLC 的治疗靶标[68]。

　　我们通过 WGS 和 WTS 分析 110 例 SCLC,鉴定了 *TP73* 和 *NOTCH* 家族基因的频繁突变;*TP73* 基因重排会诱导致癌转录物 TP73Δex2/3;WGS 揭示了 3 号和 11 号染色体上的碎裂会影响具有野生型 RB1 的肿瘤[69]。

6.4.4　吸烟与肺癌基因组

　　针对来自非小细胞肺癌(non – small cell lung cancer,NSCLC)患者的 17 个肿瘤 – 相邻正常样本,Govindan 等进行整个基因组和转录组测序:这些样本显示,吸烟者的突变频率比从不吸烟者高 10 倍。通过使用深度数字测序,在吸烟者和从不吸烟者的基础克隆中发现 *EGFR* 和 *KRAS* 突变,表明 *EGFR* 和 *KRAS* 突变在肺癌发生中起着启动作用。此外,54 个基因被确定为可靶向治疗突变[70]。

　　Gou 等在总共 739 例肺肿瘤(390 例腺癌、282 例鳞状细胞癌和 67 例小细胞癌)中分析了几个 NGS 研究数据集。他们证明,吸烟者比不吸烟者有更多的体细胞突变(不吸烟者 ADC,0.98/Mb;吸烟者 ADC,12.67/Mb;SQC,8.75/Mb;SCLC,15.87/Mb)。与非吸烟者相比,吸烟者的肿瘤基因组更加复杂[71]。

6.5　NGS 用于精准医疗

6.5.1　癌症免疫疗法

　　Rizvi 等使用 WES 分析 34 例采用派姆单抗(pembrolizumab)治疗的 NSCLC 病例资料(派姆单抗是一种靶向 PD – 1 的抗体),结果显示肿瘤中更高的非同义突变负荷与客观反应的改善、持久的临床收益和无进展生存期相关[72]。

6.5.2　临床测序

　　为癌症患者制定个性化治疗策略的临床测序已被用于肺癌。*EGFR* 和 *ALK* 的突变分别广泛用于 EGFR – TKI 和克唑替尼的用药前筛选。使用 NGS 进行 WES 或靶向 >100 s 突变测序正成为临床测序的常用方法。可检测的突变不仅可用作分子治疗的靶标,还可用作实现临床试验更好分层的标志物。在美国,大量使用 >1000 个鳞状细胞肺癌的临床试验(主协议)已开始[73]。"Foundation One"平台是一项运用 NGS 的突变筛查,在五个临床试验中用于检测适应性,包括 FGFR – TKI 和抗 PDL1 抗体治疗。

目前正在使用已知的 RET 抑制剂(包括卡博替尼、乐伐替尼、凡德他尼、舒尼替尼和 AUY922)进行几项具有 KIF5B – RET 重排的 NSCLC 患者的临床试验(表 6.3;ClinicalTrials. gov 2015[74])。

表 6.3 RET 融合阳性的 NSCLC 患者的临床试验

试验 ID	化合物	研究机构	纳入对象及内容
NCT02540824	阿帕替尼	Tongji University	Ph II(2015 ~):针对先前治疗无效的 RET 融合阳性晚期 NSCLC 患者
NCT01639508	卡博替尼	Memorial Sloan – Kettering Cancer Center	Ph II(2013 ~):针对肿瘤中含有 KIF5B – RET 基因的患者;卡博替尼用于治疗 RET 融合阳性的晚期非小细胞肺癌患者
NCT01877083	乐伐替尼	Eisai Co. ,Ltd.	Ph II(2013 ~):针对 KIF5B – RET 阳性的肺腺癌患者和其他经确认的 RET 易位的患者
UMIN000010095	凡德他尼	National Cancer Center East	Ph II(2013 ~):针对 RET 融合阳性不能切除的局部晚期或转移性 NSCLC 患者
NCT01823068	凡德他尼	Seoul National Univ. Hospital	Ph II(2013 ~):针对携带 RET 基因融合的晚期 NSCLC 患者
NCT01813734	帕纳替尼	Massachusetts General Hospital	Ph II(2013 ~):针对携带 RET 易位的晚期 NSCLC 患者
NCT01829217	舒尼替尼	Dana – Farber Cancer Institute	Ph II(2013 ~):针对从不吸烟的肺腺癌患者,除了 RET 突变之外没有已知的癌症基因
NCT02219711	MGCD516	Mirati Therapeutics, Inc.	Ph I/Ib(2014 ~):针对以下非小细胞肺癌和头颈癌患者:具有 MET, NTRK2, NTRK3 或 DDR2 特异性激活性突变;MET 或 KIT/PDGFRA/KDR 基因扩增;或涉及 MET, RET, AXL, NTRK1, 或 NTRK3 基因位点的基因重排
NCT01922583	NVP – AUY922 (AUY922)	National Taiwan University Hospital	Ph II(2014 ~):针对 IV 期的、EGFR T790M 突变、EGFR 外显子 20 突变和其他罕见的 HER2 或 BRAF 突变的患者;ALK,ROS1 或 RET 重排的 NSCLC 患者

肺癌的基因组分析主要通过手术切除的肿瘤获得。而对于患者是否有必要化疗,必须了解不可切除的晚期肿瘤的基因组谱,并阐明其对已批准/未批准药物的反应。

致谢　我们衷心感谢 S. Yoshiyama 博士(群马大学高级研究计划)、T. Kohno 博士、M. Saito 博士、M. Kato 博士(国立癌症中心研究所)和 A. Fujimoto 博士(京都大学)的深刻见解和建议。

参考文献

1. Margulies M,Egholm M,Altman WE,Attiya S,Bader JS,Bemben LA,Berka J,Braverman MS,Chen YJ,Chen Z,Dewell SB,Du L,Fierro JM,Gomes XV,Godwin BC,He W,Helgesen S,Ho CH,Irzyk GP,Jando SC,Alenquer ML,Jarvie TP,Jirage KB,Kim JB,Knight JR,Lanza JR,Leamon JH,Lefkowitz SM,Lei M,Li J,Lohman KL,Lu H,Makhijani VB,McDade KE,McKenna MP,Myers EW,Nickerson E,Nobile JR,Plant R,Puc BP,Ronan MT,Roth GT,Sarkis GJ,Simons JF,Simpson JW,Srinivasan M,Tartaro KR,Tomasz A,Vogt KA,Volkmer GA,Wang SH,Wang Y,Weiner MP,Yu P,Begley RF,Rothberg JM(2005) Genome sequencing in microfabricated high – density picolitre reactors. Nature 437:376 – 380

2. Mardis ER(2008) Next – generation DNA sequencing methods. Annu Rev Genomics Hum Genet 9:387 – 402

3. Buermans HP,den Dunnen JT(2014) Next generation sequencing technology: advances and applications. Biochim Biophys Acta 842:1932 – 1941

4. Mardis ER(2011) A decade's perspective on DNA sequencing technology. Nature 470:198 – 203

5. Stephens PJ,Greenman CD,Fu B,Yang F,Bignell GR,Mudie LJ,Pleasance ED,Lau KW,Beare D,Stebbings LA et al(2011) Massive genomic rearrangement acquired in a single catastrophic event during cancer development. Cell 144:27 – 40

6. Nik – Zainal S,Alexandrov LB,Wedge DC,Van Loo P,Greenman CD,Raine K,Jones D,Hinton J,Marshall J,Stebbings LA,Menzies A,Martin S,Leung K,Chen L,Leroy C,Ramakrishna M,Rance R,Lau KW,Mudie LJ,Varela I,McBride DJ,Bignell GR,Cooke SL,Shlien A,Gamble J,Whitmore I,Maddison M,Tarpey PS,Davies HR,Papaemmanuil E,Stephens PJ,McLaren S,Butler AP,Teague JW,J nsson G,Garber JE,Silver D,Miron P,Fatima A,Boyault S,Langer d A,Tutt A,Martens JW,Aparicio SA,Borg ÅSalomon AV,Thomas G,B rresen – Dale AL,Richardson AL,Neuberger MS,Futreal PA,Campbell PJ,Stratton MR,Breast Cancer Working Group of the International Cancer Genome Consortium(2012) Mutational processes molding the genomes of 21 breast cancers. Cell 149:979 – 993

7. Baca SC,Prandi D,Lawrence MS,Mosquera JM,Romanel A,Drier Y,Park K,Kitabayashi N,MacDonald TY,Ghandi M,Van Allen E,Kryukov GV,Sboner A,Theurillat JP,Soong TD,Nickerson E,Auclair D,Tewari A,Beltran H,Onofrio RC,Boysen G,Guiducci C,Barbieri CE,Cibulskis K,Sivachenko A,Carter SL,Saksena G,

Voet D,Ramos AH,Winckler W,Cipicchio M,Ardlie K,Kantoff PW,Berger MF,Gabriel SB,Golub TR,Meyerson M,Lander ES,Elemento O,Getz G,Demichelis F,Rubin MA,Garraway LA(2013) Punctuated evolution of prostate cancer genomes. Cell 153:666 − 677

8. Roberts RJ,Carneiro MO,Schatz MC(2013) The advantages of SMRT sequencing. Genome Biol 14:401 − 404

9. Eid J,Fehr A,Gray J,Luong K,Lyle J,Otto G,Peluso P,Rank D,Baybayan P,Bettman B,Bibillo A,Bjornson K,Chaudhuri B,Christians F,Cicero R,Clark S,Dalal R,Dewinter A,Dixon J,Foquet M,Gaertner A,Hardenbol P,Heiner C,Hester K,Holden D,Kearns G,Kong X,Kuse R,Lacroix Y,Lin S,Lundquist P,Ma C,Marks P,Maxham M,Murphy D,Park I,Pham T,Phillips M,Roy J,Sebra R,Shen G,Sorenson J,Tomaney A,Travers K,Trulson M,Vieceli J,Wegener J,Wu D,Yang A,Zaccarin D,Zhao P,Zhong F,Korlach J,Turner S(2009) Real − time DNA sequencing from single polymerase molecules. Science 323:133 − 138

10. Kim KE,Peluso P,Babayan P,Yeadon PJ,Yu C,Fisher WW,Chin CS,Rapicavoli NA,Rank DR,Li J,Catcheside DE,Celniker SE,Phillippy AM,Bergman CM,Landolin JM(2014) Long − read,whole − genome shotgun sequence data for five model organisms. Sci Data 1:140045. doi:10.1038/sdata.2014.45 eCollection 2014

11. Rhoads A,Au KF.(2015) PacBio sequencing and its applications. Genomics Proteomics Bioinformatics:pii:S1672 − 0229(15)00134 − 5. doi:10.1016/j.gpb.2015.08.002

12. Chin CS,Alexander DH,Marks P,Klammer AA,Drake J,Heiner C,Clum A,Copeland A,Huddleston J,Eichler EE,Turner SW,Korlach J(2013) Nonhybrid,inished microbial genome assemblies from long − read SMRT sequencing data. Nat Methods 10:563 − 569

13. Chen L,Kostadima M,Martens JH,Canu G,Garcia SP,Turro E,Downes K,Macaulay IC,Bielczyk − Maczynska E,Coe S,Farrow S,Poudel P,Burden F,Jansen SB,Astle WJ,Attwood A,Bariana T,de Bono B,Breschi A,Chambers JC,BRIDGE Consortium,Choudry FA,Clarke L,Coupland P,van der Ent M,Erber WN,Jansen JH,Favier R,Fenech ME,Foad N,Freson K,van Geet C,Gomez K,Guigo R,Hampshire D,Kelly AM,Kerstens HH,Kooner JS,Laffan M,Lentaigne C,Labalette C,Martin T,Meacham S,Mumford A,N rnberg S,Palumbo E,van der Reijden BA,Richardson D,Sammut SJ,Slodkowicz G,Tamuri AU,Vasquez L,Voss K,Watt S,Westbury S,Flicek P,Loos R,Goldman N,Bertone P,Read RJ,Richardson S,Cvejic A,Soranzo N,Ouwehand WH,Stunnenberg HG,Frontini M,Rendon A(2014) Transcriptional diversity during lineage commitment of human blood progenitors. Science 345:1251033

14. Koren S,Schatz MC,Walenz BP,Martin J,Howard JT,Ganapathy G,Wang Z,Rasko DA,McCombie WR,Jarvis ED,Phillippy AM(2012) Hybrid error correction and de novo assembly of single − molecule sequencing reads. Nat Biotechnol 30:693 − 700

15. Ritz A,Bashir A,Sindi S,Hsu D,Hajirasouliha I,Raphael BJ(2014) Characterization of structural variants with single molecule and hybrid sequencing approaches. Bioinformatics 30:3458 − 3466

16. Doi K,Monjo T,Hoang PH,Yoshimura J,Yurino H,Mitsui J,Ishiura H,Takahashi Y,Ichikawa Y,Goto J,Tsuji S,Morishita S(2014) Rapid detection of expanded short tandem repeats in personal genomics using hybrid se-

quencing. Bioinformatics 30:815 – 822

17. Tilgner H,Grubert F,Sharon D,Snyder MP(2014) Deining a personal,allele – speciic,and single – molecule long – read transcriptome. Proc Natl Acad Sci U S A 111:9869 – 9874

18. Weirather JL,Afshar PT,Clark TA,Tseng E,Powers LS,Underwood JG,Zabner J,Korlach J,Wong WH,Au KF (2015) Characterization of fusion genes and the significantly expressed fusion isoforms in breast cancer by hybrid sequencing. Nucleic Acids Res 43:e116

19. Au KF,Sebastiano V,Afshar PT,Durruthy JD,Lee L,Williams BA,van Bakel H,Schadt EE,Reijo – Pera RA, Underwood JG,Wong WH(2013) Characterization of the human ESC transcriptome by hybrid sequencing. Proc Natl Acad Sci U S A 110:E4821 – E4830

20. Pendleton M,Sebra R,Pang AW,Ummat A,Franzen O,Rausch T,St tz AM,Stedman W,Anantharaman T, Hastie A,Dai H,Fritz MH,Cao H,Cohain A,Deikus G,Durrett RE,Blanchard SC,Altman R,Chin CS,Guo Y, Paxinos EE,Korbel JO,Darnell RB,McCombie WR,Kwok PY,Mason CE,Schadt EE,Bashir A(2015) Assembly and diploid architecture of an individual human genome via single – molecule technologies. Nat Methods 12:780 – 786

21. Fomenkov A,Lunnen KD,Zhu Z,Anton BP,Wilson GG,Vincze T,Roberts RJ(2015) Complete genome sequence and methylome analysis of bacillus strain x1. Genome Announc 3:e01593 e015914

22. Smith CC,Wang Q,Chin CS,Salerno S,Damon LE,Levis MJ,Perl AE,Travers KJ,Wang S,Hunt JP,Zarrinkar PP,Schadt EE,Kasarskis A,Kuriyan J,Shah NP(2012) Validation of ITD mutations in FLT3 as a therapeutic target in human acute myeloid leukaemia. Nature 485:260 – 263

23. Smith CC,Zhang C,Lin KC,Lasater EA,Zhang Y,Massi E,Damon LE,Pendleton M,Bashir A,Sebra R,Perl A,Kasarskis A,Shellooe R,Tsang G,Carias H,Powell B,Burton EA,Matusow B,Zhang J,Spevak W,Ibrahim PN,Le MH,Hsu HH,Habets G,West BL,Bollag G,Shah NP(2015) Characterizing and overriding the structural mechanism of the Quizartinib – Resistant FLT3 "Gatekeeper" F691 L mutation with PLX3397. Cancer Discov 5:668 – 679

24. Cavelier L,Ameur A,Haggqvist S,Hoijer I,Cahill N,Olsson – Stromberg U,Hermanson M(2015) Clonal distribution of BCR – ABL1 mutations and splice isoforms by single – molecule long – read RNA sequencing. BMC Cancer 15:41 – 45

25. Soverini S,De Benedittis C,Machova Polakova K,Brouckova A,Horner D,Iacono M,Castagnetti F,Gugliotta G,Palandri F,Papayannidis C,Iacobucci I,Venturi C,Bochicchio MT,Klamova H,Cattina F,Russo D,Bresciani P,Binotto G,Giannini B,Kohlmann A,Haferlach T,Roller A,Rosti G,Cavo M,Baccarani M,Martinelli G (2013) Unraveling the complexity of tyrosine kinase inhibitor – resistant populations by ultra – deep sequencing of the BCR – ABL kinase domain. Blood 122:1634 – 1648

26. Kastner R,Zopf A,Preuner S,Proll J,Niklas N,Foskett P,Valent P,Lion T,Gabriel C(2014) Rapid identification of compound mutations in patients with Philadelphia – positive leukaemias by long – range next generation sequencing. Eur J Cancer 50:793 – 800

27. Patel A, Schwab R, Liu YT, Bafna V (2014) Ampliication and thrifty single – molecule sequencing of recurrent somatic structural variations. Genome Res 24:318 – 328

28. Mikheyev AS, Tin MM (2014) A first look at the Oxford Nanopore MinION sequencer. Mol Ecol Resour 14: 1097 – 1102

29. Quick J, Quinlan AR, Loman NJ (2014) A reference bacterial genome dataset generated on the MinION portable single – molecule nanopore sequencer. Gigascience 3:22

30. Kilianski A, Haas JL, Corriveau EJ, Liem AT, Willis KL, Kadavy DR, Rosenzweig CN, Minot SS (2015) Bacterial and viral identification and differentiation by amplicon sequencing on the MinION nanopore sequencer. Gigascience 4:11 – 18

31. Rusk N (2015) MinION takes center stage. Nat Methods 12:12 – 13

32. H L, Handsaker B, Wysoker A, Fennell T, Ruan J, Homer N, Marth G, Abecasis G, Durbin R, 1000 Genome Project Data Processing Subgroup (2009) The sequence alignment/map format and SAMtools. Bioinformatics 25:2078 – 2079

33. Quinlan AR, Hall IM (2010) BEDTools: a flexible suite of utilities for comparing genomic features. Bioinformatics 26:841 – 842

34. Cibulskis K, Lawrence MS, Carter SL, Sivachenko A, Jaffe D, Sougnez C, Gabriel S, Meyerson M, Lander ES, Getz G (2013) Sensitive detection of somatic point mutations in impure and heterogeneous cancer samples. Nat Biotechnol 31:213 – 219

35. Koboldt DC, Zhang Q, Larson DE, Shen D, McLellan MD, Lin L, Miller CA, Mardis ER, Ding L, Wilson RK (2012) VarScan 2: somatic mutation and copy number alteration discovery in cancer by exome sequencing. Genome Res 22:568 – 576

36. Wang Q, Jia P, Li F, Chen H, Ji H, Hucks D, Dahlman KB, Pao W, Zhao Z (2013) Detecting somatic point mutations in cancer genome sequencing data: a comparison of mutation callers. Genitourin Med 5:91

37. Usuyama N, Shiraishi Y, Sato Y, Kume H, Homma Y, Ogawa S, Miyano S, Imoto S (2014) HapMuC: somatic mutation calling using heterozygous germ line variants near candidate mutations. Bioinformatics 30:3302 – 3309

38. Lawrence MS, Stojanov P, Polak P, Kryukov GV, Cibulskis K, Sivachenko A, Carter SL, Stewart C, Mermel CH, Roberts SA, Kiezun A, Hammerman PS, McKenna A, Drier Y, Zou L, Ramos AH, Pugh TJ, Stransky N, Helman E, Kim J, Sougnez C, Ambrogio L, Nickerson E, Sheler E, Cort s ML, Auclair D, Saksena G, Voet D, Noble M, DiCara D, Lin P, Lichtenstein L, Heiman DI, Fennell T, Imielinski M, Hernandez B, Hodis E, Baca S, Dulak AM, Lohr J, Landau DA, Wu CJ, Melendez – Zajgla J, Hidalgo – Miranda A, Koren A, McCarroll SA, Mora J, Lee RS, Crompton B, Onofrio R, Parkin M, Winckler W, Ardlie K, Gabriel SB, Roberts CW, Biegel JA, Stegmaier K, Bass AJ, Garraway LA, Meyerson M, Golub TR, Gordenin DA, Sunyaev S, Lander ES, Getz G (2013) Mutational heterogeneity in cancer and the search for new cancer – associated genes. Nature 499:214 – 218

39. Gonzalez – Perez A, Lopez – Bigas N (2012) Functional impact bias reveals cancer drivers. Nucleic Acids Res

40：e169

40.　Tamborero D，Gonzalez – Perez A，Lopez – Bigas N（2013）OncodriveCLUST：exploiting the positional cluste-ring of somatic mutations to identify cancer genes. Bioinformatics 29：2238 – 2244

41.　Maher CA，Kumar – Sinha C，Cao X，Kalyana – Sundaram S，Han B，Jing X，Sam L，Barrette T，Palanisamy N，Chinnaiyan AM（2009）Transcriptome sequencing to detect gene fusions in cancer. Nature 458：97 – 101

42.　Kim D，Pertea G，Trapnell C，Pimentel H，Kelley R，Salzberg SL（2013）TopHat2：accurate alignment of tran-scriptomes in the presence of insertions，deletions and gene fusions. Genome Biol 14：R36

43.　Dobin A，Gingeras TR（2015）Mapping RNA – seq reads with STAR. Curr Protoc Bioinformatics 51：11. 14. 1 – 11. 14. 19

44.　Sun J，Nishiyama T，Shimizu K，Kadota K（2013）TCC：an R package for comparing tag count data with robust normalization strategies. BMC Bioinformatics 14：219

45.　Forbes SA，Beare D，Gunasekaran P，Leung K，Bindal N，Boutselakis H，Ding M，Bamford S，Cole C，Ward S，Kok CY，Jia M，De T，Teague JW，Stratton MR，McDermott U，Campbell PJ（2015）COSMIC：exploring the world′s knowledge of somatic mutations in human cancer. Nucleic Acids Res 43：D805 – D811

46.　Gao J，Aksoy BA，Dogrusoz U，Dresdner G，Gross B，Sumer SO，Sun Y，Jacobsen A，Sinha R，Larsson E，Cerami E，Sander C，Schultz N（2013）Integrative analysis of complex cancer genomics and clinical proiles using the cBioPortal. Sci Signal 6：pl1

47.　Cerami E，Gao J，Dogrusoz U，Gross BE，Sumer SO，Aksoy BA，Jacobsen A，Byrne CJ，Heuer ML，Larsson E，Antipin Y，Reva B，Goldberg AP，Sander C，Schultz N（2012）The cBio cancer genomics portal：an open plat-form for exploring multidimensional cancer genomics data. Cancer Discov 2：401 – 404

48.　Huang da W，Sherman BT，Lempicki RA（2009）Systematic and integrative analysis of large gene lists using DAVID bioinformatics resources. Nat Protoc 4：44 – 57

49.　Grifith M，Grifith OL，Coffman AC，Weible JV，McMichael JF，Spies NC，Koval J，Das I，Callaway MB，Eldred JM，Miller CA，Subramanian J，Govindan R，Kumar RD，Bose R，Ding L，Walker JR，Larson DE，Dooling DJ，Smith SM，Ley TJ，Mardis ER，Wilson RK（2013）DGIdb：mining the druggable genome. Nat Methods 10：1209 – 1210

50.　Yang W，Soares J，Greninger P，Edelman EJ，Lightfoot H，Forbes S，Bindal N，Beare D，Smith JA，Thompson IR，Ramaswamy S，Futreal PA，Haber DA，Stratton MR，Benes C，McDermott U，Garnett MJ（2013）Genomics of Drug Sensitivity in Cancer（GDSC）：a resource for therapeutic biomarker discovery in cancer cells. Nucleic Acids Res 41：D955 – D961

51.　Lizio M，Harshbarger J，Shimoji H，Severin J，Kasukawa T，Sahin S，Abugessaisa I，Fukuda S，Hori F，Ishikawa – Kato S，Mungall CJ，Arner E，Baillie JK，Bertin N，Bono H，de Hoon M，Diehl AD，Dimont E，Freeman TC，Fujieda K，Hide W，Kaliyaperumal R，Katayama T，Lassmann T，Meehan TF，Nishikata K，Ono H，Rehli M，Sandelin A，Schultes EA，′t Hoen PA，Tatum Z，Thompson M，Toyoda T，Wright DW，Daub CO，Itoh M，Carninci P，Hayashizaki Y，Forrest AR，Kawaji H；FANTOM consortium. （2015）Gateways to the FANTOM5 promoter level mammalian expression atlas. Genome Biol 16:22.

52. Mizuno H,Kitada K,Nakai K,Sarai A(2009) PrognoScan: a new database for meta – analysis of the prognostic value of genes. BMC Med Genet 2:18

53. Kohno T,Ichikawa H,Totoki Y,Yasuda K,Hiramoto M,Nammo T,Sakamoto H,Tsuta K,Furuta K,Shimada Y,Iwakawa R,Ogiwara H,Oike T,Enari M,Schetter AJ,Okayama H,Haugen A,Skaug V,Chiku S,Yamanaka I,Arai Y,Watanabe S,Sekine I,Ogawa S,Harris CC,Tsuda H,Yoshida T,Yokota J,Shibata T(2012) KIF5B – RET fusions in lung adenocarcinoma. Nat Med 18:375 – 377

54. Takeuchi K,Soda M,Togashi Y,Suzuki R,Sakata S,Hatano S,Asaka R,Hamanaka W,Ninomiya H,Uehara H,Lim Choi Y,Satoh Y,Okumura S,Nakagawa K,Mano H,Ishikawa Y(2012) RET,ROS1 and ALK fusions in lung cancer. Nat Med 18:378 – 381

55. Lipson D,Capelletti M,Yelensky R,Otto G,Parker A,Jarosz M,Curran JA,Balasubramanian S,Bloom T,Brennan KW,Donahue A,Downing SR,Frampton GM,Garcia L,Juhn F,Mitchell KC,White E,White J,Zwirko Z,Peretz T,Nechushtan H,Soussan – Gutman L,Kim J,Sasaki H,Kim HR,Park SI,Ercan D,Sheehan CE,Ross JS,Cronin MT,J nne PA,Stephens PJ(2012) Identification of new ALK and RET gene fusions from colorectal and lung cancer biopsies. Nat Med 18:382 – 384

56. Ju YS,Lee WC,Shin JY,Lee S,Bleazard T,Won JK,Kim YT,Kim JI,Kang JH,Seo JS(2012) A transforming KIF5B and RET gene fusion in lung adenocarcinoma revealed from whole – genome and transcriptome sequencing. Genome Res 22:436 – 445

57. Tsuta K,Kohno T,Yoshida A,Shimada Y,Asamura H,Furuta K,Kushima R(2014) RET – rearranged non – small – cell lung carcinoma: a clinicopathological and molecular analysis. Br J Cancer 110:1571 – 1578

58. Imielinski M,Berger AH,Hammerman PS,Hernandez B,Pugh TJ,Hodis E,Cho J,Suh J,Capelletti M,Sivachenko A,Sougnez C,Auclair D,Lawrence MS,Stojanov P,Cibulskis K,Choi K,de Waal L,Sharifnia T,Brooks A,Greulich H,Banerji S,Zander T,Seidel D,Leenders F,Ans n S,Ludwig C,Engel – Riedel W,Stoelben E,Wolf J,Goparju C,Thompson K,Winckler W,Kwiatkowski D,Johnson BE,J nne PA,Miller VA,Pao W,Travis WD,Pass HI,Gabriel SB,Lander ES,Thomas RK,Garraway LA,Getz G,Meyerson M(2012) Mapping the hallmarks of lung adenocarcinoma with massively parallel sequencing. Cell 150:1107 – 1120

59. Seo JS,Ju YS,Lee WC,Shin JY,Lee JK,Bleazard T,Lee J,Jung YJ,Kim JO,Shin JY,Yu SB,Kim J,Lee ER,Kang CH,Park IK,Rhee H,Lee SH,Kim JI,Kang JH,Kim YT(2012) The transcriptional landscape and mutational profile of lung adenocarcinoma. Genome Res 22:2109 – 2119

60. Cancer Genome Atlas Research Network(2014) Comprehensive molecular profiling of lung adenocarcinoma. Nature 511:543 – 550

61. Fernandez – Cuesta L,Plenker D,Osada H,Sun R,Menon R,Leenders F,Ortiz – Cuaran S,Peifer M,Bos M,Da Bler J,Malchers F,Schöttle J,Vogel W,Dahmen I,Koker M,Ullrich RT,Wright GM,Russell PA,Wainer Z,Solomon B,Brambilla E,Nagy – Mignotte H,Moro – Sibilot D,Brambilla CG,Lantuejoul S,Altmüller J,Becker C,Nürnberg P,Heuckmann JM,Stoelben E,Petersen I,Clement JH,Sänger J,Muscarella LA,la Torre A,

Fazio VM,Lahortiga I,Perera T,Ogata S,Parade M,Brehmer D,Vingron M,Heukamp LC,Buettner R,Zander T,Wolf J,Perner S,Ansén S,Haas SA,Yatabe Y,Thomas RK(2014) CD74 – NRG1 fusions in lung adenocarcinoma. Cancer Discov 4:415 – 422

62. Jang JS,Lee A,Li J,Liyanage H,Yang Y,Guo L,Asmann YW,Li PW,Erickson – Johnson M,Sakai Y,Sun Z,Jeon HS,Hwang H,Bungum AO,Edell ES,Simon VA,Kopp KJ,Eckloff B,Oliveira AM,Wieben E,Aubry MC,Yi E,Wigle D,Diasio RB,Yang P,Jen J(2015) Common oncogene mutations and novel SND1 – BRAF transcript fusion in lung adenocarcinoma from never smokers. Sci Rep 18(5):9755

63. Cancer Genome Atlas Research Network(2012) Comprehensive genomic characterization of squamous cell lung cancers. Nature 489:519 525

64. Kim Y,Hammerman PS,Kim J,Yoon JA,Lee Y,Sun JM,Wilkerson MD,Pedamallu CS,Cibulskis K,Yoo YK,Lawrence MS,Stojanov P,Carter SL,McKenna A,Stewart C,Sivachenko AY,Oh IJ,Kim HK,Choi YS,Kim K,Shim YM,Kim KS,Song SY,Na KJ,Choi YL,Hayes DN,Kim J,Cho S,Kim YC,Ahn JS,Ahn MJ,Getz G,Meyerson M,Park K(2014) Integrative and comparative genomic analysis of lung squamous cell carcinomas in East Asian patients. J Clin Oncol 32:121 – 128

65. Roth GJ,Binder R,Colbatzky F,Dallinger C,Schlenker – Herceg R,Hilberg F,Wollin SL,Kaiser R(2015) Nintedanib:from discovery to the clinic. J Med Chem 58:1053 – 1063

66. Durm G,Hanna N(2014) Targeting multiple angiogenic pathways simultaneously:experience with nintedanib in non – small – cell lung cancer. Future Oncol 10:1167 – 1173

67. Peifer M,Fernández – Cuesta L,Sos ML,George J,Seidel D,Kasper LH,Plenker D,Leenders F,Sun R,Zander T,Menon R,Koker M,Dahmen I,Müller C,Di Cerbo V,Schildhaus HU,Altmüller J,Baessmann I,Becker C,de Wilde B,Vandesompele J,Böhm D,Ansén S,Gabler F,Wilkening I,Heynck S,Heuckmann JM,Lu X,Carter SL,Cibulskis K,Banerji S,Getz G,Park KS,Rauh D,Grütter C,Fischer M,Pasqualucci L,Wright G,Wainer Z,Russell P,Petersen I,Chen Y,Stoelben E,Ludwig C,Schnabel P,Hoffmann H,Muley T,Brockmann M,Engel – Riedel W,Muscarella LA,Fazio VM,Groen H,Timens W,Sietsma H,Thunnissen E,Smit E,Heideman DA,Snijders PJ,Cappuzzo F,Ligorio C,Damiani S,Field J,Solberg S,Brustugun OT,Lund – Iversen M,Sänger J,Clement JH,Soltermann A,Moch H,Weder W,Solomon B,Soria JC,Validire P,Besse B,Brambilla E,Brambilla C,Lantuejoul S,Lorimier P,Schneider PM,Hallek M,Pao W,Meyerson M,Sage J,Shendure J,Schneider R,Büttner R,Wolf J,Nürnberg P,Perner S,Heukamp LC,Brindle PK,Haas S,Thomas RK(2012) Integrative genome analyses identify key somatic driver mutations of small – cell lung cancer. Nat Genet 44:1104 – 1110

68. Rudin CM,Durinck S,Stawiski EW,Poirier JT,Modrusan Z,Shames DS,Bergbower EA,Guan Y,Shin J,Guillory J,Rivers CS,Foo CK,Bhatt D,Stinson J,Gnad F,Haverty PM,Gentleman R,Chaudhuri S,Janakiraman V,Jaiswal BS,Parikh C,Yuan W,Zhang Z,Koeppen H,Wu TD,Stern HM,Yauch RL,Huffman KE,Paskulin DD,Illei PB,Varella – Garcia M,Gazdar AF,de Sauvage FJ,Bourgon R,Minna JD,Brock MV,Seshagiri S(2012) Comprehensive genomic analysis identifies SOX2 as a frequently amplified gene in small – cell lung cancer. Nat Genet 44:1111 – 1116

69. George J, Lim JS, Jang SJ, Cun Y, Ozretié L, Kong G, Leenders F, Lu X, Fernández – Cuesta L, Bosco G, Müller C, Dahmen I, Jahchan NS, Park KS, Yang D, Karnezis AN, Vaka D, Torres A, Wang MS, Korbel JO, Menon R, Chun SM, Kim D, Wilkerson M, Hayes N, Engelmann D, Pützer B, Bos M, Michels S, Vlasic I, Seidel D, Pinther B, Schaub P, Becker C, Altm ller J, Yokota J, Kohno T, Iwakawa R, Tsuta K, Noguchi M, Muley T, Hoffmann H, Schnabel PA, Petersen I, Chen Y, Soltermann A, Tischler V, Choi CM, Kim YH, Massion PP, Zou Y, Jovanovic D, Kontic M, Wright GM, Russell PA, Solomon B, Koch I, Lindner M, Muscarella LA, la Torre A, Field JK, Jakopovic M, Knezevic J, Castaños – Vélez E, Roz L, Pastorino U, Brustugun OT, Lund – Iversen M, Thunnissen E, Köhler J, Schuler M, Botling J, Sandelin M, Sanchez – Cespedes M, Salvesen HB, Achter V, Lang U, Bogus M, Schneider PM, Zander T, Ansén S, Hallek M, Wolf J, Vingron M, Yatabe Y, Travis WD, Nürnberg P, Reinhardt C, Perner S, Heukamp L, Büttner R, Haas SA, Brambilla E, Peifer M, Sage J, Thomas RK(2015) Comprehensive genomic profiles of small cell lung cancer. Nature 524:47 – 53

70. Govindan R, Ding L, Grifith M, Subramanian J, Dees ND, Kanchi KL, Maher CA, Fulton R, Fulton L, Wallis J, Chen K, Walker J, McDonald S, Bose R, Ornitz D, Xiong D, You M, Dooling DJ, Watson M, Mardis ER, Wilson RK(2012) Genomic landscape of non – small cell lung cancer in smokers and never – smokers. Cell 150:1121 – 1134

71. Gou LY, Niu FY, Wu YL, Zhong WZ(2015) Differences in driver genes between smoking – related and non – smoking – related lung cancer in the Chinese population. Cancer 121:3069 – 3079

72. Rizvi NA, Hellmann MD, Snyder A, Kvistborg P, Makarov V, Havel JJ, Lee W, Yuan J, Wong P, Ho TS, Miller ML, Rekhtman N, Moreira AL, Ibrahim F, Bruggeman C, Gasmi B, Zappasodi R, Maeda Y, Sander C, Garon EB, Merghoub T, Wolchok JD, Schumacher TN, Chan TA(2015) Cancer immunology. Mutational landscape determines sensitivity to PD – 1 blockade in non – small cell lung cancer. Science 348:124 – 128

73. Fox JL(2014) Master protocol for squamous cell lung cancer readies for launch. Nat Biotechnol 32:116 – 118

74. Song M, Kim SH, Yoon SK(2015) Cabozantinib for the treatment of non – small cell lung cancer with KIF5B – RET fusion. An example of swift repositioning. Arch Pharm Res. doi:10. 1007/s12272 – 015 – 0660 – 1 [Epub ahead of print]

第7章

伴随诊断

Emi Noguchi

摘要

随着肿瘤分子机制的研究进展,出现了精准医学,它将个体特征或肿瘤的遗传特征与伴随诊断的治疗选择结合在一起。

本章将简要概述美国、欧盟和日本对伴随诊断的规定,并介绍肺癌伴随诊断的临床数据。

关键词

伴随诊断;体外诊断;个性化医学;精准医学

7.1 引言

在 2015 年 1 月 20 日美国总统奥巴马提出了"精准医学"计划[1]后,精准医学在世界范围内越来越受到重视。精准医学是对普通患者设计的"一刀切"方法的突破;它综合考虑了个体间遗传信息、生活环境和生活方式的差异,是一种全新的预防和治疗疾病的方法。2013年 6 月,日本内阁也通过了"振兴战略",其中包括精准医学[2]。最近在肿瘤分子机制方面的进展已经为我们带来了几种新的治疗方法,这些疗法结合了个体特征或肿瘤的遗传特征以及使用伴随诊断(companion diagnostics,CoDx)的治疗选择。

CoDx 是用于预先评估药物是否适合目标患者使用的诊断装置,以进一步提高特定药物的疗效和安全性。正如"伴随"所指,药物和诊断测试是并行开发的。从狭义上讲,作为体外

E. Noguchi (✉)

National Cancer Center Hospital, Breast and Medical Oncology,

5 – 1 – 1 Tsukiji, Chuo – ku, Tokyo 104 – 0045, Japan

e – mail: enoguchi@ ncc. go. jp

诊断(in vitro diagnostics,IVD)独立开发的诊断(用于检测疾病而不是直接用于人体的诊断)以及后期用于治疗选择的诊断不属于 CoDx；但从广义上讲,所有考虑到疗效和安全性并用于治疗选择的诊断都属于 CoDx。CoDx 被用作肺癌、乳腺癌、结直肠癌、恶性黑色素瘤以及其他疾病患者的常规检测。

7.2　CoDx 规定概述

下面将介绍 IVD 的规定,包括各个国家和地区 CoDx 和临床检测实验。

7.2.1　美国

在美国,卫生和人类服务部(HHS)负责与保护公民健康有关的政府管理。在 HHS 管辖范围内的联邦机构中,食品和药品管理局(FDA)负责与药品和医疗器械批准相关的法规,医疗保险和医疗补助服务中心(CMS)负责医疗保险、医疗补助和临床检验实验室规定。在 FDA 部门中,药物评估和研究中心(CDER)负责提交和批准药物,设备和放射健康中心(CDRH)负责提交和批准 IVD 和医疗设备。

《食品、药物和化妆品法(1938 年)》(FD&C Act of 1938)是对 1906 年《食品和药物法》的修正案,已成为美国药事法律的基础。根据《食品、药物和化妆品法(1938 年)》修正后制定的 1976 年《医疗器械修正案》,IVD 成为 FDA 负责的医疗器械,并且需要市场前批准(Premarket Approval,PMA)或市场前通知 510(k)的提交、审查和批准/批准过程。在 1976 年的《医疗器械修正案》中,医疗器械按风险分为 I、II 和 III 类。大多数 I 类设备免于上市前通知 510(k)。大多数 II 类设备需要市场前通知 510(k)。高风险医疗器械被分类为 III 类,并且要求提交 PMA。

应该指出的是,当颁布 1976 年《医疗器械修正案》时,发现在医院测试实验室内部制造的用于其设施内的试剂被排除在作为实验室开发的测试(laboratory – developed tests,LDTs)的规章范围之外。此外,1988 年的临床实验室改进修正案(the Clinical Laboratory Improvement Amendments,CLIA)作为美国临床试验实验室法规颁布,LDTs 在同一法律下受到监管和管理。然而,只有分析的有效性在管理范围内,而临床有效性/效用超出了管理的范围。

最近,FDA 已尝试加强对 LDT 的监管,并于 2014 年 10 月公布了指南草案[3,4]。在指导计划中,它试图对具有与 CoDx 相同预期用途的 LDTs 实施 PMA 提交,FDA 批准了这种用途。2014 年 12 月,olaparib 在美国被批准用于治疗伴有 BRCA1/2 突变的晚期卵巢癌[5],而 Myriad 基因测试称为 BRACAnalysis CDx 也获得了监管部门的批准[6]。这是 FDA 首次在 PMA 流程下批准 LDT,并且是 LDT 首次获得 CoDx 批准。类似的趋势在未来值得关注。

表 7.1 显示了美国 CoDx 的指南清单。自 2000 年代中期以来,FDA 鼓励自愿提交基因组数据并提交药品,并表示在审查提交批准新药时,同时提交诊断试剂以在用药前筛选有效的患者。FDA 于 2014 年 7 月完成了对 CoDx 的指导[7],其 CoDx 定义如下。

IVD 伴随诊断设备对于安全有效地使用相应的治疗产品至关重要:

- 确定最有可能从特定治疗中获益的患者。
- 确定因特定治疗可能导致严重不良反应风险增加的患者。
- 监测对治疗的反应,以便调整治疗(例如时间、剂量、停药),以提高安全性或有效性。
- 确定已经充分研究对治疗产品安全有效的人群,而在其他人群中的安全性和有效性的信息不足。

表 7.1　美国 CoDx 的指南清单

颁布时间	题目
2005 年 4 月	初步概念文件草案:药物诊断共同发展概念文件
2011 年 7 月	工业和食品药品管理局工作人员指南草案:体外伴随诊断设备
2012 年 12 月	工业指导草案:加强临床试验战略以支持批准人类药物和生物产品
2013 年 1 月	行业指南:临床药物基因组学——早期临床研究的市场前评估和标签建议
2014 年 7 月	工业和食品药品管理局工作人员指南:体外伴随诊断设备[7]

该指南说明,通常药品和 CoDx 需要同时开发、批准或清除;对于 CoDx、PMA 或 510(k)需要提交;对于药品和 CoDx,在它们的标签(包装插入物)上都规定了每种药品的使用规定。

如指南所述,CoDx 没有明确定义为Ⅲ类,然而,到目前为止已经由 FDA 批准的 CoDx 都被批准为Ⅲ类。在 http://www. fda. gov/Companion. tics 网站上可以查阅到 FDA 批准的药品列表和相应的 CoDx。

图 7.1 显示了医疗机构提供的 CoDx 信息的一个示例——2015 年 11 月经 FDA 批准的 osimertinib 标签,以及 CoDx 和 cobas® *EGFR* 突变检测 v2 [8,9]。在 osimertinib 的标签中的药物使用部分,用药人群是根据 FDA 批准的检测方法发现 *EGFR* T790M 突变的患者。剂量和给药部分描述了 FDA 批准的用于检测 *EGFR* T790M 突变的测试方法,临床研究部分描述了在临床试验中是如何通过 cobas® *EGFR* 突变检测发现具有 EGFR T790M 突变的患者。在 cobas® *EGFR* 突变检测 v2 的标签中,预期用途部分描述了 *EGFR* 突变的定义,其确立了药物(erlotinib 或 osimertinib)的安全性和有效性,临床性能评估部分描述了临床试验结果,该结果确认了 cobas® *EGFR* 突变检测的准确性。

7.2.2　欧盟

在欧盟,药品的批准由欧洲医药机构(the European Medicine Agency,EMA)统一进行。然而,EMA 并不负责 IVD 的批准,它是基于体外诊断医疗设备指令 98/79/CE,通过了认证机构系统的认证。通过获得标准合格标志,它们可以在欧盟成员国、欧洲经济区以及瑞士制造和销售。换句话说,在欧盟,没有既定的药品和 CoDx 评估系统,因此,欧盟对 CoDx 的指南不包括 CoDx 审批的内容。然而,最近我们看到了修订法规的动向,例如 EMA 关于 IVD 的指导建议。表 7.2 显示了欧盟 CoDx 的指南清单。

摘自 FDA 批准的 osimertinib 标签(Tagrisso®)

1 适应证和用法

TAGRISSO 适用于 EGFR 酪氨酸激酶抑制剂治疗中或治疗后进展的非小细胞肺癌(NSCLC)患者,此类患者通过 FDA 批准的检测存在转移性表皮生长因子受体(EGFR)T790M 突变。

2 剂量和用法

2.1 患者选择

在开始用 TAGRISSO 治疗之前,确认肿瘤标本中存在 T790M EGFR 突变[见适应证和用法(1)和临床研究(14)]。有关 FDA 批准的 T790M 突变检测的信息,请访问 http://www.fda.gov/companiondiagnostics。

14 临床研究

……所有患者都需要通过 cobas® EGFR 突变检测方法检测到 EGFR T790M 突变阳性,并且每天接受 1 次 TAGRISSO 80 mg 治疗。……

摘自 FDA 批准的 cobas® EGFR 突变检测 v2 标签

预期用途

cobas® EGFR 突变检测 v2 是一种实时 PCR 检测方法,用于定性检测来自福尔马林固定石蜡包埋的 NSCLC 患者肿瘤组织 DNA 中表皮生长因子受体(EGFR)基因的突变。该试验旨在帮助鉴定 NSCLC 患者存在 EGFR 突变,并确定药物的安全性和有效性,具体如下:

Tarceva®(erlotinib)	第 19 号外显子缺失和 L858R 突变
Tagrisso®(osimertinib)	T790M 突变

cobas® EGFR 突变检测 v2 检测到以下突变,其药物安全性和有效性尚未明确

Tarceva®(erlotinib)	G791X 突变,第 20 号外显子插入,T790M 突变,S768I 突变,L861Q 突变
Tagrisso®(osimertinib)	G791X 突变,第 19 号外显子缺失,L858R 突变,第 20 号外显子插入,S768I 突变,L861Q 突变

图 7.1　CoDx 信息示例——osimertinib 及其 CoDx(改编自参考文献[8,9])

表 7. 2　欧盟 CoDx 指南清单

颁布时间	题目
2010 年 6 月	草案:关于在药物开发背景下共同开发药物基因组学生物标志物和检测的反思报告
2011 年 6 月	草案:关于在临床开发和患者选择相关的药物基因组生物标志物相关方法学问题的反思报告
2012 年 8 月	药物遗传学方法在药品药代动力学评价中的应用指南

7. 2. 3　日本

在日本,厚生劳动省(MHLW)对医药管理有管辖权,药品和医疗器械管理局(PMDA)批准药品和医疗器械。日本关于药物事务的法律是基于《确保药物和医疗器械的质量、有效性和安全法》,该法是 2014 年对 1961 年颁布的《药物事务法》的修正案。2013 年 7 月,MHLW 发布关于 CoDx 的指导[10],现在需要同时开发和批准药品和 CoDx。日本指南中 CoDx 的定义与 FDA 指南中的定义几乎相同。

7. 3　肺癌的伴随诊断

本章节将总结 FDA 批准的肺癌的药物及其相应的 CoDx。表 7. 3 为 FDA 批准的肺癌 CoDx 列表。

7. 3. 1　表皮生长因子受体 – 酪氨酸激酶抑制剂(EGFR – TKIs)的 CoDx

第一代 EGFR – TKIs 吉非替尼和厄洛替尼已被批准作为具有 *EGFR* 突变的晚期 NSCLC 的一线治疗,它们的研发过程充满了曲折。当这些药物应用于临床时,药物作用机制和药物靶点尚不清楚。随后发现 *EGFR* 基因的激活突变可作为选择最有可能治疗受益的患者的生物标志物,对非小细胞肺癌(NSCLC)的治疗产生了深远影响。这告诉我们,生物标志物的鉴定和验证是靶向治疗的重要因素[11]。

表7.3　FDA 批准的肺癌 CoDx 列表

药物商品名（通用名）	药物批准时间	商品名称	制造商	药物批准时间
赛可瑞（克唑替尼）	2011 年 8 月 26 日	VYSIS ALK Break – Apart FISH Probe Kit	雅培分子公司	2011 年 8 月 26 日
特罗凯（厄洛替尼）	2004 年 11 月 18 日	cobas EGFR Mutation Test	罗氏分子系统公司	2013 年 5 月 14 日
Gilotrif（阿法替尼）	2013 年 7 月 12 日	therascreen EGFR RGQ PCR Kit	Qiagen 曼彻斯特有限公司	2013 年 7 月 12 日
赛可瑞（克唑替尼）	2011 年 8 月 26 日	VENTANA ALK（D5F3）CDx Assay	Ventana 医学公司	2015 年 12 月 6 日
易瑞沙（吉非替尼）	2005 年 5 月 5 日[a] 2015 年 7 月 13 日	therascreen EGFR RGQ PCR Kit	Qiagen 曼彻斯特有限公司	2015 年 7 月 10 日
（可瑞达）帕博利珠单抗	2015 年 10 月 2 日	PD – L1 IHC 22C3 pharmDx	Dako 北美公司	2015 年 10 月 2 日 2015 年 11 月 13 日
泰瑞沙（奥希替尼）	2015 年 11 月 13 日	cobas EGFR Mutation Test v2	Dako 北美公司	

a. 引用修改自参考文献［77］

第二代 EGFR - TKIs 阿法替尼和达克替尼，它们不可逆地与 EGFR 和其他 ErbB 家族成员的酪氨酸激酶结合。阿法替尼也被批准作为具有 EGFR 突变的晚期 NSCLC 的一线治疗。达克替尼正在临床研究中。第三代 EGFR - TKIs 奥希替尼，rociletinib（CO - 1686），BI1482694（以前称为 HM61713）和其他药物可抑制 EGFR 激活和抗性突变，如 *EGFR* T790M。奥希替尼已被批准用于治疗携带 *EGFR* T790M 突变的进展期 NSCLC。

7.3.1.1　易瑞沙（吉非替尼）/therascreen® EGFR RGQ PCR Kit

基于 IDEAL 1 和 IDEAL 2 两项Ⅱ期临床研究结果[12,13]，吉非替尼于 2002 年 7 月首次在日本被批准用于"治疗无法手术或复发的 NSCLC 患者"，这两项研究是在未经选择的 NSCLC 人群中进行的。基于 IDEAL 2 临床研究，吉非替尼 2003 年 5 月在美国获得加速批准用于"铂类和多西紫杉醇治疗失败的局部晚期或转移性 NSCLC 患者"[14]。其他临床研究还包括 INTACT 1 和 2Ⅲ期临床研究[15,16]，这些研究的结果显示，在未选择的 NSCLC 患者中，吉非替尼联合化疗（顺铂加吉西他滨或卡铂加紫杉醇）均未增加治疗效果。因此，吉非替尼仅被批准用作单一治疗方法。验证性试验未能证实吉非替尼的临床获益，ISEL Ⅲ期临床研究将吉非替尼作为未选择患者的二线或三线治疗，其结果显示吉非替尼与最佳支持治疗相比未

改善总体患者的总生存期(OS)[17],仅在亚洲患者亚组显示了临床获益。2005 年 6 月,继 er-
lotinib 根据 NCIC CTG BR.21 Ⅲ期临床研究[18]获得 FDA 批准后,FDA 将其适应证限定为
"目前正在接受吉非替尼并从中获益或以前从中获益的患者"[19]。最后,2012 年 4 月,FDA
撤销了对吉非替尼新药申请的批准[20]。

在进行这些临床试验的同时还进行了生物标志物的检测,如应用免疫组织化学(IHC)
检测 EGFR 的表达,荧光原位杂交(FISH)或定量聚合酶链式反应(PCR)检测 EGFR 扩增、多
态性、或 EGFR 激活突变。直到 2004 年人们才发现,在表皮生长因子受体激酶域中 EGFR 激
活突变的非小细胞肺癌患者对 EGFR - TKI 的反应更好[21-23]。EGFR 突变的发现对非小细
胞肺癌的治疗具有重要意义。EGFR 突变在腺癌、亚洲、女性和不吸烟人群中更为常
见[23-25],这促使人们进行了 IPASS Ⅲ期临床研究[26]。IPASS 研究是在东亚 NSCLC 患者中
进行的,这些患者的临床特征(组织学为腺癌,不吸烟者)与 EGFR 突变的较高患病率相关,
该试验证明了吉非替尼一线治疗晚期 NSCLC 非劣效于卡铂加紫杉醇化疗治疗晚期 NSCLC,
达到了主要研究终点。但该试验 PFS 的 Kaplan - Meier 曲线交叉,表明存在非等比例危险。
重要的是亚组分析的结果,在使用 ARMS 法检测到 EGFR 突变阳性患者亚组中,接受吉非替
尼治疗的患者的 PFS 明显长于接受化疗的患者,而 EGFR 突变阴性患者亚组中,接受化疗患
者的 PFS 明显长于接受吉非替尼的患者。在韩国,First - SIGNAL 研究是在具有与 IPASS 研
究相似的临床特征的 NSCLC 患者中进行的,但是吉非替尼作为一线治疗相对于吉西他滨加
顺铂化疗并没有延长患者的 OS[27]。在使用直接测序方法检测到 EGFR 突变阴性的患者亚
组中,总体反应率相对较高,提示假阴性率较高。

在此之后,进行了 WJTOG3405 和 NEJ002 Ⅲ期临床研究,比较吉非替尼与化疗作为一
线治疗方案在有 EGFR 突变的肿瘤患者中的作用[28,29]。2011 年 11 月日本根据 IPASS 研
究、WJTOG3405 和 NEJ002 的亚组分析结果,吉非替尼的批准申请更改为"不可手术或复
发的 EGFR 突变的非小细胞肺癌患者的治疗"[30]。美国 FDA 根据单臂 IFUM Ⅳ期研究结
果[32]和 IPASS 研究的亚组分析于 2015 年 7 月[31]批准吉非替尼用于"一线治疗存在 EG-
FR 特定突变的转移性 NSCLC"。IFUM 研究采用 therascreen® EGFR - RGQ - PCR 试剂盒
对肿瘤样本进行回顾性检测,该试剂盒是一种实时的 PCR 检测方法,用于定性检测福尔
马林固定石蜡包埋(FFPE)NSCLC 肿瘤组织 DNA 中 EGFR 基因的外显子 19 缺失和外显
子 21(L858R)突变。FDA 还于 2015 年 7 月批准了 therascreen EGFR - RGQ - PCR 作为吉
非替尼的 CoDx[33]。

7.3.1.2　厄洛替尼(特罗凯)/Cobas EGFR 突变试验:Cobas® EGFR 突变检测 v2

基于 BR. 21 Ⅲ期临床试验[34]比较厄洛替尼与含铂双药化疗在未经选择的既往接受过治疗的晚期 NSCLC 患者中的 OS 数据,2004 年 11 月 FDA 批准[35]厄洛替尼用于"至少一种先前化疗方案失败后局部晚期或转移性非小细胞肺癌患者的治疗"。在 BR. 21 研究中,已报道 EGFR 蛋白表达及 EGFR 突变与治疗反应相关[36]。由于在不到一半的研究人群中评估 *EGFR* 表达,因此可能存在选择偏倚。除吉非替尼外,包括 TALENT 和 TRIBUTE Ⅲ期试验在内的其他研究数据也被提交;但是,这些研究结果表明,在未经选择的非小细胞肺癌患者中,在化疗中增加厄洛替尼(分别是顺铂加吉西他滨或卡铂加紫杉醇)并未使患者获益[37,38]。因此,厄洛替尼也只被批准用于单药治疗。

以厄洛替尼为例,可能因为最初的 Br. 21 Ⅲ期临床研究在未经选择的非小细胞肺癌患者中达到了主要研究终点,所以没有吉非替尼那么多的验证性试验。EURTAC 研究[40]比较厄洛替尼与含铂标准化疗对晚期 *EGFR* 突变阳性[*EGFR* 第 19 号外显子缺失或第 21 号外显子(L858R)突变]NSCLC 患者的疗效,基于该研究结果,2013 年 5 月 FDA 批准[39]厄洛替尼用于"通过 FDA 批准的试验检测具有表皮生长因子受体(EGFR)第 19 号外显子缺失或第 21 号外显子(L858R)突变的转移性非小细胞肺癌(NSCLC)患者的一线治疗"。COBAS – EGFR 突变检测是一种实时的聚合酶链式反应(PCR)试验,用于定性检测 FFPE 组织 DNA 中 *EGFR* 基因的突变,采用该试验对肿瘤标本进行了回顾性检测,厄洛替尼的以上适应证与用于选择患者的 CoDx、COBAS – EGFR 突变试验同时获得批准[9]。

7.3.1.3　阿法替尼(Gilotrif)/Therascreen EGFR RGQ PCR 试剂盒

阿法替尼是第二代 EGFR – TKI,2013 年 7 月阿法替尼被 FDA 批准[41]用于"通过 FDA 批准的试验检测具有表皮生长因子受体(EGFR)第 19 号外显子缺失或第 21 号外显子(L858R)突变的转移性非小细胞肺癌(NSCLC)患者的一线治疗"。该批准是基于 LUX – Lung 3 Ⅲ期临床研究的结果,LUX – Lung 3 研究比较了阿法替尼对比顺铂和培美曲塞在治疗 *EGFR* 突变的转移性 NSCLC 患者中疗效[42],它通过 therascreen EGFR RGQ PCR Kit 回顾性地测试肿瘤样品。与此申请同时,FDA 批准了用于检测 *EGFR* 第 19 号外显子缺失或第 21 号外显子(L858R)突变的 EGFR RGQ PCR 试剂盒作为 CoDx[43]。

7.3.1.4　奥希替尼(泰瑞沙)/Cobas® EGFR 突变检测 v2

奥希替尼是第三代 EGFR - TKI,2015 年 11 月,FDA 加速批准[8]奥希替尼用于"通过 FDA 批准的试验检测存在转移性表皮生长因子受体(EGFR)T790M 突变阳性的非小细胞肺癌患者的治疗,这些患者在接受 EGFR - TKI 治疗中或治疗后出现进展"。这一加速批准是基于 AURA 延伸和 AURA 2 两项单臂研究对 EGFR T790M 突变阳性 NSCLC 患者客观应答率的研究结果,这些患者之前接受包括 EGFR - TKI 治疗出现进展,所有患者应用 Cobas® EGFR 突变试验检测到 EGFR T790M 突变。FDA 同时批准了 cobas® EGFR 突变检测 v2。

7.3.1.5　用于 EGFR 突变检测的液体活检的 CoDx

2014 年 11 月 EMA 扩展了吉非替尼的标签,如果无法进行肿瘤组织的检测,可以检测血液(血浆)样本中循环肿瘤 DNA(ctDNA)中的 *EGFR* 突变[44]。本更新是基于 IFUM 临床研究的结果,该研究使用 therascreen EGFR RGQ 血浆 PCR 试剂盒评估肿瘤组织和血浆的 ctDNA 中的 *EGFR* 突变状态。随后,2015 年 1 月,therascreen EGFR RGQ 血浆 PCR 试剂盒获得 CE 标志,成为首个用于 *EGFR* 突变检测的液体活组织检查的 CoDx。

液体活检方法的实用性仍在开发中,需要注意的是,目前检测 *EGFR* 突变的金标准是组织活检。液体活检方法尚未被美国和日本批准作为肺癌的 CoDx。

7.3.2　间变性淋巴瘤激酶(ALK)抑制剂的 CoDx

克唑替尼是第一代 ALK 抑制剂,已被批准用于 ALK 阳性 NSCLC。第二代 ALK 抑制剂,即色瑞替尼,艾乐替尼和布加替尼被设计为具有更高的抑制 ALK 效力。赛立替尼已获得加速批准,艾乐替尼已获批准,布加替尼正在临床研究中。第三代 ALK 抑制剂(洛拉替尼和其他药物)被设计为具有抗 ALK 突变的疗效,洛拉替尼和其他三代 ALK 抑制剂也在临床研究中。

7.3.2.1　克唑替尼(Xalkori)/Vysis ALK Break - Apart FISH 探针试剂盒

基于 PROFILE 1005 和 1001 两个单臂研究[46]的客观缓解率,2011 年 8 月 FDA 加速批准克唑替尼用于治疗经 FDA 批准的检测方法检测到具有间变性淋巴瘤激酶(ALK)阳性的局部晚期或转移性非小细胞肺癌(NSCLC)患者。

在 PROFILE1005 研究中,使用 Vysis ALK Break – Apart FISH 探针试剂盒鉴定 ALK 阳性 NSCLC,该试剂盒是一种定性检测,通过 FISH 方法检测 FFPE NSCLC 组织标本中 ALK 基因重排。在 1001 研究中,使用一些局部临床试验分析确定了 ALK 阳性 NSCLC。FDA 在批准克唑替尼的同时,也批准 Vysis ALK Break – Apart FISH 探针试剂盒检测 ALK 基因重排。

随后,在 2013 年 11 月,FDA 批准克唑替尼用于"治疗由 FDA 批准的检测方法检测到具有间变性淋巴瘤激酶(ALK)阳性的转移性非小细胞肺癌(NSCLC)患者",这是基于 PRO-FILE 1007 Ⅲ 期临床研究的数据,它比较了克唑替尼与培美曲塞或多西紫杉醇治疗的 ALK 阳性转移性 NSCLC 患者,这些患者之前接受过一种含铂化疗方案治疗[47]。2015 年 9 月,FDA 批准了标签更新,包括来自 PROFILE 1014 Ⅲ 期研究的数据,该研究比较了克唑替尼及培美曲塞联合顺铂或卡铂治疗先前未经化疗的 ALK 阳性的转移性 NSCLC 患者的效果[48]。在 PRO-FILE 1007 和 1014 研究中,患者需要通过 Vysis ALK Break – Apart FISH 探针试剂盒来鉴定是否为 ALK 阳性 NSCLC。

7.3.2.2　色瑞替尼(Zykadia)

色瑞替尼是第二代 ALK 抑制剂,2014 年 4 月 FDA 加速批准[49]色瑞替尼用于治疗"经克唑替尼治疗后进展或无法耐受克唑替尼治疗的间变性淋巴瘤激酶(ALK)阳性转移性非小细胞肺癌(NSCLC)",该批准是基于 ASCEND – 1 Ⅰ 期临床研究[50]的数据。X2101 研究纳入了之前接受过克唑替尼治疗的患者;因此,所有患者均已通过 Vysis ALK Break – Apart FISH 探针试剂盒检测 ALK 重排。在 X2101 研究中,通过局部测试回顾性地检测了 ALK 阳性。对于色瑞替尼的这种适应证在没有 CoDx 的情况下被批准。

7.3.2.3　艾乐替尼(Alecensa)

基于 AF – 001JP Ⅰ/Ⅱ 期临床研究[51]中艾乐替尼的治疗反应率, 2014 年 7 月日本批准艾乐替尼用于"ALK 融合基因阳性,不可切除、复发或晚期非小细胞肺癌"[52]。在 AF – 001JP 研究中,入组既往未接受过 ALK 抑制剂治疗的患者,使用 IHC 方法检测 FFPE 标本中 ALK 融合基因,使用逆转录 PCR(RT – PCR)方法检测未固定标本或 FFPE 标本[53]。日本已经批准艾乐替尼作为 ALK 基因重排 NSCLC 的一线治疗,并且 IHC 和 RT – PCR 方法均被批准为艾乐替尼的 CoDx。

基于 NP28761[55]和 NP28673[56]两项Ⅱ期临床研究数据,2015 年 12 月 FDA 加速批准艾乐替尼用于"治疗克唑替尼耐药或不耐受克唑替尼治疗的间变性淋巴瘤激酶(ALK)阳性转移性非小细胞肺癌(NSCLC)"[54]。这两项研究均入组了克唑替尼耐药的 ALK 重排 NSCLC 患者;因此,所有患者均应用 Vysis ALK Break – Apart FISH 探针试剂盒检测 ALK 重排。美国批准了艾乐替尼的这个适应证,但是没有 CoDx。

7.3.2.4　最优 ALK 重排检测方法

ALK 重排可以通过几种方法检测,包括 FISH、IHC 和 RT – PCR[57]。美国病理学家学会、国际肺癌研究协会和分子病理学会发表了 EGFR 和 ALK – TKI 的分子检测指南[58]。建议实验室应使用 ALK FISH 检测方法选择 ALK – TKI 治疗患者;免疫组织化学可用作选择 ALK FISH 测试样本的筛选方法。不再推荐使用 RT PCR 作为 FISH 的替代方案用于选择 ALK – TKI 治疗的患者。

7.3.3　程序性死亡因子 –1/程序性死亡因子配体 1(PD –1/PD – L1)抑制剂的 CoDx

免疫检查点抑制剂,特别是抗 PD – 1/PD – L1 的抗体,在非小细胞肺癌中具有良好的临床活性。几个临床研究将 PD – L1 在肿瘤组织中的表达作为可能的生物标志物,通过 IHC 方法进行了检测。表 7.4 显示了 PD – L1 表达水平和抗 PD – 1/PD – L1 抑制剂对 NSCLC 的疗效。

7.3.3.1　派姆单抗(Keytruda)/PD – L1 IHC 22C3 PharmDx

派姆单抗是一种单克隆抗体,可与 PD – 1 受体结合,阻断 PD – 1 与其配体 PD – L1 和 PD – L2 之间的相互作用,释放 PD – 1 免疫检查点途径介导的肿瘤免疫应答抑制。2015 年 10 月 FDA 加速批准派姆单抗用于"通过 FDA 批准的试验方法检测存在 PD – L1 表达的转移性非小细胞肺癌(NSCLC)患者的治疗,这些患者接受含铂药物化疗期间或化疗后出现进展"[59],该批准基于 KEYNOTE – 001 Ⅰ期临床研究[60]的数据。

　　KEYNOTE – 001 试验确认了 PD – L1 IHC 22C3 pharmDx 分析,并评估了派姆单抗的安全性和有效性,证明了 PD – L1 表达与 NSCLC 临床疗效之间的相关性。FDA 还批准 PD – L1 IHC 22C3 pharmDx 作为第一个用于评估 NSCLC 中 PD – L1 表达的 CoDx[61]。

表 7.4　PD - L1 表达水平和抗 PD - 1 / PD - L1 抑制剂对 NSCLC 的疗效

药物(靶点)	派姆单抗(PD - 1)				纳武单抗(PD - 1)				阿特珠单抗[MPDL3280A](PD - L1)				德瓦鲁单抗[MEDI4736](PD - L1)
药物制造商	Dako				Dako				Ventana				Ventana
单克隆抗体克隆	22C3				28 - 8				SP142				SP263
染色细胞评分	肿瘤细胞(和基质)				肿瘤细胞膜				肿瘤或肿瘤浸润免疫细胞				肿瘤细胞膜
组织	近期				存档蜡块				存档蜡块/近期标本				存档蜡块/近期标本
Seting	第一次[60]a		第二次 + + [60]a		第一次[79]	第二次 + + [67,68]			第一次[80]		第二次 + + [80]		第二次 + + [73]
分界点	50%	1%	50%	1%	5%	1%	5%	10%	TC3 或 IC3	TC2/3 或 IC2/3	TC3 或 IC3	TC2/3 或 IC2/3	25%
ORR in PD - L1 + % (n)　非鳞癌	47 (8/17)	29 (14/48)	41 (25/61)	26 (37/142)	50 (5/10)	31 (38/123)	36 (34/95)	37 (32/86)	26 (17/65)	19 (26/139)	38 (9/24)	22 (11/50)	27 (23)
ORR in PD - L1 + % (n)　鳞癌	18 (7/38)	14 (1/7)	13 (14/104)	9 (2/23)	0 (0/7)	17 (11/63)	21 (9/42)	19 (7/36)	-	-	10 (12/120)	11 (10/94)	5 (5)
ORR in PD - L1 - % (n)　非鳞癌						9 (10/108)	10 (14/136)	11 (16/145)					
ORR in PD - L1 - % (n)　鳞癌						17 (9/54)	15 (11/75)	16 (13/81)					
规则	伴随诊断				补充诊断				可能的伴随诊断				可能的伴随诊断

改编自参考文献[78]

IC：immune cells，免疫细胞；TC：肿瘤细胞

a 来自验证组的所有治疗患者，包括没有基线可测量病灶的患者

派姆单抗的几项Ⅲ期临床试验正在进行中,所有研究均招募 PD - L1 阳性的肿瘤患者[62-64]。

7.3.3.2 纳武单抗(Opdivo)

纳武单抗是一种与 PD - 1 受体结合的单克隆抗体,FDA 于 2015 年 4 月批准纳武单抗用于"治疗含铂药物化疗期间或化疗后进展的转移性鳞状非小细胞肺癌(NSCLC)患者"[65]。随后,在 2015 年 10 月增加了一个新的适应证,即"治疗含铂药物化疗期间或化疗后进展的转移性非鳞状 NSCLC 患者"[66]。这些批准基于 CheckMate 017 和 057 Ⅲ期临床研究的数据[67,68]。

在 CheckMate 017 研究中,PD - L1 表达水平似乎与纳武单抗治疗鳞状 NSCLC 患者的疗效无关。然而,CheckMate 057 研究显示纳武单抗在非鳞状 NSCLC 患者中的疗效与 PD - L1 表达水平相关,并跨越所有 PD - L1 表达水平(至少 1.5% 或 10% 的肿瘤细胞具有 PD - L1 染色)。基于这些发现,FDA 批准无论肿瘤 PD - L1 表达如何,纳武单抗均可用于非鳞状 NSCLC 的治疗,CheckMate 057 研究中 PD - L1 表达由 PD - L1 IHC 28 - 8 pharmDx 方法进行评估,FDA 也批准 PD - L1 IHC 28 - 8 pharmDx 方法为补充诊断,而不是伴随诊断[69]。

尽管 FDA 还没有发布关于补充诊断的指南,但是补充诊断通常被认为并不与特定药物相关联,而是与一类药物相关联,以便改善个体化医疗领域的发展,它不同于伴随诊断,后者对药物的安全和有效使用至关重要。在 PD - L1 IHC 28 - 8 pharmDx[70] 的标签中,预期用途部分描述了"PD - L1 IHC 28 - 8 pharmDx 在非鳞 NSCLC 中检测的 PD - L1 表达可能与纳武单抗(OPDIVO®)提高生存率有关。"

7.3.3.3 阿特珠单抗(MPDL3280A)

阿特珠单抗是正在开发中的药物,是一种与 PD - L1 结合并阻止其与 PD - 1 和 B7.1 结合的单克隆抗体。2015 年欧洲肿瘤大会上公布了 POPLAR Ⅱ期临床研究的前期结果,POPLAR 研究评价阿特珠单抗对比多西他赛治疗既往接受过治疗的 NSCLC 患者的疗效和安全性[71]。肿瘤细胞(TC)或肿瘤浸润性免疫细胞(IC)上的 PD - L1 表达与阿特珠单抗提高生存率相关。另一项Ⅱ期 BIRCH 研究的初步结果评估了阿特珠单抗对 PD - L1 阳性非小细胞肺癌患者的安全性和有效性,也已在 2015 年欧洲癌症大会上公布[72]。在 BIRCH 试验中,PD - L1 阳性定义为 PD - L1 在 TC 或 IC 表达至少 5%。

7.3.3.4 德瓦鲁单抗(MEDI4736)

德瓦鲁单抗是正在开发中的药物,它是一种与 PD-L1 结合的单克隆抗体。2015 年美国临床肿瘤学会(ASCO)年会[73]介绍了评估德瓦鲁单抗治疗 NSCLC 的安全性和耐受性的 I 期研究初步结果。PD-L1 阳性被定义为肿瘤细胞膜上至少 25% 的染色,PD-L1 表达阳性与治疗反应相关。

7.3.3.5 PD-L1 生物标志物的局限性

在评估 PD-L1 表达方面存在一些潜在的局限性[74]:在非小细胞肺癌中 PD-L1 表达的肿瘤异质性是众所周知的,特别是当肿瘤样本是通过针刺活检获得的,不能代表整个肿瘤;肿瘤活检的时间也可以影响 PD-L1 表达,因为 PD-L1 表达可以随时间和治疗而变化。

与 EGFR-TKI 的 CoDx 一样,用于 IHC 的独特抗体正在开发用于每种 PD-1 或 PD-L1 检查点抑制剂。此外,对于每种药物 PD-L1 阳性的定义和阈值是不同的(表 7.4)。我们不可能为了从同一类靶向药物中选择一个药物而使用每个诊断测试方法。为了解决这些问题,美国 FDA、美国癌症研究协会(AACR)和 ASCO 召集了主题为"个体化医疗中的复杂性:协调靶向治疗中的伴随诊断"的研讨会,制药和诊断公司提出了一个蓝图建议[75]。他们的蓝图建议旨在比较每个诊断测试的分析性能和标准化。国际肺癌研究协会(IASLC)正在协调 PD-L1 蓝图项目,并正在计划新的 PD-L1 表征项目("PCP 研究")[76]。

参考文献

1. The White House(2015) FACT SHEET: President Obama's precision medicine initiative. Available at https://www.whitehouse.gov/the-press-office/2015/01/30/fact-sheet-president-obama-s-precision-medicine-initiative. Accessed 31 Mar 2016

2. The Prime Minister of Japan and His Cabinet(2013) Japan revitalization strategy. Available at https://www.kantei.go.jp/jp/singi/keizaisaisei/pdf/en_saikou_jpn_hon.pdf. Accessed 31 Mar 2016

3. The Food and Drug Administration(2015) Draft Guidance for Industry, Food and Drug Administration Staff, and Clinical Laboratories: Framework for Regulatory Oversight of Laboratory Developed Tests(LDTs). Available at http://www.fda.gov/downloads/medicaldevices/deviceregulationandguidance/guidancedocuments/ucm416685.pdf. Accessed 31 Mar 2016

4. The Food and Drug Administration(2015) Draft Guidance for Industry, Food and Drug Administration Staff, and Clinical Laboratories: FDA Notification and Medical Device Reporting for Laboratory Developed Tests (LDTs). Available at http://www. fda. gov/downloads/medicaldevices/deviceregulationandguidance/guidancedocuments/ucm416684. pdf. Accessed 31 Mar 2016

5. Food and Drug Administration(2014) LYNPARZA. In: Drugs@ FDA: FDA approved drug products. Available at http://www. accessdata. fda. gov/drugsatfda_docs/nda/2014/206162Orig1s000TOC. cfm. Accessed 31 Mar 2016

6. Food and Drug Administration(2014) BRACANALYSIS CDX. In: Premarket Approval(PMA). Available at http://www. accessdata. fda. gov/scripts/cdrh/cfdocs/cfPMA/pma. cfm? start _ search = 1&PMANumber = P140020. Accessed 31 Mar 2016

7. The Food and Drug Administration(2014) Guidance for Industry and Food and Drug Administration Staff: in vitro companion diagnostic devices. Available at http://www. fda. gov/downloads/medicaldevices/deviceregulationandguidance/guidancedocuments/ucm262327. pdf. Accessed 31 Mar 2016

8. Food and Drug Administration(2015) TAGRISSO. In: Drugs@ FDA: FDA approved drug products. Available at http://www. accessdata. fda. gov/drugsatfda_docs/label/2015/208065s000lbl. pdf. Accessed 31 Mar 2016

9. Food and Drug Administration(2015) COBAS EGFR MUTATION TEST V2. In: Premarket Approval(PMA). Available at http://www. accessdata. fda. gov/scripts/cdrh/cfdocs/cfPMA/pma. cfm? start _ search = 1&pmanumber = p120019. Accessed 31 Mar 2016

10. The Ministry of Health, Labour and Welfare(2013) Notification on approval application for in vitro companion diagnostics and corresponding therapeutic products. In: In vitro companion diagnostic devices WG. Available via the Pharmaceuticals and Medical Devices Agency.

11. Pao W, Miller VA(2005) Epidermal growth factor receptor mutations, small − molecule kinase inhibitors, and non − small − cell lung cancer: current knowledge and future directions. J Clin Oncol 23(11):2556 − 2568

12. Fukuoka M, Yano S, Giaccone G et al(2003) Multi − institutional randomized phase Ⅱ trial of gefitinib for previously treated patients with advanced non − small − cell lung cancer(The IDEAL 1 Trial) [corrected]. J Clin Oncol 21(12):2237 − 2246

13. Kris MG, Natale RB, Herbst RS et al(2003) Efficacy of gefitinib, an inhibitor of the epidermal growth factor receptor tyrosine kinase, in symptomatic patients with non − small cell lung cancer: a randomized trial. JAMA 290(16):2149 − 2158

14. Food and Drug Administration(2003) IRESSA. In: Drugs@ FDA: FDA approved drug products. Available at http://www. accessdata. fda. gov/drugsatfda_docs/nda/2003/021399_iressa. cfm. Accessed 31 Mar 2016

15. Giaccone G, Herbst RS, Manegold C et al(2004) Gefitinib in combination with gemcitabine and cisplatin in advanced non − small − cell lung cancer: a phase Ⅲ trial − INTACT 1. J Clin Oncol 22(5):777 − 784

16. Herbst RS, Giaccone G, Schiller JH et al(2004) Gefitinib in combination with paclitaxel and carboplatin in advanced non − small − cell lung cancer: a phase Ⅲ trial − INTACT 2. J Clin Oncol 22(5):785 − 794

17. Thatcher N,Chang A,Parikh P et al(2005) Gefitinib plus best supportive care in previously treated patients with refractory advanced non – small – cell lung cancer：results from a randomised,placebo – controlled,multi-centre study(Iressa Survival Evaluation in Lung Cancer). Lancet 366(9496)：1527 – 1537

18. Food and Drug Administration(2004) TARCEVA. In：Drugs@ FDA：FDA approved drug products. Available at http：//www. accessdata. fda. gov/drugsatfda_docs/nda/2004/21 – 743_Tarceva. cfm. Accessed 31 Mar 2016

19. Food and Drug Administration(2005) IRESSA. In：Drugs@ FDA：FDA approved drug products. Available at http：//www. accessdata. fda. gov/drugsatfda_docs/appletter/2005/021399s008ltr. pdf. Accessed 31 Mar 2016

20. Federal Register(2012) AstraZeneca Pharmaceuticals LP；withdrawal of approval of a new drug application for IRESSA. Available at https：//www. federalregister. gov/articles/2012/04/25/2012 – 9944/astrazeneca – pharmaceuticals – lp – withdrawal – of – approval – of – a – new – drug – application – for – iressa#h – 6. Accessed 31 Mar 2016

21. Lynch TJ,Bell DW,Sordella R et al(2004) Activating mutations in the epidermal growth factor receptor underlying responsiveness of non – small – cell lung cancer to gefitinib. N Engl J Med 350(21)：2129 – 2139

22. Paez JG,Jäne PA,Lee JC et al(2004) EGFR mutations in lung cancer：correlation with clinical response to gefitinib therapy. Science 304(5676)：1497 – 1500

23. Pao W,Miller V,Zakowski M et al(2004) EGF receptor gene mutations are common in lung cancers from " never smokers"and are associated with sensitivity of tumors to gefitinib and erlotinib. Proc Natl Acad Sci U S A 101(36)：13306 – 13311

24. Kosaka T,Yatabe Y,Endoh H et al(2004) Mutations of the epidermal growth factor receptor gene in lung cancer：biological and clinical implications. Cancer Res 64(24)：8919 – 8923

25. Shigematsu H,Lin L,Takahashi T et al(2005) Clinical and biological features associated with epidermal growth factor receptor gene mutations in lung cancers. J Natl Cancer Inst 97(5)：339 – 346

26. Mok TS,Wu YL,Thongprasert S et al(2009) Gefitinib or carboplatin – paclitaxel in pulmonary adenocarcinoma. N Engl J Med 361(10)：947 – 957

27. Han JY,Park K,Kim SW et al(2012) First – SIGNAL：first – line single – agent iressa versus gemcitabine and cisplatin trial in never – smokers with adenocarcinoma of the lung. J Clin Oncol 30(10)：1122 – 1128

28. Mitsudomi T,Morita S,Yatabe Y et al(2010) Gefitinib versus cisplatin plus docetaxel in patients with non – small – cell lung cancer harbouring mutations of the epidermal growth factor receptor(WJTOG3405)：an open label,randomised phase 3 trial. Lancet Oncol 11(2)：121 – 128

29. Maemondo M,Inoue A,Kobayashi K et al(2010) Gefitinib or chemotherapy for non – small – cell lung cancer with mutated EGFR. N Engl J Med 362(25)：2380 – 2388

30. Pharmaceuticals and Medical Devices Agency(2011) IRESSA：review report. ［Japanese］Available at http：//www. pmda. go. jp/drugs/2011/P201100179/670227000_21400AMY00188_A100_1. pdf. Accessed 31 Mar 2016

31. Food and Drug Administration(2015) IRESSA. In: Drugs@ FDA: FDA approved drug products. Available at http://www. accessdata. fda. gov/drugsatfda_docs/label/2015/206995s000lbl. pdf. Accessed 31 Mar 2016

32. Douillard JY, Ostoros G, Cobo M et al(2014) First – line gefitinib in Caucasian EGFR mutation – positive NSCLC patients: a phase – IV, open – label, single – arm study. Br J Cancer 110(1):55 – 62

33. Food and Drug Administration(2015) therascreen® EGFR RGQ PCR kit. In: Premarket Approval(PMA). Available at http://www. accessdata. fda. gov/scripts/cdrh/cfdocs/cfPMA/pma. cfm? id = 351444. Accessed 31 Mar 2016

34. Shepherd FA, Rodrigues Pereira J et al(2005) Erlotinib in previously treated non – small – cell lung cancer. N Engl J Med. 353(2):123 – 132

35. Food and Drug Administration(2004) TARCEVA. In: Drugs@ FDA: FDA approved drug products. Available at http://www. accessdata. fda. gov/drugsatfda _ docs/nda/2004/21 – 743 _ Tarceva. cfm. Accessed 31 Mar 2016

36. Tsao MS, Sakurada A, Cutz JC et al(2005) Erlotinib in lung cancer molecular and clinical predictors of outcome. N Engl J Med 353(2):133 – 144

37. Gatzemeier U, Pluzanska A, Szczesna A et al(2007) Phase Ⅲ study of erlotinib in combination with cisplatin and gemcitabine in advanced non – small – cell lung cancer: the Tarceva Lung Cancer Investigation Trial. J Clin Oncol 25(12):1545 – 1552

38. Herbst RS, Prager D, Hermann R et al(2005) TRIBUTE: a phase Ⅲ trial of erlotinib hydrochloride(OSI – 774) combined with carboplatin and paclitaxel chemotherapy in advanced non – small – cell lung cancer. J Clin Oncol 23(25):5892 – 5899

39. Food and Drug Administration(2013) TARCEVA. In: Drugs@ FDA: FDA approved drug products. Available at http://www. accessdata. fda. gov/drugsatfda _ docs/appletter/2013/021743Orig1s018ltr. pdf. Accessed 31 Mar 2016

40. Rosell R, Carcereny E, Gervais R et al(2012) Erlotinib versus standard chemotherapy as first – line treatment for European patients with advanced EGFR mutation – positive non – small – cell lung cancer(EURTAC): a multicentre, open – label, randomised phase 3 trial. Lancet Oncol 13(3):239 – 246

41. Food and Drug Administration(2013) GILOTRIF. In: Drugs@ FDA: FDA approved drug products. Available at http://www. accessdata. fda. gov/drugsatfda_docs/nda/2013/201292Orig1s000TOC. cfm. Accessed 31 Mar 2016

42. Sequist LV, Yang JC, Yamamoto N et al(2013) Phase Ⅲ study of afatinib or cisplatin plus pemetrexed in patients with metastatic lung adenocarcinoma with EGFR mutations. J Clin Oncol 31(27):3327 – 3334

43. Food and Drug Administration(2015) therascreen® EGFR RGQ PCR kit. In: Premarket Approval(PMA). Available at http://www. accessdata. fda. gov/scripts/cdrh/cfdocs/cfTopic/pma/pma. cfm? num = P120022. Accessed 31 Mar 2016

44. European Medicines Agency (2014) IRESSA: summary of product characteristics. Available at http://

www. ema. europa. eu/docs/en _ GB/document _ library/EPAR _ – _ Product _ Information/human/001016/
WC500036358. pdf. Accessed 31 Mar 2016

45. Food and Drug Administration(2011) XALKORI. In：Drugs@ FDA：FDA approved drug products. Available
at http：//www. accessdata. fda. gov/drugsatfda_docs/nda/2011/202570Orig1s000TOC. cfm. Accessed 31 Mar
2016

46. Kwak EL,Bang YJ,Camidge DR et al(2010) Anaplastic lymphoma kinase inhibition in non – small – cell lung
cancer. N Engl J Med 363(18):1693 – 1703

47. Food and Drug Administration(2013) XALKORI. In：Drugs@ FDA：FDA approved drug products. Available
at http：//www. accessdata. fda. gov/drugsatfda _ docs/appletter/2013/202570Orig1s006ltr. pdf. Accessed 31
Mar 2016

48. Food and Drug Administration(2015) XALKORI. In：Drugs@ FDA：FDA approved drug products. Available
at http：//www. accessdata. fda. gov/drugsatfda _ docs/appletter/2015/202570Orig1s014ltr. pdf. Accessed 31
Mar 2016

49. Food and Drug Administration(2014) ZYKADIA. In：Drugs@ FDA：FDA approved drug products. Available
at http：//www. accessdata. fda. gov/drugsatfda_docs/nda/2014/205755Orig1s000TOC. cfm. Accessed 31 Mar
2016

50. Shaw AT,Kim DW,Mehra R et al(2014) Ceritinib in ALK – rearranged non – small – cell lung cancer. N En-
gl J Med 370(13):1189 – 1197

51. Seto T,Kiura K,Nishio M et al(2013) CH5424802(RO5424802) for patients with ALK – rearranged advanced
non – small – cell lung cancer(AF – 001JP study)：a single – arm,open – label,phase 1 – 2 study. Lancet
Oncol 14(7):590 – 598

52. Pharmaceuticals and Medical Devices Agency (2014) ALECENSA：review report. Available at http：//
www. pmda. go. jp/files/000208811. pdf. Accessed 31 Mar 2016

53. Takeuchi K,Togashi Y,Kamihara Y et al(2016) Prospective and clinical validation of ALK immunohistoche-
mistry：results from the phase Ⅰ/Ⅱ study of alectinib for ALK – positive lung cancer(AF – 001JP study). Ann
Oncol 27(1):185 – 192

54. Food and Drug Administration(2015) ALECENSA. In：Drugs@ FDA：FDA approved drug products. Availa-
ble at http：//www. accessdata. fda. gov/drugsatfda_docs/nda/2015/208434Orig1s000TOC. cfm. Accessed 31
Mar 2016

55. Gadgeel SM,Gandhi L,Riely GJ et al(2014) Safety and activity of alectinib against systemic disease and brain
metastases in patients with crizotinib – resistant ALK – rearranged non – small – cell lung cancer (AF –
002JG)：results from the dose – finding portion of a phase 1/2 study. Lancet Oncol 15(10):1119 – 1128

56. Ou SH,Ahn JS,De Petris L et al(2016) Alectinib in crizotinib – refractory ALK – rearranged non – small –
cell lung cancer：a phase Ⅱ global study. J Clin Oncol 34(7):661 – 668

57. Weickhardt AJ,Aisner DL,Franklin WA et al(2013) Diagnostic assays for identification of anaplastic lympho-

ma kinase – positive non – small cell lung cancer. Cancer. 119(8):1467 – 1477

58. Lindeman NI,Cagle PT,Beasley MB et al(2013) Molecular testing guideline for selection of lung cancer patients for EGFR and ALK tyrosine kinase inhibitors:guideline from the College of American Pathologists,International Association for the Study of Lung Cancer,and Association for Molecular Pathology. Arch Pathol Lab Med. 137(6):828 – 860

59. Food and Drug Administration(2015) KEYTRUDA. In:Drugs@ FDA:FDA approved drug products. Available at http://www. accessdata. fda. gov/drugsatfda_docs/nda/2014/125514Orig1s000TOC. cfm. Accessed 31 Mar 2016

60. Garon EB,Rizvi NA,Hui R et al(2015) Pembrolizumab for the treatment of non – small – cell lung cancer. N Engl J Med. 372(21):2018 – 2028

61. Food and Drug Administration(2015) PD – L1 IHC 22C3 pharmDx. In:Premarket Approval(PMA). Available at http://www. accessdata. fda. gov/scripts/cdrh/cfdocs/cfTopic/pma/pma. cfm? num = P150013. Accessed 31 Mar 2016

62. Study of MK – 3475(Pembrolizumab) versus platinum – based chemotherapy for participants with PD – L1 – positive advanced or metastatic non – small cell lung cancer(MK – 3475 – 042/KEYNOTE – 042). Available at https://clinicaltrials. gov/ct2/show/NCT02220894. Accessed 31 Mar 2016

63. Study of Pembrolizumab(MK – 3475) compared to platinum – based chemotherapies in participants with metastatic non – small cell lung cancer(MK – 3475 – 024/KEYNOTE – 024). Available at https://clinicaltrials. gov/ct2/show/NCT02142738. Accessed 31 Mar 2016

64. Study of two doses of MK – 3475(Pembrolizumab) versus docetaxel in previously – treated participants with non – small cell lung cancer(MK – 3475 – 010/KEYNOTE – 010). Available at https://clinicaltrials. gov/ct2/show/NCT01905657. Accessed 31 Mar 2016

65. Food and Drug Administration(2015) OPDIVO. In:Drugs@ FDA:FDA approved drug products. Available at http://www. accessdata. fda. gov/drugsatfda_docs/label/2015/125527s000lbl. pdf. Accessed 31 Mar 2016

66. Food and Drug Administration(2015) OPDIVO. In:Drugs@ FDA:FDA approved drug products. Available at http://www. accessdata. fda. gov/drugsatfda_docs/label/2015/125554s005lbl. pdf. Accessed 31 Mar 2016

67. Brahmer J,Reckamp KL,Baas P et al(2015) Nivolumab versus docetaxel in advanced squamous – cell non – small – cell lung cancer. N Engl J Med. 373(2):123 – 135

68. Borghaei H,Paz – Ares L,Horn L et al(2015) Nivolumab versus docetaxel in advanced nonsquamous non – small – cell lung cancer. N Engl J Med. 373(17):1627 – 1639

69. Bristol – Myers Squibb(2015) Bristol – Myers Squibb's Opdivo(nivolumab) receives expanded FDA approval in previously – treated metastatic non – small cell lung cancer(NSCLC),offering improved survival to more patients. Available at http://news. bms. com/press – release/bristol – myers – squibbs – opdivo – nivolumab – receives – expanded – fda – approval – previously – treat. Accessed 31 Mar 2016

70. Food and Drug Administration(2015) PD – L1 IHC 22C3 pharmDx. In:Premarket Approval(PMA). Availa-

ble at http://www. accessdata. fda. gov/scripts/cdrh/cfdocs/cfTopic/pma/pma. cfm? num = P150025. Accessed 31 Mar 2016

71. Vansteenkiste J,Fehrenbacher L,Spira AI,et al Atezolizumab monotherapy versus docetaxelin 2 L/3 L non – small cell lung cancer：Primary analysis for efficacy,safety,and predictive biomarkers from a randomized Phase Ⅱ study(POPLAR). European Cancer Congress annual meeting 2015. Abstract number 14LBA

72. Besse B,Johnson ML,Janne PA,et al Phase Ⅱ,single – arm trial(BIRCH) of atezolizumab as first – line or subsequent therapy for locally advanced or metastatic PD – L1 selected non – small cell lung cancer(NSCLC). European Cancer Congress 2015 annual meeting. Abstract number 16LBA

73. Rizvi NA,Brahmer JR,Ou S – HI et al(2015) Safety and clinical activity of MEDI4736,an anti – programmed cell death – ligand 1(PD – L1) antibody,in patients with non – small cell lung cancer(NSCLC). J Clin Oncol 33(S1):8032

74. Ramalingam S(2015) Immune checkpoint inhibitors：the dawn of a new era for lung cancer therapy. Available at http://www. ascopost. com/issues/august – 25 – 2015/immune – checkpoint – inhibitors – the – dawn – of – a – new – era – for – lung – cancer – therapy/. Accessed 31 Mar 2016

75. Food and Drug Administration(2015) A blueprint proposal for companion diagnostic comparability. Available at http://www. fda. gov/downloads/MedicalDevices/NewsEvents/WorkshopsConferences/UCM439440. pdf. Accessed 31 Mar 2016

76. Hirsch FR(2015) IASLC：PDL – 1 CHARACTERIZATION PROJECT("PCPStudy"). Available at http://www. fda. gov/downloads/MedicalDevices/NewsEvents/WorkshopsConferences/UCM439878. pdf. Accessed 31 Mar 2016

77. Food and Drug Administration(2016) A list of cleared or approved companion diagnostic devices(in vitro and imaging tools). Available at http://www. fda. gov/medicaldevices/productsandmedicalprocedures/invitrodiagnostics/ucm301431. htm. Accessed 31 Mar 2016

78. Blumenthal G：The looming PD1/PDL1 storm：CDER oncology perspective：complexities in personalized medicine：harmonizing companion diagnostics across a class of targeted therapies,March 24,2015. Available at http://www. fda. gov/downloads/MedicalDevices/NewsEvents/WorkshopsConferences/UCM439878. pdf. Accessed 31 Mar 2016

79. Gettinger SN,Shepherd FA,Antonia SJ,et al(2014) First – line nivolumab(anti – PD – 1；BMS – 936558,ONO – 4538) monotherapy in advanced NSCLC：safety,efficacy,and correlation of outcomes with PD – L1 status. J Clin Oncol 32：5 s,(suppl；abstr 8024)

80. F. Hoffmann – La Roche,Ltd. (2015) Media release：two positive studies of Roche's investigational cancer immunotherapy atezolizumab in specific type of lung cancer presented at 2015European Cancer Congress,September 27,2015. Available at http://www. roche. com/med – cor – 2015 – 09 – 27 – e. pdf. Accessed 31 Mar 2016

第 2 篇

治 疗

第8章

小细胞肺癌及分子靶向治疗

Shunichiro Iwasawa

摘要

　　小细胞肺癌(SCLC)是肺癌的主要病理类型之一。绝大多数 SCLC 患者在经过含铂化疗的标准治疗后仍无法治愈,预后极差。SCLC 的基因组学特征仍未被完全阐明,导致其在分子靶向治疗的开发上远远落后于非小细胞肺癌。然而,测序技术的发展使得发现治疗 SCLC 的潜在靶点成为可能。

　　一些研究尝试对 SCLC 患者进行了各种分子靶向治疗。一些分子靶向药物显示出良好的耐受性,但在大型临床研究中尚未被证明可以给患者带来生存获益。而且不幸的是,迄今为止还没有批准用于 SCLC 的分子靶向剂。近年来,免疫检查点抑制剂也作为新的有前途的治疗药物出现在 SCLC 中。

　　这些新的方法有望改善临床结果。在本章中,我们将讨论 SCLC 分子靶向治疗的现有资料和未来方向。

关键词

　　小细胞肺癌(SCLC);化疗;分子靶向治疗;免疫检查点抑制剂;突变

8.1　引言

　　小细胞肺癌（SCLC）是肺癌的主要病理类型之一,约占全世界所有肺癌病例的 15%[1,2]。SCLC 的侵袭性生物学行为导致了很高的晚期诊断率、复发和死亡率。SCLC 的 5

S. Iwasawa(✉)

Department of Medical Oncology, Graduate School of Medicine, Chiba University,

1 - 8 - 1 Inohana, Chuo - ku, Chiba 260 - 8677, JAPAN

e - mail：iwasawas@ chiba - u. jp

年生存率仅为 3.5% ~ 6.8%[3,4]。自从 1960 年代环磷酰胺化疗显示出优于最佳支持性治疗的生存获益[5]，化疗便在 SCLC 的治疗中开始发挥重要作用。对于局限期（LD）的患者，同步放化疗是标准治疗，中位生存时间为 24 个月[1,6,7]。此外，预防性全脑放疗（PCI）在放化后获得完全缓解的患者中提高了总体生存率[8,9]。而对于广泛期（ED）的患者，化疗是唯一的标准治疗方案。以铂类为基础的化疗，包括依托泊苷或伊立替康，其中位生存时间为 8 ~ 13 个月[10,11]。虽然这些治疗方法已经确认有效，但大多数 SCLC 患者仍然不能被治愈。研究者们已经开展了许多研究试图改变这种情况。然而，在过去的十年中，只取得了微小的进步。在 SCLC 的治疗上，化疗似乎已经触到了天花板。

像其他类型的癌症一样，人们认为 SCLC 的分子靶向治疗具有解决这个挑战性问题的潜力。在确定治疗 SCLC 的一些有前景的靶点的基础上，研究者们开展了临床试验，对各种类型的分子靶向治疗进行评价。虽然目前还没有分子靶向药物被批准用于 SCLC 的治疗，但是新的药物有望改善临床结果。

8.2 SCLC 的分子靶向治疗

SCLC 是突变率最高的肿瘤之一。长期吸烟是 SCLC 的主要危险因素，可导致突变和致癌性的积累[12]。复杂的基因组结构使得研究人员很难识别关键的驱动突变。因此，SCLC 在分子靶向治疗的发展上明显落后于非小细胞肺癌（NSCLC）。

由于手术切除率低以及肿瘤组织的不足，很少有 SCLC 的全基因组研究[13]。一项研究对 110 例 SCLC 患者进行了测序，发现作为肿瘤抑制基因的 TP53 和 Rb1，在几乎所有病例中均失活，而 BRAF、KIT19 和 PIK3CA 突变在多个病例中被发现[14]。此外，25% 的病例观察到 NOTCH 家族基因的失活突变。这些基因改变可能是治疗 SCLC 的新的潜在靶点。

免疫疗法是癌症研究的一个活跃领域，并显示出巨大的前景。近年来，免疫检查点抑制剂对晚期 NSCLC 患者的生存获益已得到证实[15,16]。一些以 PD - 1 和 PD - L1 为靶点的免疫检查点抑制剂现已用于临床，并在 SCLC 中进行了评价。多项研究对 SCLC 患者进行了多种类型的分子靶向治疗，并仍在继续进行积极的临床评估，详见下文。

8.2.1 血管生成

8.2.1.1 抗 VEGF 药物

血液供应对于癌细胞的发育和生长是必不可少的，而血管生成是癌症发展的必要过程[17]。SCLC 的血管化程度高,且已表明血清血管内皮生长因子(VEGF)水平的升高与预后不良有关[18,19]。靶向 VEGF 的治疗被认为是 SCLC 治疗的潜在有效候选药物。

表 8.1 列出了靶向血管生成的研究药物。

表 8.1　SCLC 中的血管生成靶向药物

靶点	药物	研究期别	结果	参考文献
VEGF - A	贝伐单抗	II	有希望	[20]
		II	有希望	[21]
		II	PFS 阳性,但 OS 无获益	[40]
VEGFR - 1,VEGFR - 2,VEGFR - 3	西地他尼	II	阴性	[23]
VEGFR,EGFR,RET	万地他尼	II	阴性	[24]
VEGFR - 2,VEGFR - 3,PDGFR,BRAF,KIT,FLT3,RET	索拉非尼	II	阴性	[25]
VEGFR - 1,VEGFR - 2,VEGFR - 3,PDGFR,KIT,FLT3,RET,CSF - 1R	舒尼替尼	II	阴性	[26]
		II	有希望	[27]
		II	PFS 阳性	[28]
VEGF - A,B	阿柏西普	II	仅在铂类无效的患者中取得 PFS 阳性结果	[30]
VEGFR,EGFR,RET	沙利度胺	III	阴性	[32]
		III	阴性	[33]
MMPs	马立马司他	II	阴性	[36]

VEGF:血管内皮生长因子;VEGFR:VEGF 受体;EGFR:表皮生长因子;PDGFR:血小板源性生长因子受体;CSF - 1R:集落刺激因子 1 受体;MMPs:基质金属蛋白酶

贝伐单抗

贝伐单抗是针对 VEGF - A 的人源化 IgG1 单克隆抗体,在 VEGF 靶向药物中显示出的结果最有希望。虽然这种药物与基于铂类的化疗联合应用已经在 3 项 II 期研究中进行了探索,但结果存在争议。

一项单臂的 II 期研究,东部肿瘤协作组(ECOG)3501 报告了在标准顺铂和依托泊苷(EP)方案中加入贝伐单抗,随后应用贝伐单抗维持治疗,与没有使用贝伐单抗的 EP 方案相比,PFS 和 OS 得到改善:ORR 为 63.5%,6 个月 PFS 率为 30.2%,中位 PFS 4.7 个月,中位 OS 10.9 个月[20]。另一项联合贝伐单抗和卡铂及伊立替康的单臂 II 期研究报告了更有希望的结果,ORR 为 84% ,中位 OS 为 12.1 个月[21]。一项随机 II 期 SALUTE 研究显示,在顺铂或卡铂联合依托泊苷方案中加入贝伐单抗可改善 PFS(5.5 vs 4.4 个月;HR:0.53;95% CI 0.32~0.86),毒副作用也可以接受,但未能改善 OS(9.4 vs 10.9 个月,HR:1.16;95% CI 0.66~2.04)[22]。

西地拉尼

西地拉尼是 VEGF 受体(VEGFR)1、2 和 3 的有效及选择性的抑制剂。西地拉尼用于 SCLC 二线治疗的单臂 II 期研究报告,25 例中有 9 例患者病情稳定,但均无客观缓解[23]。

万地他尼

万地他尼是一种多靶点激酶抑制剂,主要抑制 VEGFR、表皮生长因子受体(EGFR)和 RET - 酪氨酸激酶。一项随机 II 期研究(NCIC CTG BR.20)试验了在铂类化疗伴或不伴放疗后有疗效客观缓解,随后以万地他尼作为维持治疗,是否可以改善 PFS[24]。结果显示万地他尼未能延长 PFS,但在计划的亚组分析中,使用万地他尼治疗的局限期(LD)患者具有更长的 OS 的趋势(HR:0.45;$P = 0.07$)。

索拉非尼

索拉非尼是 VEGFR - 2、VEGFR - 3、血小板源性生长因子受体(PDGFR)、BRAF、KIT、FLT3 和 RET 的多靶点激酶抑制剂。一项单臂 II 期研究(SWOG 0435)评估了索拉非尼对既往接受过铂类为基础化疗的 SCLC 患者的疗效和安全性[25]。由于结果令人失望,单药索拉非尼不推荐用于 SCLC 的治疗。

舒尼替尼

舒尼替尼是 VEGFR - 1、VEGFR - 2、VEGFR - 3、PDGFR、KIT、FLT3、RET 和集落刺激因子 1 受体(CSF - 1R)的多靶点激酶抑制剂。一项单臂 II 期研究评价了索拉非尼在既往接受过治疗的 SCLC 患者中的疗效和安全性[26]。然而疗效令人失望:ORR 为 9%(95% CI 1%~28%),中位 PFS 为 1.4 个月(95% CI 1.1~1.7),中位 OS 为 5.6 个月(95% CI 3.5~7.7)。此外,大多数患者不能耐受舒尼替尼。另一项单臂 II 期研究评价舒尼替尼作为卡铂联合伊立替康方案化疗后的维持治疗在广泛期 SCLC 患者的疗效和安全性[27]。舒尼替尼耐受性良好,1 年 OS 为 54%,中位进展时间为 7.6 个月,显示了令人鼓舞的结果。

一项随机 II 期研究(CALGB 30504,ALLIANCE)同样评估了舒尼替尼在顺铂联合依托泊苷方案化疗后维持治疗的疗效。与安慰剂相比,舒尼替尼显著改善 PFS(2.1 vs 3.7 个月;

HR:1. 62;95% CI 1. 02 ~ 2. 60,$P=0.02$)[28]。该结果支持舒尼替尼可在维持治疗的情况下使用,值得进一步研究。

阿柏西普

阿柏西普是一种重组融合蛋白,由来自人 VEGFR - 1 和 VEGFR - 2 胞外域的 VEGF 结合部分组成,与人 IgG1 免疫球蛋白的 Fc 部分融合。该药物作为可溶性诱饵受体,通过靶向 VEGF - A 和 VEGF - B 抑制血管生成[29]。一项随机 Ⅱ 期研究(S0802)评估了阿柏西普联合拓扑替康治疗复治 SCLC 患者的疗效[30]。结果显示阿柏西普仅对铂类抗拒性 SCLC 患者的 3 个月 PFS 有改善作用(27% *vs* 10%;$P=0.02$),但毒性增加。在拓扑替康中加入阿柏西普并不能改善 OS。

沙利度胺

沙利度胺是一种谷氨酸衍生物,通过抑制关键血管生成基因、下调 VEGF 和碱性成纤维细胞生长因子[31,32]来抑制血管生成,但其机制尚不完全清楚。有两项 Ⅲ 期研究评价了沙利度胺治疗 SCLC 患者的疗效。一项 Intergroup Ⅲ 期研究(FNCLCC cleo04 IFCT 00 – 01)未能显示诱导化疗后在以铂类为基础的化疗中加入沙利度胺的生存益处(中位 OS 11. 7 *vs* 8. 7 个月;HR 0. 74;95% CI 0. 49 ~ 1. 12,$P=0.16$),但在探索性分析中发现能为 PS 为 1 或 2 的患者带来一些益处(HR:0. 59;95% CI 0. 37 ~ 0. 92,$P=0.02$)[32]。此外,与安慰剂组相比,沙利度胺组感觉神经病变的发生率更高(分别为 33% 和 12%)。另一项 Ⅲ 期试验评价了沙利度胺联合卡铂和依托泊苷化疗[33]。该研究也没有达到 OS 的主要终点(10. 5 *vs* 10. 1 个月;HR =1. 09;95% CI 0. 93 ~ 1. 27,$P=0.28$),而沙利度胺增加了血栓事件的风险。

8. 2. 1. 2　MMP 抑制剂

基质金属蛋白酶(MMP)是一类重塑细胞外基质的分泌蛋白。重塑过程对于生理事件是必需的,例如创伤修复、生物体的生长和发育以及免疫应答的介导。MMP 已被证明对血管生成和细胞迁移有贡献,并且发现在人类癌症中调节失调[34]。MMP 的过度表达与 SCLC 预后不良有关[35]。因此,MMP 被认为是 SCLC 治疗的潜在靶点。

马立马司他

马立马司他是一种广谱 MMP 抑制剂。一项 Ⅲ 期试验评价了该药物作为 SCLC 患者铂类化疗后维持治疗的疗效[36]。结果显示马立马司他未能提高生存率(中位 PFS,4. 3 *vs* 4. 4

个月;HR = 0. 977;95% CI 0. 807 ~ 1. 184,P = 0. 81;中位 OS,9. 3 vs 9. 7 个月;HR = 1. 013;95% CI 0. 831 ~ 1. 235,P = 0. 90),并对生活质量有负面影响。

8.2.2　增殖信号通路

表 8.2 中列出了靶向增殖信号通路的研究药物。

表 8.2　SCLC 中增殖信号通路靶向药物

靶点	药物	研究期别	结果	参考文献
KIT,PDGFR,BCR – ABL	伊马替尼	Ⅱ	阴性	[38]
		Ⅱ	阴性	[39]
		Ⅱ	阴性	[40]
		Ⅱ	阴性	[41]
KIT,SRC,BCR – ABL	达沙替尼	Ⅱ	阴性	[42]
EGFR	吉非替尼	Ⅱ	阴性	[43]
MET	利洛单抗	Ⅰb/Ⅱ	进行中	NCT00791154
IGF – 1R	Ganitumab	Ⅰb/Ⅱ	进行中	NCT00791154
mTOR	替西罗莫司	Ⅱ	阴性	[47]
	依维莫司	Ⅱ	阴性	[48]
SHH	维莫德吉	Ⅱ	阴性	[50]
NOTCH	泰来西单抗	Ⅰb/Ⅱ	进行中	[52]NCT01859741

PDGFR:血小板源性生长因子受体;EGFR:表皮生长因子受体;IGF – 1R:胰岛素样生长因子 1 受体;SHH:音猬因子

8.2.2.1　c – KIT

c – KIT(CD117)是一种跨膜酪氨酸激酶受体,它在造血、精子发生、黑色素生成和癌变中起重要作用,并在 SCLC 中过度表达[37]。有观点认为 c – KIT 可能是 SCLC 治疗的潜在靶点。

伊马替尼

伊马替尼是 KIT、PDGFR 和 BCR – ABL 的多靶点激酶抑制剂。伊马替尼治疗 SCLC 的 4

项 Ⅱ 期研究均未显示出有希望的结果。一项单臂研究使用伊马替尼 600 mg,每日一次,结果显示 19 例患者没有客观缓解,其中 4 例(21%)检测到 KIT 受体[38]。而另一项单臂 Ⅱ 期研究使用大剂量伊马替尼治疗 KIT 受体表达患者,结果也未能显示其抗肿瘤活性[39]。在另外两个 Ⅱ 期研究中,尽管选择了 c - KIT 受体表达的患者,但伊马替尼仍未能显示任何临床效果[40,41]。

达沙替尼

达沙替尼是 KIT、SRC 和 BCR - ABL 的多靶点激酶抑制剂。SRC 在神经肽诱导的肿瘤细胞增殖中起重要作用,并在 SCLC 中过表达。一项单臂 Ⅱ 期研究在复治的 SCLC 患者中使用达沙替尼进行治疗[42],由于达沙替尼未达到有效标准,研究被提前终止。

8.2.2.2　EGFR

吉非替尼是唯一的在 Ⅱ 期研究中使用过的 EGFR 靶向药物,而 EGFR 被认为在 SCLC 中并没有过量表达。在一项单臂 Ⅱ 期研究中,复治的 19 名患者没有客观缓解[43]。

8.2.2.3　MET

MET 参与介导肿瘤发生、细胞运动、扩散和侵袭。一项临床前研究显示,在 SCLC 中检测到 MET 中功能增益突变[44]。这提示 MET 信号在 SCLC 的细胞骨架功能及转移中起重要作用,可能是 SCLC 的治疗靶点。

利洛单抗是一种抗人肝细胞生长因子(HGF)抑制 MET 通路的人单克隆抗体,目前正在进行一项联合铂类化疗的 Ⅰ / Ⅱ 期研究(NCT00791154)。

8.2.2.4　IGF - R

胰岛素样生长因子 1 受体(IGF - 1R)信号通路通过 Ras/丝裂原活化蛋白激酶(MAPK)途径和磷酸肌醇 3 激酶/蛋白激酶 B(PI3K/AKT)途径促进细胞分化和增殖[45]。

Ganitumab 是一种抗 IGF - 1R 的人类单克隆抗体,目前正在进行联合铂类化疗的 Ⅰ / Ⅱ 期研究(NCT00791154)。

8.2.2.5　mTOR

雷帕霉素(mTOR)是哺乳动物体内普遍存在的一种蛋白激酶,是 PI3K/AKT 途径的关键调控因子,参与细胞周期调控。该通路调节细胞生长、增殖、血管生成和其他细胞端点所必需的蛋白质合成,并涉及越来越多的病理途径,包括癌症[46]。因此,mTOR 被认为是抗肿瘤治疗的一个有吸引力的靶点。

替西罗莫司

替西罗莫司是 mTOR 的特异性抑制剂,抑制调节肿瘤细胞增殖、生长和存活的蛋白质的合成。一项 Ⅱ 期研究评估了替西罗莫司作为 SCLC 患者铂类化疗后有效的维持治疗的疗效[47]。研究表明,替西罗莫司似乎不能改善 PFS。

依维莫司

依维莫司是一种新型的大环内酯类药物,其作为免疫抑制剂和抗癌药物具有潜在强大的抗增殖作用。一项单臂 Ⅱ 期研究评估了依维莫司对复治 SCLC 患者的疗效和安全性[48]。研究表明依维莫司耐受性良好,但抗肿瘤活性有限,客观缓解率(ORR)为 3%,疾病控制率(DCR)为 23%。PFS 和 OS 的平均值分别为 1.4 个月和 5.5 个月。

8.2.2.6　音猬因子

音猬因子(Sonic hedgehog,SHH)通路在气道上皮细胞的胚胎发生和稳态中起重要作用。SHH 通路的激活被认为是 SCLC 发生发展的过程[49]。

维莫德吉与跨膜蛋白 Smoothened(SMO)结合,抑制 SHH 途径。一项随机 Ⅱ 期研究(E1508)评估了维莫德吉对 SCLC 患者的疗效,并表明在基于铂类的化疗方案中添加维莫德吉对 PFS 和 OS 没有显著改善[50]。

8.2.2.7　NOTCH

NOTCH 通路介导肿瘤干细胞的自我复制、增殖和分化[51]。一项对 110 例 SCLC 患者的测序研究表明,25% 的患者存在 NOTCH 家族基因失活突变[14]。这些基因改变可能是 SCLC 治疗新的潜在靶点。泰来昔单抗是一种抗 NOTCH2 和 NOTCH3 的人单克隆 IgG2 抗体。一项 Ⅰb/Ⅱ 期随机对照研究以泰来昔单抗(PINNACLE)联合铂类为基础的化疗作为一线治疗。在研究 Ⅰb 阶段,泰来昔单抗耐受性良好,并且显示出了良好的抗肿瘤活性[52](NCT01859741)。

其他类型的分子靶向药列于表 8.3。

表 8.3　在 SCLC 中应用的其他分子靶向药物

靶点	药物	研究期别	结果	参考文献
HDACs	伏立诺他	I / II	进行中	NCT00702962
	贝立司他	I	进行中	NCT00926640
Bcl－2	奥利默森	II	阴性	[58]
Bcl－2	奥巴克拉	II	阴性	[59,60]
Bcl－2	Navitoclax	II	阴性	[61]
Bcl－2	Gossypol	I / II	阴性	[62,63]
Proteasome	硼替佐米	II	阴性	[64]
P－gp,MRP－1	Biricodar	II	阴性	[66]
CTLA－4	伊匹单抗	II	有希望	[67]
		II	进行中	NCT01330525
		III	进行中	NCT01450761
PD－1	纳武单抗	I / II	有希望	[68]

　　HDACs:组蛋白去乙酰化酶;P－gp:P－糖蛋白;MRP－1:多药耐药蛋白 1;CTLA－4:细胞毒性 T 淋巴细胞抗原 4;PD－1:程序性细胞死亡－1

8.2.3　DNA 损伤修复

　　组蛋白去乙酰化酶(HDACs)调节许多与癌细胞发生和增殖相关的蛋白质的表达和活性,同时在正常细胞中受到严格控制[53]。一些研究表明 HDAC 抑制剂对 SCLC 细胞株具有细胞毒性作用[54,55]。一些 HDAC 抑制剂,包括伏立诺司特和贝利诺司他,目前正在进行临床研究(NCT00702962,NCT00926640)评估。

8.2.4　凋亡调控

8.2.4.1　Bcl－2

　　Bcl－2 家族蛋白调节所有主要类型的细胞死亡,包括凋亡、坏死和自噬。Bcl－2 的过表达已被证明能够抑制多种刺激诱导的细胞死亡,包括生长因子剥夺、缺氧和氧化应激,从而导致化疗耐药[56]。此外,据报道,Bcl-2 在 SCLC 中过表达[57]。一些靶向 Bcl-2 家族的药物已经在临床研究中进行了评价。

奥利默森是一段 Bcl-2 mRNA 的反义寡核苷酸,也是在 SCLC 中评估的第一种抗 Bcl-2 药物。一项随机 Ⅱ期临床研究采用奥利默森(CALGB 30103)联合卡铂和依托泊苷方案作为一线治疗[58]。然而,结果令人失望。接受奥利默森治疗组 1 年生存率为 24%(95% CI 12%~40%),未接受奥利默森治疗组 1 年生存率为 47%(95% CI 21%~73%)。无失败生存率(1.79;$P=0.07$)和总生存率(2.13;$P=0.02$)的风险比提示接受奥利默森治疗的病人预后更差。

此外,研究者还对拮抗 Bcl-2 家族前体蛋白的小分子 BH3 模拟物和 Bcl-2 抑制剂进行了临床研究。甲磺酸奥巴克拉已经在两项 Ⅱ期研究中进行了评估。该药物耐受性良好,但疗效不佳,未能显著改善 ORR、PFS 或 OS[59,60]。Navitoclax 在一项单臂 Ⅱ期研究中用于治疗经治的 SCLC 患者[61]。研究表明 Navitoclax 的抗肿瘤活性有限,ORR 为 2.6%。棉酚,一种泛 Bcl-2 家族蛋白抑制剂,已经在两项早期研究中被评估[62,63]。该药物耐受性良好,但对 SCLC 患者无抗肿瘤活性。

8.2.4.2 泛素-蛋白酶体系统

泛素-蛋白酶体途径控制蛋白质的量,如核因子-κB(NF-κB),并调节细胞的死亡和存活。NF-κB 在多种细胞类型中促进肿瘤细胞存活和抵抗治疗,调节 Bcl-2 的表达。硼替佐米是一种蛋白酶体抑制剂,降低生存因子,如 NF-κB、Akt 和 Bcl-2 的活性。硼替佐米作为单药治疗复治 SCLC 患者的一项 Ⅱ期试验未能证明其有效[64]。

8.2.5 多药耐药性

尽管 SCLC 对初始化疗高度敏感,但该病常常复发并获得化疗耐药表型。多药耐药(MDR)因子包括编码 P-糖蛋白(P-gp)和多药耐药相关蛋白(MRP-1)的基因。它们都通过三磷酸腺苷依赖的细胞外转运来阻止某些化疗药物的积累。有研究报道 MRP-1 基因在 SCLC 化疗前后均有表达[65]。MRP-1 基因表达与生存不良和化疗无效相关。因此,通过 P-gp 或 MRP-1 靶向 MDR 的药物可以为耐化疗药的 SCLC 患者提供临床益处。

Biricodar 是一种多药耐药抑制剂,作用于 P-gp 和 MRP-1。一项单臂 Ⅱ期研究评估了 biricodar 联合化疗治疗一线化疗后复发的 SCLC 患者的疗效和安全性[66]。在化疗中加入

biricodar 并不显著提高抗肿瘤活性或存活率,且增加了血液毒性。这项研究被提前终止。

8.2.6　免疫检查点抑制剂

免疫疗法是癌症研究中最活跃的领域之一,在各种癌症中显示出巨大的前景。包括细胞毒性 T 淋巴细胞抗原 4(CTLA - 4)和程序性细胞死亡 - 1(PD - 1)在内的 T 细胞活化已被作为癌症治疗的靶点得以研究。一些以 CTLA - 4 和 PD - 1 为靶点的免疫检查点抑制剂现在正在临床应用,并且已经在 SCLC 中进行了评估。

一项随机 Ⅱ 期研究入组了未经化疗的 ED SCLC 患者[67]。伊匹单抗被应用于两种治疗方案中:同时使用伊匹单抗(伊匹单抗 + 紫杉醇/卡铂,接着是安慰剂 + 紫杉醇/卡铂)或分阶段使用伊匹单抗(安慰剂 + 紫杉醇/卡铂,接着是伊匹单抗 + 紫杉醇/卡铂)。主要终点是免疫相关无进展生存期(irPFS,从开始治疗到免疫相关性疾病进展或死亡的时间)。虽然没有观察到 PFS 和 OS 的改善,但分阶段应用伊匹单抗(而不是同时应用伊匹单抗)较对照组改善了 irPFS(6.4 *vs* 5.3 个月;HR,0.64;95% CI 0.40 ~ 1.02,P = 0.03)。但本研究的不足之处在于紫杉醇/卡铂方案不是 SCLC 的标准化疗方案。

一项使用单药纳武单抗和纳武单抗联合伊匹单抗(CheckMate 032)的 Ⅰ/Ⅱ 期研究显示了在复治的 SCLC 患者中具有疗效持久、安全性可控的有希望的结果[68]。客观反应范围为10% ~ 33%。

[最近发表的一项双盲、安慰剂对照 Ⅲ 期随机对照研究(IMpower133),入组患者均为初治广泛期 SCLC。采用阿特珠单抗或安慰剂联合伊托泊苷和卡铂诱导化疗 4 周期后继续采用阿特珠单抗或安慰剂维持治疗直到出现不可耐受毒性或疾病进展。结果显示阿特珠单抗组和安慰剂组中位 OS 分别为 12.3 个月、10.3 个月(HR:0.7,95% CI 0.54 ~ 0.91,P = 0.007),中位 PFS 分别为 5.2 个月、4.3 个月(HR:0.77,95% CI 0.62 ~ 0.96,P = 0.02)[69](译者注)。]

正在进行的其他临床研究:

Ⅱ 期研究:在卡铂和伊托泊苷化疗中加入伊匹单抗治疗广泛期小细胞肺癌(NCT01331525)。

Ⅲ 期研究:在广泛期小细胞肺癌(ED SCLC)患者中,比较伊匹单抗联合依托泊苷和铂类治疗或单纯依托泊苷和铂类治疗(NCT01450761)。

8.3　小结

大多数接受了标准含铂类化疗方案治疗的 SCLC 患者仍无法被治愈,预后差。为了克服这种情况,研究者对 SCLC 患者进行了多种分子靶向治疗的研究。一些分子靶向药物显示出良好的有效性及耐受性,但尚未在大型临床研究中证明其对生存的获益。遗憾的是,迄今为止还没有批准用于 SCLC 的分子靶向药物。

SCLC 具有复杂的突变特征,这主要是由吸烟引起。基因组学特征尚未完全阐明,导致 SCLC 在分子靶向治疗的发展上明显落后于 NSCLC。尽管 SCLC 很少通过外科手术切除,并且可用的肿瘤组织样本十分有限,但是测序技术的发展使得研究者能够利用 SCLC 的非手术样本识别潜在的治疗靶点。此外,新兴的免疫疗法有望为 SCLC 的治疗提供一个模式的转变。这些新方法有望改善临床结果。

参考文献

1. Jackman DM, Johnson BE(2005) Small – cell lung cancer. Lancet 366(9494):1385 – 1396. doi:10.1016/S0140 – 6736(05)67569 – 1

2. Govindan R, Page N, Morgensztern D, Read W, Tierney R, Vlahiotis A, Spitznagel EL, Piccirillo J(2006) Changing epidemiology of small – cell lung cancer in the United States over the last 30 years: analysis of the surveillance, epidemiologic, and end results database. J Clin Oncol 24 (28): 4539 4544. doi:10.1200/JCO.2005.04.4859

3. Lassen U, Osterlind K, Hansen M, Dombernowsky P, Bergman B, Hansen HH(1995) Long – term survival in small – cell lung cancer: posttreatment characteristics in patients surviving 5 to 18 + years – an analysis of 1,714 consecutive patients. J Clin Oncol 13(5):1215 – 1220

4. Shepherd FA, Crowley J, Van Houtte P, Postmus PE, Carney D, Chansky K, Shaikh Z, Goldstraw P(2007) The International Association for the Study of Lung Cancer lung cancer staging project: proposals regarding the clinical staging of small cell lung cancer in the forthcoming(seventh) edition of the tumor, node, metastasis classification for lung cancer. J Thorac Oncol 2(12):1067 – 1077. doi:10.1097/JTO.0b013e31815bdc0d

5. Green RA, Humphrey E, Close H, Patno ME(1969) Alkylating agents in bronchogenic carcinoma. Am J Med 46(4):516 – 525

6. Turrisi AT 3rd, Kim K, Blum R, Sause WT, Livingston RB, Komaki R, Wagner H, Aisner S, Johnson DH(1999)

Twice – daily compared with once – daily thoracic radiotherapy in limited small – cell lung cancer treated concurrently with cisplatin and etoposide. N Engl J Med 340（4）：265 – 271. doi：10. 1056/NEJM199901283400403

7. Janne PA，Freidlin B，Saxman S，Johnson DH，Livingston RB，Shepherd FA，Johnson BE（2002）Twenty – five years of clinical research for patients with limited – stage small cell lung carcinoma in North America. Cancer 95（7）：1528 – 1538. doi：10. 1002/cncr. 10841

8. Auperin A，Arriagada R，Pignon JP，Le Pechoux C，Gregor A，Stephens RJ，Kristjansen PE，Johnson BE，Ueoka H，Wagner H，Aisner J（1999）Prophylactic cranial irradiation for patients with small – cell lung cancer in complete remission. Prophylactic Cranial Irradiation Overview Collaborative Group. N Engl J Med 341（7）：476 – 484. doi：10. 1056/NEJM199908123410703

9. Slotman B，Faivre – Finn C，Kramer G，Rankin E，Snee M，Hatton M，Postmus P，Collette L，Musat E，Senan S （2007）Prophylactic cranial irradiation in extensive small – cell lung cancer. N Engl J Med 357（7）：664 – 672. doi：10. 1056/NEJMoa071780

10. Roth BJ，Johnson DH，Einhorn LH，Schacter LP，Cherng NC，Cohen HJ，Crawford J，Randolph JA，Goodlow JL，Broun GO et al（1992）Randomized study of cyclophosphamide，doxorubicin，and vincristine versus etoposide and cisplatin versus alternation of these two regimens in extensive small – cell lung cancer：a phase Ⅲ trial of the Southeastern Cancer Study Group. J Clin Oncol 10（2）：282 – 291

11. Noda K，Nishiwaki Y，Kawahara M，Negoro S，Sugiura T，Yokoyama A，Fukuoka M，Mori K，Watanabe K，Tamura T，Yamamoto S，Saijo N（2002）Irinotecan plus cisplatin compared with etoposide plus cisplatin for extensive small – cell lung cancer. N Engl J Med 346（2）：85 – 91. doi：10. 1056/NEJMoa003034

12. Hecht SS（2002）Cigarette smoking and lung cancer：chemical mechanisms and approaches to prevention. Lancet Oncol 3（8）：461 – 469

13. Semenova EA，Nagel R，Berns A（2015）Origins，genetic landscape，and emerging therapies of small cell lung cancer. Genes Dev 29（14）：1447 – 1462. doi：10. 1101/gad. 263145. 115

14. George J，Lim JS，Jang SJ，Cun Y，Ozretic L，Kong G，Leenders F，Lu X，Fernandez – Cuesta L，Bosco G，Muller C，Dahmen I，Jahchan NS，Park KS，Yang D，Karnezis AN，Vaka D，Torres A，Wang MS，Korbel JO，Menon R，Chun SM，Kim D，Wilkerson M，Hayes N，Engelmann D，Putzer B，Bos M，Michels S，Vlasic I，Seidel D，Pinther B，Schaub P，Becker C，Altmuller J，Yokota J，Kohno T，Iwakawa R，Tsuta K，Noguchi M，Muley T，Hoffmann H，Schnabel PA，Petersen I，Chen Y，Soltermann A，Tischler V，Choi CM，Kim YH，Massion PP，Zou Y，Jovanovic D，Kontic M，Wright GM，Russell PA，Solomon B，Koch I，Lindner M，Muscarella LA，la Torre A，Field JK，Jakopovic M，Knezevic J，Castanos – Velez E，Roz L，Pastorino U，Brustugun OT，Lund – Iversen M，Thunnissen E，Kohler J，Schuler M，Botling J，Sandelin M，Sanchez – Cespedes M，Salvesen HB，Achter V，Lang U，Bogus M，Schneider PM，Zander T，Ansen S，Hallek M，Wolf J，Vingron M，Yatabe Y，Travis WD，Nurnberg P，Reinhardt C，Perner S，Heukamp L，Buttner R，Haas SA，Brambilla E，Peifer M，Sage J，Thomas RK（2015）Comprehensive genomic proiles of small cell lung cancer. Nature 524（7563）：47 – 53. doi：10. 1038/na-

ture14664

15. Brahmer J,Reckamp KL,Baas P,Crino L,Eberhardt WE,Poddubskaya E,Antonia S,Pluzanski A,Vokes EE, Holgado E,Waterhouse D,Ready N,Gainor J,Aren Frontera O,Havel L,Steins M,Garassino MC,Aerts JG, Domine M,Paz – Ares L,Reck M,Baudelet C,Harbison CT,Lestini B,Spigel DR(2015) Nivolumab versus Docetaxel in advanced squamous – cell non – small – cell lung cancer. N Engl J Med 373(2):123 – 135. doi: 10. 1056/NEJMoa1504627

16. Borghaei H,Paz – Ares L,Horn L,Spigel DR,Steins M,Ready NE,Chow LQ,Vokes EE,Felip E,Holgado E, Barlesi F,Kohlhaul M,Arrieta O,Burgio MA,Fayette J,Lena H,Poddubskaya E,Gerber DE,Gettinger SN,Rudin CM,Rizvi N,Crino L,Blumenschein GR Jr,Antonia SJ,Dorange C,Harbison CT,Graf Finckenstein F, Brahmer JR(2015) Nivolumab versus docetaxel in advanced nonsquamous non – small – cell lung cancer. N Engl J Med 373(17):1627 – 1639. doi:10. 1056/NEJMoa1507643

17. Carmeliet P,Jain RK(2000) Angiogenesis in cancer and other diseases. Nature 407(6801):249 – 257. doi: 10. 1038/35025220

18. Lucchi M,Mussi A,Fontanini G,Faviana P,Ribechini A,Angeletti CA(2002) Small cell lung carcinoma (SCLC):the angiogenic phenomenon. Eur J Cardiothorac Surg 21(6):1105 – 1110

19. Salven P,Ruotsalainen T,Mattson K,Joensuu H(1998) High pre – treatment serum level of vascular endothelial growth factor(VEGF) is associated with poor outcome in small – cell lung cancer. Int J Cancer 79(2):144 – 146

20. Horn L,Dahlberg SE,Sandler AB,Dowlati A,Moore DF,Murren JR,Schiller JH(2009) Phase Ⅱ study of cisplatin plus etoposide and bevacizumab for previously untreated, extensive – stage small – cell lung cancer: Eastern Cooperative Oncology Group Study E3501. J Clin Oncol 27(35):6006 – 6011. doi:10. 1200/ JCO. 2009. 23. 7545

21. Spigel DR,Greco FA,Zubkus JD,Murphy PB,Saez RA,Farley C,Yardley DA,Burris HA 3rd,Hainsworth JD (2009) Phase Ⅱ trial of irinotecan,carboplatin,and bevacizumab in the treatment of patients with extensive – stage small – cell lung cancer. J Thorac Oncol 4(12):1555 – 1560. doi:10. 1097/JTO. 0b013e3181bbc540

22. Spigel DR,Townley PM,Waterhouse DM,Fang L,Adiguzel I,Huang JE,Karlin DA,Faoro L,Scappaticci FA, Socinski MA(2011) Randomized phase Ⅱ study of bevacizumab in combination with chemotherapy in previously untreated extensive – stage small – cell lung cancer:results from the SALUTE trial. J Clin Oncol 29 (16):2215 – 2222. doi:10. 1200/JCO. 2010. 29. 3423

23. Ramalingam SS,Belani CP,Mack PC,Vokes EE,Longmate J,Govindan R,Koczywas M,Ivy SP,Gandara DR (2010) Phase Ⅱ study of Cediranib(AZD 2171),an inhibitor of the vascular endothelial growth factor receptor,for second – line therapy of small cell lung cancer(National Cancer Institute #7097). J Thorac Oncol 5 (8):1279 – 1284. doi:10. 1097/JTO. 0b013e3181e2fcb0

24. Arnold AM,Seymour L,Smylie M,Ding K,Ung Y,Findlay B,Lee CW,Djurfeldt M,Whitehead M,Ellis P,Goss G,Chan A,Meharchand J,Alam Y,Gregg R,Butts C,Langmuir P,Shepherd F,National Cancer Institute of

Canada Clinical Trials Group Study BR (2007) Phase Ⅱ study of vandetanib or placebo in small – cell lung cancer patients after complete or partial response to induction chemotherapy with or without radiation therapy: National Cancer Institute of Canada Clinical Trials Group Study BR. 20. J Clin Oncol 25(27):4278 – 4284. doi:10. 1200/JCO. 2007. 12. 3083

25. Gitlitz BJ, Moon J, Glisson BS, Reimers HJ, Bury MJ, Floyd JD, Schulz TK, Sundaram PK, Ho C, Gandara DR (2010) Sorafenib in platinum – treated patients with extensive stage small cell lung cancer: a Southwest Oncology Group (SWOG 0435) phase Ⅱ trial. J Thorac Oncol 5 (11): 1835 – 1840. doi: 10. 1097/JTO. 0b013e3181f0bd78

26. Han JY, Kim HY, Lim KY, Han JH, Lee YJ, Kwak MH, Kim HJ, Yun T, Kim HT, Lee JS (2013) A phase Ⅱ study of sunitinib in patients with relapsed or refractory small cell lung cancer. Lung Cancer 79(2):137 – 142. doi:10. 1016/j. lungcan. 2012. 09. 019

27. Spigel DR, Greco FA, Rubin MS, Shipley D, Thompson DS, Lubiner ET, Eakle JF, Quinn R, Burris HA, Hainsworth JD (2012) Phase Ⅱ study of maintenance sunitinib following irinotecan and carboplatin as first – line treatment for patients with extensive – stage small – cell lung cancer. Lung Cancer 77(2):359 – 364. doi: 10. 1016/j. lungcan. 2012. 03. 009

28. Ready NE, Pang HH, Gu L, Otterson GA, Thomas SP, Miller AA, Baggstrom M, Masters GA, Graziano SL, Crawford J, Bogart J, Vokes EE (2015) Chemotherapy with or without maintenance sunitinib for untreated extensive – stage small – cell lung cancer: a randomized, double – blind, placebo – controlled phase Ⅱ study – cALGB 30504 (Alliance). J Clin Oncol 33(15):1660 – 1665. doi:10. 1200/JCO. 2014. 57. 3105

29. Holash J, Davis S, Papadopoulos N, Croll SD, Ho L, Russell M, Boland P, Leidich R, Hylton D, Burova E, Ioffe E, Huang T, Radziejewski C, Bailey K, Fandl JP, Daly T, Wiegand SJ, Yancopoulos GD, Rudge JS (2002) VEGF – Trap: a VEGF blocker with potent antitumor effects. Proc Natl Acad Sci U S A 99(17):11393 – 11398. doi:10. 1073/pnas. 172398299

30. Allen JW, Moon J, Redman M, Gadgeel SM, Kelly K, Mack PC, Saba HM, Mohamed MK, Jahanzeb M, Gandara DR (2014) Southwest Oncology Group S0802: a randomized, phase Ⅱ trial of weekly topotecan with and without ziv – aflibercept in patients with platinum – treated small – cell lung cancer. J Clin Oncol 32(23):2463 – 2470. doi:10. 1200/JCO. 2013. 51. 4109

31. D'Amato RJ, Loughnan MS, Flynn E, Folkman J (1994) Thalidomide is an inhibitor of angiogenesis. Proc Natl Acad Sci U S A 91(9):4082 – 4085

32. Pujol JL, Breton JL, Gervais R, Tanguy ML, Quoix E, David P, Janicot H, Westeel V, Gameroff S, Geneve J, Maraninchi D (2007) Phase Ⅲ double – blind, placebo – controlled study of thalidomide in extensive – disease small – cell lung cancer after response to chemotherapy: an intergroup study FNCLCC cleo04 IFCT 00 – 01. J Clin Oncol 25(25):3945 – 3951. doi:10. 1200/JCO. 2007. 11. 8109

33. Lee SM, Woll PJ, Rudd R, Ferry D, O'Brien M, Middleton G, Spiro S, James L, Ali K, Jitlal M, Hackshaw A (2009) Anti – angiogenic therapy using thalidomide combined with chemotherapy in small cell lung cancer: a

randomized, double – blind, placebo – controlled trial. J Natl Cancer Inst 101 (15): 1049 – 1057. doi: 10. 1093/jnci/djp200

34. Cathcart J, Pulkoski – Gross A, Cao J(2015) Targeting matrix metalloproteinases in cancer: bringing new life to old ideas. Genes Dis 2(1):26 – 34. doi:10. 1016/j. gendis. 2014. 12. 002

35. Michael M, Babic B, Khokha R, Tsao M, Ho J, Pintilie M, Leco K, Chamberlain D, Shepherd FA(1999) Expression and prognostic signiicance of metalloproteinases and their tissue inhibitors in patients with small – cell lung cancer. J Clin Oncol 17(6):1802 – 1808

36. Shepherd FA, Giaccone G, Seymour L, Debruyne C, Bezjak A, Hirsh V, Smylie M, Rubin S, Martins H, Lamont A, Krzakowski M, Sadura A, Zee B(2002) Prospective, randomized, double – blind, placebo – controlled trial of marimastat after response to first – line chemotherapy in patients with small – cell lung cancer: a trial of the National Cancer Institute of Canada – Clinical Trials Group and the European Organization for Research and Treatment of Cancer. J Clin Oncol 20(22):4434 – 4439

37. Potti A, Moazzam N, Ramar K, Hanekom DS, Kargas S, Koch M(2003) CD117(c – KIT) over – expression in patients with extensive – stage small – cell lung carcinoma. Ann Oncol 14(6):894 – 897

38. Johnson BE, Fischer T, Fischer B, Dunlop D, Rischin D, Silberman S, Kowalski MO, Sayles D, Dimitrijevic S, Fletcher C, Hornick J, Salgia R, Le Chevalier T(2003) Phase II study of imatinib in patients with small cell lung cancer. Clin Cancer Res 9(16 Pt 1):5880 – 5887

39. Krug LM, Crapanzano JP, Azzoli CG, Miller VA, Rizvi N, Gomez J, Kris MG, Pizzo B, Tyson L, Dunne M, Heelan RT(2005) Imatinib mesylate lacks activity in small cell lung carcinoma expressing c – kit protein: a phase II clinical trial. Cancer 103(10):2128 – 2131. doi:10. 1002/cncr. 21000

40. Dy GK, Miller AA, Mandrekar SJ, Aubry MC, Langdon RM Jr, Morton RF, Schild SE, Jett JR, Adjei AA(2005) A phase II trial of imatinib(ST1571) in patients with c – kit expressing relapsed small – cell lung cancer: a CALGB and NCCTG study. Ann Oncol 16(11):1811 – 1816. doi:10. 1093/annonc/mdi365

41. Schneider BJ, Kalemkerian GP, Ramnath N, Kraut MJ, Wozniak AJ, Worden FP, Ruckdeschel JC, Zhang X, Chen W, Gadgeel SM(2010) Phase II trial of imatinib maintenance therapy after irinotecan and cisplatin in patients with c – Kit – positive, extensive – stage small – cell lung cancer. Clin Lung Cancer 11(4):223 – 227. doi:10. 3816/CLC. 2010. n. 028

42. Miller AA, Pang H, Hodgson L, Ramnath N, Otterson GA, Kelley MJ, Kratzke RA, Vokes EE, Cancer, Leukemia Group B(2010) A phase II study of dasatinib in patients with chemosensitive relapsed small cell lung cancer (Cancer and Leukemia Group B 30602). J Thorac Oncol 5 (3): 380 – 384. doi: 10. 1097/ JTO. 0b013e3181cee36e

43. Moore AM, Einhorn LH, Estes D, Govindan R, Axelson J, Vinson J, Breen TE, Yu M, Hanna NH(2006) Gefitinib in patients with chemo – sensitive and chemo – refractory relapsed small cell cancers: a Hoosier Oncology Group phase II trial. Lung Cancer 52(1):93 – 97. doi:10. 1016/j. lungcan. 2005. 12. 002

44. Ma PC, Kijima T, Maulik G, Fox EA, Sattler M, Grifin JD, Johnson BE, Salgia R(2003) c – MET mutational a-

nalysis in small cell lung cancer: novel juxtamembrane domain mutations regulating cytoskeletal functions. Cancer Res 63(19):6272 – 6281

45. Denduluri SK, Idowu O, Wang Z, Liao Z, Yan Z, Mohammed MK, Ye J, Wei Q, Wang J, Zhao L, Luu HH (2015) Insulin – like growth factor(IGF) signaling in tumorigenesis and the development of cancer drug resistance. Genes Dis 2(1):13 – 25. doi:10. 1016/j. gendis. 2014. 10. 004

46. Laplante M, Sabatini DM(2012) mTOR signaling in growth control and disease. Cell 149(2):274 – 293. doi:10. 1016/j. cell. 2012. 03. 017

47. Pandya KJ, Dahlberg S, Hidalgo M, Cohen RB, Lee MW, Schiller JH, Johnson DH, Eastern Cooperative Oncology G(2007) A randomized, phase Ⅱ trial of two dose levels of temsirolimus(CCI – 779) in patients with extensive – stage small – cell lung cancer who have responding or stable disease after induction chemotherapy: a trial of the Eastern Cooperative Oncology Group(E1500). J Thorac Oncol 2(11):1036 – 1041. doi:10. 1097/ JTO. 0b013e318155a439

48. Tarhini A, Kotsakis A, Gooding W, Shuai Y, Petro D, Friedland D, Belani CP, Dacic S, Argiris A(2010) Phase Ⅱ study of everolimus(RAD001) in previously treated small cell lung cancer. Clin Cancer Res 16(23):5900 – 5907. doi:10. 1158/1078 – 0432. CCR – 10 – 0802

49. Velcheti V, Govindan R(2007) Hedgehog signaling pathway and lung cancer. J Thorac Oncol 2(1):7 – 10. doi:10. 1097/JTO. 0b013e31802c0276

50. Belani CP, Dahlberg SE, Rudin CM, Fleisher M, Chen HX, Takebe N, Velasco MR Jr, Tester WJ, Sturtz K, Hann CL, Shanks JC, Monga M, Ramalingam SS, Schiller JH(2016) Vismodegib or cixutumumab in combination with standard chemotherapy for patients with extensive – stage small cell lung cancer: a trial of the ECOG – ACRIN Cancer Research Group(E1508). Cancer 122(15):2371 – 2378. doi:10. 1002/cncr. 30062

51. Pannuti A, Foreman K, Rizzo P, Osipo C, Golde T, Osborne B, Miele L(2010) Targeting Notch to target cancer stem cells. Clin Cancer Res 16(12):3141 – 3152. doi:10. 1158/1078 – 0432. CCR – 09 – 2823

52. Pietanza MC, Spira AI, Jotte RM, Gadgeel SM, Mita AC, Hart LL, Gluck WL, Chiang AC, Liu SV, Kapoun AM (2015) Final results of phase Ib of tarextumab(TRXT, OMP – 59R5, anti – Notch2/3) in combination with etoposide and platinum(EP) in patients(pts) with untreated extensive – stage small – cell lung cancer(ED – SCLC). In: ASCO annual meeting proceedings, vol 15_suppl, p 7508

53. Glozak MA, Seto E(2007) Histone deacetylases and cancer. Oncogene 26(37):5420 – 5432. doi:10. 1038/ sj. onc. 1210610

54. Luchenko VL, Salcido CD, Zhang Y, Agama K, Komlodi – Pasztor E, Murphy RF, Giaccone G, Pommier Y, Bates SE, Varticovski L(2011) Schedule – dependent synergy of histone deacetylase inhibitors with DNA damaging agents in small cell lung cancer. Cell Cycle 10(18):3119 – 3128. doi:10. 4161/cc. 10. 18. 17190

55. Gray J, Cubitt CL, Zhang S, Chiappori A(2012) Combination of HDAC and topoisomerase inhibitors in small cell lung cancer. Cancer Biol Ther 13(8):614 – 622. doi:10. 4161/cbt. 19848

56. Yip KW, Reed JC(2008) Bcl – 2 family proteins and cancer. Oncogene 27(50):6398 – 6406. doi:10. 1038/

onc. 2008. 307

57. Ikegaki N, Katsumata M, Minna J, Tsujimoto Y (1994) Expression of bcl – 2 in small cell lung carcinoma cells. Cancer Res 54(1):6 – 8

58. Rudin CM, Salgia R, Wang X, Hodgson LD, Masters GA, Green M, Vokes EE (2008) Randomized phase Ⅱ Study of carboplatin and etoposide with or without the bcl – 2 antisense oligonucleotide oblimersen for extensive – stage small – cell lung cancer: CALGB 30103. J Clin Oncol 26 (6): 870 – 876. doi: 10. 1200/ JCO. 2007. 14. 3461

59. Paik PK, Rudin CM, Pietanza MC, Brown A, Rizvi NA, Takebe N, Travis W, James L, Ginsberg MS, Juergens R, Markus S, Tyson L, Subzwari S, Kris MG, Krug LM (2011) A phase Ⅱ study of obatoclax mesylate, a Bcl – 2 antagonist, plus topotecan in relapsed small cell lung cancer. Lung Cancer 74(3):481 – 485. doi:10. 1016/ j. lungcan. 2011. 05. 005

60. Langer CJ, Albert I, Ross HJ, Kovacs P, Blakely LJ, Pajkos G, Somfay A, Zatloukal P, Kazarnowicz A, Moezi MM, Schreeder MT, Schnyder J, Ao – Baslock A, Pathak AK, Berger MS (2014) Randomized phase Ⅱ study of carboplatin and etoposide with or without obatoclax mesylate in extensive – stage small cell lung cancer. Lung Cancer 85(3):420 – 428. doi:10. 1016/j. lungcan. 2014. 05. 003

61. Rudin CM, Hann CL, Garon EB, Ribeiro de Oliveira M, Bonomi PD, Camidge DR, Chu Q, Giaccone G, Khaira D, Ramalingam SS, Ranson MR, Dive C, McKeegan EM, Chyla BJ, Dowell BL, Chakravartty A, Nolan CE, Rud-ersdorf N, Busman TA, Mabry MH, Krivoshik AP, Humerickhouse RA, Shapiro GI, Gandhi L (2012) Phase Ⅱ study of single – agent navitoclax (ABT – 263) and biomarker correlates in patients with relapsed small cell lung cancer. Clin Cancer Res 18(11):3163 – 3169. doi:10. 1158/1078 – 0432. CCR – 11 – 3090

62. Heist RS, Fain J, Chinnasami B, Khan W, Molina JR, Sequist LV, Temel JS, Fidias P, Brainerd V, Leopold L, Lynch TJ (2010) Phase Ⅰ/Ⅱ study of AT – 101 with topotecan in relapsed and refractory small cell lung cancer. J Thorac Oncol 5(10):1637 – 1643. doi:10. 1097/JTO. 0b013e3181e8f4dc

63. Baggstrom MQ, Qi Y, Koczywas M, Argiris A, Johnson EA, Millward MJ, Murphy SC, Erlichman C, Rudin CM, Govindan R (2011) A phase Ⅱ study of AT – 101 (Gossypol) in chemotherapy – sensitive recurrent extensive – stage small cell lung cancer. J Thorac Oncol 6(10):1757 – 1760. doi:10. 1097/JTO. 0b013e31822e2941

64. Lara PN Jr, Chansky K, Davies AM, Franklin WA, Gumerlock PH, Guaglianone PP, Atkins JN, Farneth N, Mack PC, Crowley JJ, Gandara DR (2006) Bortezomib (PS – 341) in relapsed or refractory extensive stage small cell lung cancer: a Southwest Oncology Group phase Ⅱ trial(S0327). J Thorac Oncol 1(9):996 – 1001

65. Savaraj N, Wu CJ, Xu R, Lampidis T, Lai S, Donnelly E, Solomon J, Feun LG (1997) Multidrug – resistant gene expression in small – cell lung cancer. Am J Clin Oncol 20(4):398 – 403

66. Gandhi L, Harding MW, Neubauer M, Langer CJ, Moore M, Ross HJ, Johnson BE, Lynch TJ (2007) A phase Ⅱ study of the safety and eficacy of the multidrug resistance inhibitor VX – 710 combined with doxorubicin and vincristine in patients with recurrent small cell lung cancer. Cancer 109 (5): 924 – 932. doi: 10. 1002/ cncr. 22492

67. Reck M,Bondarenko I,Luft A,Serwatowski P,Barlesi F,Chacko R,Sebastian M,Lu H,Cuillerot JM,Lynch TJ (2013) Ipilimumab in combination with paclitaxel and carboplatin as irst – line therapy in extensive – disease – small – cell lung cancer: results from a randomized,double – blind,multicenter phase 2 trial. Ann Oncol 24 (1):75 – 83. doi:10. 1093/annonc/mds213

68. Antonia SJ,Lopez – Martin JA,Bendell J,Ott PA,Taylor M,Eder JP,Jager D,Pietanza MC,Le DT,de Braud F,Morse MA,Ascierto PA,Horn L,Amin A,Pillai RN,Evans J,Chau I,Bono P,Atmaca A,Sharma P,Harbison CT,Lin CS,Christensen O,Calvo E(2016) Nivolumab alone and nivolumab plus ipilimumab in recurrent small – cell lung cancer(CheckMate 032): a multicentre,open – label,phase 1/2 trial. Lancet Oncol 17(7): 883 – 895. doi:10. 1016/S1470 – 2045(16)30098 – 5

69. Horn L,Mansfield AS,Szcz? sna A,Havel L,Krzakowski M,Hochmair MJ,Huemer F,Losonczy G,Johnson ML,Nishio M,Reck M,Mok T,Lam S,Shames DS,Liu J,Ding B,Lopez – Chavez A,Kabbinavar F,Lin W, Sandler A,Liu SV;IMpower133 Study Group(2018) First – Line Atezolizumab plus Chemotherapy in Extensive – Stage Small – Cell Lung Cancer. N Engl J Med 379(23):2220 – 2229. doi: 10. 1056/NEJMoa1809064.

第 9 章
局部晚期非小细胞肺癌的靶向治疗

Ikuo Sekine

摘要

不可手术切除的局部晚期非小细胞肺癌(NSCLC),是指部分 N2 的ⅢA 期和ⅢB 期NSCLC。一直以来,放疗联合含铂双药同期化疗是其标准治疗,但同期放化疗疗效有限。目前的研究主要集中在分子靶向药物,尤其是表皮生长因子受体(EGFR)信号途径的药物和血管生成抑制剂。尽管许多临床前实验显示出 EGFR抑制剂与放疗可能产生协同效应,却未能在临床研究中得到证实。不少临床前研究表明,抗血管生成联合放疗能产生协同作用,而不增加治疗毒性。然而,贝伐单抗联合放化疗的临床研究由于严重的、不可接受的毒性,如气管食管瘘和可能引起的致命性肺炎而提前终止。本章将论述分子靶向药用于治疗不可手术切除的Ⅲ期NSCLC 中的诸多问题。

关键词

放化疗;表皮生长因子受体;血管生成抑制剂;气管食管瘘

9.1 局部晚期不可切除非小细胞肺癌(NSCLC)的标准治疗

局部晚期不可切除的 NSCLC,指部分 N2 的ⅢA 期和ⅢB 期疾病,约占所有 NSCLC 患者的1/4[1,2]。特点是原发性病变和(或)纵隔或锁骨上淋巴结转移,大多数患者很可能已经有全身多器官的隐匿性微转移。对状态较好的患者,同期放化疗是标准的治疗方案[3,4]。胸部

I. Sekine (✉)
Department of Medical Oncology, Faculty of Medicine, University of Tsukuba,
1 – 1 – 1 Tennodai, Tsukuba, Ibaraki 305 – 8575, Japan
e – mail: isekine@ md. tsukuba. ac. jp

放疗联合第三代化疗药物同期化疗中位生存时间为 22 ~ 30 个月,长期存活率约为 20%[5],但同期放化疗的疗效已经到了一个平台期,几十年来徘徊不前[6-8]。同期放化疗后,约 1/3 的患者出现照射野内复发,因此,提高局部控制可能改善这些患者的生存。然而,一项对比高剂量与标准剂量胸部放疗联合同期化疗(RTOG0617)的Ⅲ期试验表明,高剂量组增加了正常组织毒性,反而降低了存活率[9]。

因此,对局部晚期 NSCLC 患者需采用新型药物,以提高患者生存及改善生活质量。目前的研究主要集中在分子靶向药物,特别是表皮生长因子受体(EGFR)通路相关药物和血管生成抑制剂。

9.2　EGFR 单克隆抗体

EGFR 通过激活多种信号通路,包括 RAS - 丝裂原活化蛋白激酶通路和磷脂酰肌醇 - 3 - 激酶 - AKT 通路,诱导肿瘤细胞增殖,抑制细胞凋亡,帮助肿瘤细胞迁移和侵袭并促进肿瘤血管生成[10]。放疗可激活 EGFR 信号通路,诱导细胞增殖,抑制凋亡和增强 DNA 修复,从而导致肿瘤细胞对放疗抵抗[11,12]。在几种小鼠癌细胞系中,均观察到这一现象[13,14],一项转染研究也证实了这一机制[15]。另外的几项细胞研究及动物实验显示,抗 EGFR 抗体西妥昔单抗和放疗具有协同作用[13,16,17]。但这种协同作用仅在对西妥昔单抗敏感的细胞系中可观测到[17]。

西妥昔单抗和放疗的协同作用已在临床实践中得到证实;在一项局部晚期头颈肿瘤的随机Ⅲ期临床研究中,放疗联合西妥昔单抗治疗,可显著提高患者 5 年生存率(45.6% vs 36.4%)[18]。然而,在另外几项研究中,同期放化疗联合西妥昔单抗未能改善头颈癌(RTOG 0522)[19]或食管癌(RTOG0436)[20]患者生存。

SCRATCH 研究中首次评估了西妥昔单抗联合胸部放疗的安全性(n = 12),表明西妥昔单抗和胸部放疗联合治疗的急性和晚期毒性均可接受,但需注意的是,该研究中 1 名患者死于支气管肺炎[21]。在几个Ⅱ期临床研究中,西妥昔单抗联合胸部放疗,同时采用含铂双药诱导或巩固化疗,中位 OS 分别为 17.0 个月和 19.4 个月,每项研究中各有 1 例肺炎死亡[22,23]。在一项Ⅰ期临床研究中,放疗联合顺铂和长春瑞滨化疗,以及西妥昔单抗治疗,安全性尚可;25 名患者中,有 12 名出现 3 ~ 4 级毒性,1 例患者在放疗后 4 个月死于咯血[24]。Ⅱ期研究证实了西妥昔单抗联合放化疗的安全性,但与同期放化疗相比,中位生存没有改善(表 9.1)[22,23,25-28]。胸部放疗联合培美曲塞、卡铂,加或不加西妥昔单抗(CALGB30407)的随机Ⅱ期临床试验表明,无复发生存率、总生存率或3级及以上毒性(皮疹除外)均无差

表 9.1　非小细胞肺癌西妥昔单抗联合放疗或放化疗的 Ⅱ 期研究

作者（项目名称）	年份	放疗（Gy/fractions）	化学治疗			患者数	总生存期		3~4 级	治疗相关死亡率（%）
			诱导	同步	巩固		中位生存期（月）	2 年生存率（%）	肺炎（%）	
Hallqvist A (SATELLITE)	2011	68/34	CDDP + DTX	西妥昔单抗	无	75	17.0	37.0	4.2	1.4
Ramalingam SS	2013	73.5/35	无	西妥昔单抗	CBDCA + PTX	38	19.4	25.0	0	2.6
van den Heuvel MM	2014	66/24	无	每日顺铂	无	51	NR	58.0	0	0
		66/24	无	每日顺铂 + 西妥昔单抗	无	51	NR	62.0	11.8	3.9
Blumenschein GR (RTOG 0324)	2011	63/35	无	CBDCA + PTX + 西妥昔单抗	93	22.7	49.3	16.1	6.5	
Govindan R (CALGB 30407)	2011	70/35	无	CBDCA + PEM	PEM	48	21.2	48.0	12.0	4.0
		70/35	无	CBDCA + PEM + 西妥昔单抗	PEM	53	25.2	50.0	11.3	5.7
Liu D	2015	60~66/30~33	CDDP + DTX + 西妥昔单抗	CDDP + DTX + 西妥昔单抗	无	27	26.7	51.9	0	0

CBDCA：卡铂；CDDP：顺铂；DTX：多西他赛；NR：未报道；PEM：培美曲塞；PTX：紫杉醇

异[27]。在具有里程碑意义的Ⅲ期临床试验（RTOG0617）中，分为紫杉醇和卡铂化疗联合胸部放疗 60 Gy（n = 151）或 74 Gy（n = 107），以及 60 Gy（n = 137）或 74 Gy 放疗联合西妥昔单抗（n = 100）四组患者，接受西妥昔单抗治疗的患者中位生存期为 25.0 个月，未接受西妥昔单抗治疗的患者中位生存期为 24.0 个月（HR 1.07,95% CI 0.84 ~ 1.35;P = 0.29）。西妥昔单抗联合放化疗组的 3 级及以上毒性反应的总体发生率为 86%，而放化疗组仅为 70%（P < 0.0001）。

9.3　EGFR 酪氨酸激酶抑制剂

EGFR 酪氨酸激酶抑制剂（TKIs）是另一类抑制 EGFR 的药物,尤其是酪氨酸激酶结构域中具有体细胞突变的 EGFR [29,30]。与 EGFR 野生型肿瘤细胞相比,EGFR 突变通过延缓 DNA 双链断裂的修复,可提高肿瘤细胞放疗敏感性 500 ~ 1000 倍[31,32]。临床研究均表明,吉非替尼和厄洛替尼通过抑制细胞 DNA 修复和使 G_2/M 期细胞周期停滞,增强了 EGFR 野生型 NSCLC 的放疗敏感性[33-38]。对于 EGFR 突变 NSCLC,鲜有研究探讨 EGFR – TKI 与放疗之间的相互作用。

在不可手术的Ⅲ期 NSCLC 患者中,多项Ⅱ期临床研究评估了同期放化疗联合 EGFR – TKI 的疗效及安全性（表 9.2）[39-45]。这些研究表明,同期放化疗联合 TKI 治疗毒性可接受,但疗效却不尽如人意,除一项研究具有明显的生存优势外,其余研究均未观察到生存获益。Komaki 等人的Ⅱ期临床试验中入组 46 例初治不能切除的Ⅲ期 NSCLC 患者,胸部调强放疗联合每周卡铂和紫杉醇化疗,以及厄洛替尼治疗,剂量分割为 63 Gy/35 次,随后进行卡铂和紫杉醇巩固化疗[45]。在修订方案后主要终点是进展时间,研究假设是放化疗联合厄洛替尼使中位肿瘤进展时间从 15 个月增加到 25 个月。表面上看生存结果令人兴奋,中位 OS 值为 36.5 个月,2 年和 5 年 OS 率分别为 67.4% 和 35.9%;这些生存数据不受 EGFR 突变状态影响。但是,中位进展时间仅 14 个月,59% 的患者出现远处转移。因此作者认为,肿瘤中位进展时间不符合假设,需要更有效的全身治疗来提高疗效。

另一个思路是,不可切除的Ⅲ期 NSCLC 在完成标准放化疗后,继续 EGFR – TKI 维持治疗。在不可切除的Ⅲ期 NSCLC 中,同步放化疗和多西他赛巩固化疗后,吉非替尼维持或安慰剂的Ⅲ期试验显示,吉非替尼组的总生存率低于安慰剂组（中位生存期:23 个月 *vs* 35 个月,P = 0.013）[46]。结果出乎意料,且无法用吉非替尼组毒性过大来解释,因为该研究中,仅 2% 患者出现 4 级毒性,吉非替尼组无治疗相关性死亡。一种合理的解释是预后因素不平

表 9.2 表皮生长因子受体酪氨酸激酶抑制剂：可行性和 II 期研究

作者 （项目名称）	年份	放疗 （Gy/fractions）	化学治疗			患者数	EGFR 突变 （%）	总生存期		3～4 级 肺炎 （%）	治疗相关死 亡率 （%）
			诱导	同步	巩固			中位生存期 （月）	2 年生存率 （%）		
可行性试验											
Stinchcombe TE	2008	74/37	CBDCA + PTX + CPT	CBDCA + PTX + 吉非替尼	吉非替尼	23	NR	16.0	20.0	4.8	0
Okamoto I	2011	60/30	吉非替尼	吉非替尼	吉非替尼	9	25	6.3	33.0	11.1	0
Rothschild S	2011	63/34	CDDP + GEM 或 CBDCA + PTX	吉非替尼	吉非替尼	5	NR	12.6	NR	0.0	0
				CDDP + 吉非替尼	吉非替尼	9	NR			11.1	0
Choong NW	2008	66/33	无	CDDP + ETP + 厄洛替尼	DTX	17	NR	10.2	25.0	5.9	0
			CBDCA + PTX	CBDCA + PTX + 厄洛替尼	无	17	NR	13.7	20.0	0.0	0
II 期研究											
Ready N （CALGB30106）	2010	66/33	CBDCA + PTX	吉非替尼	吉非替尼	（Poor risk）21	28.9	19.0	32.0	9.5	4.8
		66/33	CBDCA + PTX	CBDCA + PTX + 吉非替尼	吉非替尼	（Good risk）39		13.0	26.0	10.3	5.1
Niho S （JCOG0402）	2012	60/30	CDDP + VNR	吉非替尼	吉非替尼	38	NR	28.1	65.4	3.0	0
Komaki R	2015	63/32	无	CBDCA + PTX + 厄洛替尼	CBDCA + PTX	48	9.8	36.6	67.4	8.3	0

CBDCA：卡铂；CDDP：顺铂；CPT：依立替康；DTX：多西他赛；EGFR：表皮生长因子受体；ETP：依托泊苷；GEM：吉西他滨；NR：未报道；PEM：培美曲塞；PTX：紫杉醇；VNR：长春瑞滨

衡,包括吸烟史,肿瘤 EGFR 突变状态和 K-ras 突变状态,这可能是该研究中吉非替尼组预后较差的原因。况且,不能排除吉非替尼可能以某种方式直接或间接刺激肿瘤生长[47]。对于未经 EGFR 突变选择的Ⅲ期 NSCLC 患者,厄洛替尼作为同步放化疗后的维持治疗似乎也没有前景[48]。

9.4　血管生成抑制剂

肿瘤直径超过 1~2 mm 后,进一步生长必须有血管生成,以维持肿瘤的血液供应。血管生成通过几种机制影响肿瘤对放疗的敏感性。肿瘤血管结构和功能极不规则,造成不完全和不均匀供氧,这必然导致肿瘤细胞缺氧;乏氧加剧了辐射诱导产生的自由基导致的 DNA 损伤和上调缺氧诱导因子-1α(HIF-1α),造成放疗抵抗[49]。此外,放疗还直接诱导肿瘤细胞中 HIF-1α 的表达。HIF-1α 通过激活多种基因促进肿瘤细胞增殖,并诱导肿瘤细胞分泌血管内皮生长因子(VEGF)[50],增强内皮细胞放射抵抗和促进放疗后血管生成[51,52]。肿瘤对放疗的反应与内皮细胞凋亡密切相关[53]。

放疗联合抗血管生成治疗的基本原理是使血管正常化,即将紊乱的肿瘤血管重建为正常,肿瘤灌注和氧合得以恢复;以及抑制放疗诱导的、促进肿瘤复发的血管生成信号转导[54]。许多临床前研究显示,二者的协同作用是剂量和放疗方案依赖性的;可能是因为破坏肿瘤血管,阻碍了适当的组织灌注,并加重了肿瘤缺氧[55-58]。因此,血管正常化窗口,即抗血管生成治疗期间血管正常化的短暂时期,对于放射治疗联合抗血管生成治疗的临床应用非常重要,但是临床上正常化时间窗很难确定,因为患者体内肿瘤生长动力学与动物模型不同[54]。

贝伐单抗和放化疗联合治疗的临床研究由于严重毒性而提前终止。一项Ⅱ期临床研究发现,对Ⅲ期 NSCLC 患者采用卡铂、培美曲塞和贝伐单抗诱导 2 个周期,接着行胸部放疗,剂量为 61.2Gy/34 次,同期化疗方案与诱导治疗方案相同。结果入组 5 名患者,2 名患者出现气管食管瘘管,1 名患者死于双侧肺出血,左心室功能不全和随后的肺炎[59]。Socinski 等的Ⅰ/Ⅱ期临床研究中,卡铂、紫杉醇和贝伐单抗诱导 2 个周期,接着放疗 74Gy/37 次,同期化疗采用每周卡铂、紫杉醇和双周贝伐单抗。第 1 组患者未接受厄洛替尼,第二组和第三组患者分别接受 100 和 150mg 的厄洛替尼。入组 45 名患者中,一名患者出现了 3 级肺出血,另一名患者出现气管食管瘘[60]。一项Ⅰ期试验中,先以顺铂为基础的双联诱导化疗,接着行 66Gy/33 次的胸部放疗,放疗同期贝伐单抗治疗,贝伐单抗的剂量逐步递增,结果入组 6 例患者,4 例出现肺炎[61]。这些研究表明,贝伐单抗联合胸部放疗的毒性较大。另一项研究在同期放化疗后多西紫杉醇巩固化疗和贝伐单抗维持治疗,入组 21 例患者,2 例出现 3 级肺炎,2 例死于咯血[62]。因此,即使在同期放化疗后使用贝伐单抗,也会产生严重的毒性。

9.5　当前问题和未来方向

本章阐述了同期放化疗联合分子靶向药物治疗不可切除的 Ⅲ 期 NSCLC 的许多问题。总之,对Ⅳ期 NSCLC 患者有生存获益的药物用来治疗Ⅲ期疾病,是一个基本的思路。此外,研究发现的治疗协同效应值得关注。然而,不能简单沿用放疗及传统细胞毒性药物联合治疗的套路,因为放疗联合分子靶向治疗的作用和最佳方案还不清楚。筛选可能的受益群体也是临床工作者和基础研究人员的一项重要课题。EGFR 突变状态对Ⅳ期 NSCLC 患者的治疗选择至关重要,但在Ⅲ期 NSCLC 治疗中的意义尚不明确,因为还没有临床前或临床研究证实放疗联合 EGFR – TKI 对 EGFR 突变肺癌的作用。放疗联合分子靶向靶向治疗的毒性也还需要进一步研究。仅在动物实验中评估放疗和分子靶向联合治疗是不够的,在患者中评估放疗联合分子靶向治疗的毒性研究是非常必要的。

参考文献

1. Goldstraw P,Crowley J,Chansky K et al(2007) The IASLC Lung Cancer Staging Project:proposals for the revision of the TNM stage groupings in the forthcoming(seventh) edition of the TNM classiication of malignant tumours. J Thorac Oncol 2:706 – 714

2. Groome PA,Bolejack V,Crowley JJ et al(2007) The IASLC Lung Cancer Staging Project:validation of the proposals for revision of the T,N,and M descriptors and consequent stage groupings in the forthcoming(seventh) edition of the TNM classification of malignant tumours. J Thorac Oncol 2:694 – 705

3. Furuse K,Fukuoka M,Kawahara M et al(1999) Phase Ⅲ study of concurrent versus sequential thoracic radiotherapy in combination with mitomycin,vindesine,and cisplatin in unresectable stage Ⅲ non – small – cell lung cancer. J Clin Oncol 17:2692 – 2699

4. Curran WJ Jr,Paulus R,Langer CJ et al(2011) Sequential vs. concurrent chemoradiation for stage Ⅲ non – small cell lung cancer:randomized phase Ⅲ trial RTOG 9410. J Natl Cancer Inst 103:1452 – 1460

5. Horinouchi H,Sekine I,Sumi M et al(2013) Long – term results of concurrent chemoradiotherapy using cisplatin and vinorelbine for stage Ⅲ non – small – cell lung cancer. Cancer Sci 104:93 – 97

6. Segawa Y,Kiura K,Takigawa N et al(2010) Phase Ⅲ trial comparing docetaxel and cisplatin combination

chemotherapy with mitomycin,vindesine,and cisplatin combination chemotherapy with concurrent thoracic radiotherapy in locally advanced non – small – cell lung cancer:OLCSG 0007. J Clin Oncol 28:3299 – 3306

7. Yamamoto N,Nakagawa K,Nishimura Y et al(2010) Phase Ⅲ study comparing second – and third – generation regimens with concurrent thoracic radiotherapy in patients with unresectable stage Ⅲ non – small – cell lung cancer: West Japan Thoracic Oncology Group WJTOG0105. J Clin Oncol 28:3739 – 3745

8. Senan S,Brade A,Wang LH et al(2016) PROCLAIM:randomized Phase Ⅲ trial of Pemetrexed – Cisplatin or Etoposide – Cisplatin Plus thoracic radiation therapy followed by consolidation chemotherapy in locally advanced nonsquamous non – small – cell lung cancer. J Clin Oncol 34:953 – 962

9. Bradley JD,Paulus R,Komaki R et al(2015) Standard – dose versus high – dose conformal radiotherapy with concurrent and consolidation carboplatin plus paclitaxel with or without cetuximab for patients with stage Ⅲ A or Ⅲ B non – small – cell lung cancer(RTOG 0617): a randomised,two – by – two factorial phase 3 study. Lancet Oncol 16:187 – 199

10. Roskoski R Jr(2014) The ErbB/HER family of protein – tyrosine kinases and cancer. Pharmacol Res 79:34 – 74

11. Nyati MK,Morgan MA,Feng FY,Lawrence TS(2006) Integration of EGFR inhibitors with radiochemotherapy. Nat Rev Cancer 6:876 – 885

12. Baumann M,Krause M,Dikomey E et al(2007) EGFR – targeted anti – cancer drugs in radiotherapy: preclinical evaluation of mechanisms. Radiother Oncol 83:238 – 248

13. Milas L,Fan Z,Andratschke NH,Ang KK(2004) Epidermal growth factor receptor and tumor response to radiation: in vivo preclinical studies. Int J Radiat Oncol Biol Phys 58:966 – 971

14. Akimoto T,Hunter NR,Buchmiller L et al(1999) Inverse relationship between epidermal growth factor receptor expression and radiocurability of murine carcinomas. Clin Cancer Res 5:2884 – 2890

15. Liang K,Ang KK,Milas L et al(2003) The epidermal growth factor receptor mediates radio – resistance. Int J Radiat Oncol Biol Phys 57:246 – 254

16. Huang SM,Harari PM(2000) Modulation of radiation response after epidermal growth factor receptor blockade in squamous cell carcinomas: inhibition of damage repair,cell cycle kinetics,and tumor angiogenesis. Clin Cancer Res 6:2166 – 2174

17. Raben D,Helfrich B,Chan DC et al(2005) The effects of cetuximab alone and in combination with radiation and/or chemotherapy in lung cancer. Clin Cancer Res 11:795 – 805

18. Bonner JA,Harari PM,Giralt J et al(2006) Radiotherapy plus cetuximab for squamous – cell carcinoma of the head and neck. N Engl J Med 354:567 – 578

19. Ang KK,Zhang Q,Rosenthal DI et al(2014) Randomized phase Ⅲ trial of concurrent accelerated radiation plus cisplatin with or without cetuximab for stage Ⅲ to Ⅳ head and neck carcinoma:RTOG 0522. J Clin Oncol 32:2940 – 2950

20. Suntharalingam M,Winter K,Ilson D et al(2014) The initial report of RTOG 0436: a phase Ⅲ trial evaluating

the addition of cetuximab to paclitaxel, cisplatin, and radiation for patients with esophageal cancer treated without surgery. J Clin Oncol 32:(suppl 3;abstr LBA6)

21. Hughes S, Liong J, Miah A et al(2008) A brief report on the safety study of induction chemotherapy followed by synchronous radiotherapy and cetuximab in stage Ⅲ non – small cell lung cancer(NSCLC): SCRATCH study. J Thorac Oncol 3:648 – 651

22. Hallqvist A, Wagenius G, Rylander H et al(2011) Concurrent cetuximab and radiotherapy after docetaxel – cisplatin induction chemotherapy in stage Ⅲ NSCLC: satellite – a phase Ⅱ study from the Swedish Lung Cancer Study Group. Lung Cancer 71:166 – 172

23. Ramalingam SS, Kotsakis A, Tarhini AA et al(2013) A multicenter phase Ⅱ study of cetuximab in combination with chest radiotherapy and consolidation chemotherapy in patients with stage Ⅲ non – small cell lung cancer. Lung Cancer 81:416 – 421

24. Dingemans AM, Bootsma G, van Baardwijk A et al(2014) A phase I study of concurrent individualized, isotoxic accelerated radiotherapy and cisplatin – vinorelbine – cetuximab in patients with stage Ⅲ non – small – cell lung cancer. J Thorac Oncol 9:710 – 716

25. van den Heuvel MM, Uyterlinde W, Vincent AD et al(2014) Additional weekly Cetuximab to concurrent chemoradiotherapy in locally advanced non – small cell lung carcinoma: efficacy and safety outcomes of a randomized, multi – center phase Ⅱ study investigating. Radiother Oncol 110:126 – 131

26. Blumenschein GR Jr, Paulus R, Curran WJ et al(2011) Phase Ⅱ study of cetuximab in combination with chemoradiation in patients with stage ⅢA/B non – small – cell lung cancer: RTOG 0324. J Clin Oncol 29:2312 – 2318

27. Govindan R, Bogart J, Stinchcombe T et al(2011) Randomized phase Ⅱ study of pemetrexed, carboplatin, and thoracic radiation with or without cetuximab in patients with locally advanced unresectable non – small – cell lung cancer: Cancer and Leukemia Group B trial 30407. J Clin Oncol 29:3120 – 3125

28. Liu D, Zheng X, Chen J et al(2015) Induction chemotherapy with cetuximab, vinorelbine – cisplatin followed by thoracic radiotherapy and concurrent cetuximab, vinorelbine – cisplatin in patients with unresectable stage Ⅲ non – small cell lung cancer. Lung Cancer 89:249 – 254

29. Lynch TJ, Bell DW, Sordella R et al(2004) Activating mutations in the epidermal growth factor receptor underlying responsiveness of non – small – cell lung cancer to gefitinib. N Engl J Med 350:2129 – 2139

30. Paez JG, Janne PA, Lee JC et al(2004) EGFR mutations in lung cancer: correlation with clinical response to gefitinib therapy. Science 304:1497 – 1500

31. Das AK, Sato M, Story MD et al(2006) Non – small – cell lung cancers with kinase domain mutations in the epidermal growth factor receptor are sensitive to ionizing radiation. Cancer Res 66:9601 – 9608

32. Das AK, Chen BP, Story MD et al(2007) Somatic mutations in the tyrosine kinase domain of epidermal growth factor receptor(EGFR) abrogate EGFR – mediated radioprotection in non – small cell lung carcinoma. Cancer Res 67:5267 – 5274

33.　Bianco C,Tortora G,Bianco R et al(2002) Enhancement of antitumor activity of ionizing radiation by combined treatment with the selective epidermal growth factor receptor – tyrosine kinase inhibitor ZD1839(Iressa). Clin Cancer Res 8:3250 – 3258

34.　She Y,Lee F,Chen J et al(2003) The epidermal growth factor receptor tyrosine kinase inhibitor ZD1839 selectively potentiates radiation response of human tumors in nude mice,with a marked improvement in therapeutic index. Clin Cancer Res 9:3773 – 3778

35.　Tanaka T,Munshi A,Brooks C et al(2008) Gefitinib radiosensitizes non – small cell lung cancer cells by suppressing cellular DNA repair capacity. Clin Cancer Res 14:1266 – 1273

36.　Zhuang HQ,Sun J,Yuan ZY et al(2009) Radiosensitizing effects of gefitinib at different administration times in vitro. Cancer Sci 100:1520 – 1525

37.　Park SY,Kim YM,Pyo H(2010) Gefitinib radiosensitizes non – small cell lung cancer cells through inhibition of ataxia telangiectasia mutated. Mol Cancer 9:222

38.　Chinnaiyan P,Huang S,Vallabhaneni G et al(2005) Mechanisms of enhanced radiation response following epidermal growth factor receptor signaling inhibition by erlotinib(Tarceva). Cancer Res 65:3328 – 3335

39.　Stinchcombe TE,Morris DE,Lee CB et al(2008) Induction chemotherapy with carboplatin,irinotecan,and paclitaxel followed by high dose three – dimension conformal thoracic radiotherapy(74 Gy) with concurrent carboplatin,paclitaxel,and gefitinib in unresectable stage ⅢA and stage ⅢB non – small cell lung cancer. J Thorac Oncol 3:250 – 257

40.　Okamoto I,Takahashi T,Okamoto H et al(2011) Single – agent gefitinib with concurrent radiotherapy for locally advanced non – small cell lung cancer harboring mutations of the epidermal growth factor receptor. Lung Cancer 72:199 – 204

41.　Rothschild S,Bucher SE,Bernier J et al(2011) Gefitinib in combination with irradiation with or without cisplatin in patients with inoperable stage Ⅲ non – small cell lung cancer：a phase I trial. Int J Radiat Oncol Biol Phys 80:126 – 132

42.　Choong NW,Mauer AM,Haraf DJ et al(2008) Phase I trial of erlotinib – based multimodality therapy for inoperable stage Ⅲ non – small cell lung cancer. J Thorac Oncol 3:1003 – 1011

43.　Ready N,Janne PA,Bogart J et al(2010) Chemoradiotherapy and gefitinib in stage Ⅲ non – small cell lung cancer with epidermal growth factor receptor and KRAS mutation analysis：cancer and leukemia group B (CALEB) 30106,a CALGB – stratiied phase Ⅱ trial. J Thorac Oncol 5:1382 – 1390

44.　Niho S,Ohe Y,Ishikura S et al(2012) Induction chemotherapy followed by gefitinib and concurrent thoracic radiotherapy for unresectable locally advanced adenocarcinoma of the lung：a multicenter feasibility study (JCOG 0402). Ann Oncol 23:2253 – 2258

45.　Komaki R,Allen PK,Wei X et al(2015) Adding erlotinib to chemoradiation improves overall survival but not progression – free survival in Stage Ⅲ non – small cell lung cancer. Int J Radiat Oncol Biol Phys 92:317 – 324

46.　Kelly K,Chansky K,Gaspar LE et al(2008) Phase Ⅲ trial of maintenance gefitinib or placebo after concurrent chemoradiotherapy and docetaxel consolidation in inoperable stage Ⅲ non – small – cell lung cancer: SWOG S0023. J Clin Oncol 26:2450 – 2456

47. Keedy VL, Arteaga CL, Johnson DH(2008) Does gefitinib shorten lung cancer survival? Chaos redux. J Clin Oncol 26:2428 – 2430

48. Casal Rubio J, Firvida – Perez JL, Lazaro – Quintela M et al(2014) A phase Ⅱ trial of erlotinib as maintenance treatment after concurrent chemoradiotherapy in stage Ⅲ non – small – cell lung cancer(NSCLC): a Galician Lung Cancer Group(GGCP) study. Cancer Chemother Pharmacol 73:451 – 457

49. Wachsberger P, Burd R, Dicker AP(2003) Tumor response to ionizing radiation combined with antiangiogenesis or vascular targeting agents: exploring mechanisms of interaction. Clin Cancer Res 9:1957 – 1971

50. Semenza GL(2003) Targeting HIF – 1 for cancer therapy. Nat Rev Cancer 3:721 – 732

51. Moeller BJ, Cao Y, Li CY, Dewhirst MW(2004) Radiation activates HIF – 1 to regulate vascular radiosensitivity in tumors: role of reoxygenation, free radicals, and stress granules. Cancer Cell 5:429 – 441

52. Moeller BJ, Dreher MR, Rabbani ZN et al(2005) Pleiotropic effects of HIF – 1 blockade on tumor radiosensitivity. Cancer Cell 8:99 – 110

53. Garcia – Barros M, Paris F, Cordon – Cardo C et al(2003) Tumor response to radiotherapy regulated by endothelial cell apoptosis. Science 300:1155 – 1159

54. Kleibeuker EA, Grifioen AW, Verheul HM et al(2012) Combining angiogenesis inhibition and radiotherapy: a double – edged sword. Drug Resist Updat 15:173 – 182

55. Winkler F, Kozin SV, Tong RT et al(2004) Kinetics of vascular normalization by VEGFR2 blockade governs brain tumor response to radiation: role of oxygenation, angiopoietin – 1, and matrix metalloproteinases. Cancer Cell 6:553 – 563

56. Dings RP, Loren M, Heun H et al(2007) Scheduling of radiation with angiogenesis inhibitors anginex and Avastin improves therapeutic outcome via vessel normalization. Clin Cancer Res 13:3395 – 3402

57. Cao C, Albert JM, Geng L et al(2006) Vascular endothelial growth factor tyrosine kinase inhibitor AZD2171 and fractionated radiotherapy in mouse models of lung cancer. Cancer Res 66:11409 – 11415

58. Geng L, Donnelly E, McMahon G et al(2001) Inhibition of vascular endothelial growth factor receptor signaling leads to reversal of tumor resistance to radiotherapy. Cancer Res 61:2413 – 2419

59. Spigel DR, Hainsworth JD, Yardley DA et al(2010) Tracheoesophageal istula formation in patients with lung cancer treated with chemoradiation and bevacizumab. J Clin Oncol 28:43 – 48

60. Socinski MA, Stinchcombe TE, Moore DT et al(2012) Incorporating bevacizumab and erlotinib in the combined – modality treatment of stage Ⅲ non – small – cell lung cancer: results of a phase Ⅰ/Ⅱ trial. J Clin Oncol 30:3953 – 3959

61. Lind JS, Senan S, Smit EF(2012) Pulmonary toxicity after bevacizumab and concurrent thoracic radiotherapy observed in a phase I study for inoperable stage Ⅲ non – small – cell lung cancer. J Clin Oncol 30:e104 – e108

62. Wozniak AJ,Moon J,Thomas CR Jr et al(2015) A pilot trial of cisplatin/etoposide/radiotherapy followed by consolidation docetaxel and the combination of bevacizumab(NSC－704865) in patients with inoperable locally advanced stage Ⅲ non－small－cell lung cancer:SWOG S0533. Clin Lung Cancer 16:340－347

第 10 章
表皮生长因子受体基因突变

Kunihiko Kobayashi, Hiroshi Kagamu

摘要

　　2009 年以前,晚期非小细胞肺癌被视作一种单一的疾病,化疗作为治疗手段,反应率20% ~35%,中位生存期10 ~12 个月。2004 年,在非小细胞肺癌某一亚类中检测到 *EGFR* 突变,有 *EGFR* 突变的肿瘤对 EGFR 酪氨酸激酶抑制剂(TKIs)高度敏感。4 项Ⅲ期临床研究(NEJ 002,WJTOG3405,OPTIMAL,EUROTAC)为晚期非小细胞肺癌的精准治疗提供了可能。这些前瞻性研究比较了吉非替尼或厄洛替尼与细胞毒药物用于 *EGFR* 突变非小细胞肺癌一线治疗的疗效。无进展生存期(PFS)作为首要终点,对比化疗组,TKIs 组无进展生存期显著延长(风险比0.16 ~0.49)。尽管这些研究提示总生存期相同,NEJ 002 研究吉非替尼组生活质量较化疗组提高。因此,TKIs 应作为晚期 *EGFR* 突变非小细胞肺癌的标准一线治疗。2009 年以来,在晚期非小细胞肺癌的治疗流程中引入了新的流程。本章节综述了晚期非小细胞肺癌精准医学,新一代 TKIs(阿法替尼或三代 TKIs)与 TKIs 联合治疗之路的现状。

关键词

非小细胞肺癌(NSCLC);*EGFR* 突变;EGFR – TKI;吉非替尼;厄洛替尼;阿法替尼

10.1　驱动基因突变:*EGFR* 突变

　　蛋白激酶失调在肿瘤细胞中普遍存在;因此,蛋白激酶是抗肿瘤药物发展中引人注目的

K. Kobayashi (✉) · H. Kagamu
Department of Respiratory Medicine, Saitama Medical University International Medical
Center, 1397 – 1 Yamane, Hidaka, Saitama 350 – 1298, Japan
e – mail: care – notebook@ nifty. com

靶点。阻断 ATP 和酪氨酸激酶催化结构域结合的小分子抑制剂已被研发出来。吉非替尼和厄洛替尼是一代小分子抑制剂,作为 TKIs 药物作用于 EGFR。2004 年 4 月,3 个研究组报道,在非小细胞肺癌其中的一个亚类通过直接测序检测到 *EGFR* 突变,且有 *EGFR* 突变的肿瘤对 EGFR - TKIs 高度敏感[1-3]。换句话说,*EGFR* 突变(第 19 号外显子缺失、第 21 号外显子 L858R 点突变)的肿瘤对吉非替尼和厄洛替尼敏感,这两种药物被称作一代 EGFR - TKI。第 20 号外显子 T790M 突变对这些 EGFR - TKIs 不敏感。

DNA 测序的多态性引发了对蛋白激酶驱动突变的研究,其促进正常细胞转化为增殖肿瘤细胞,同时发现了其他的蛋白激酶突变(passenger 突变),被认为是发生在肿瘤细胞复制和增殖过程中的突变。在非小细胞肺癌中发现了第一个驱动基因 *EGFR* 突变后,又鉴定了新的驱动突变,*EML4 - ALK* 融合基因[4]和 *RET* 融合基因[5-7],以及 *ROS1*[8],鸟类肉瘤病毒 UR2 转化基因 v - ros 的人源类似物,编码胰岛素受体家族的酪氨酸激酶受体。

肿瘤靶向治疗时代始于驱动基因突变的鉴定,定义了非小细胞肺癌独特的亚型。肺癌领域的第一个例子是 *EGFR* 突变和 EGFR - TKI。

10.1.1　*EGFR* 突变检测

10.1.1.1　直接测序对比 PCR

EGFR 突变测序需要手术组织样本。肿瘤组织是 *EGFR* 突变分析的合适样本来源;然而,对多数患者而言,这一样本类型不易获得。2004 年 8 月 Hagiwara 和同事提出一种替代方法。这种新方法被称为"PNA - LNA PCR 夹钳法"[9],用于组织学和细胞学的 *EGFR* 突变分析。简单说,在有夹钳引物存在的情况下,夹钳法引物由野生型序列 PNA 合成,用 PCR 方法扩增 *EGFR* 基因组 DNA 片段周围热点突变。这会导致突变序列优先扩增,用包含 LNA 的荧光引物检测来提高特异性。结果,在有 100 倍野生型序列存在时可以检测到 *EGFR* 突变序列。使用 PNA - LNA PCR 夹钳法,少数 *EGFR* 突变阳性肿瘤细胞可以在 3 小时内检测到 *EGFR* 突变。据报道 PNA - LNA PCR 夹钳法的敏感度和特异性分别为 97% 和 100%[10]。因此,在体能状态评分很差和高龄患者中,PNA - LNA PCR 夹钳法检测 EGFR 是可能的。后续引用的研究,NEJ001、NEJ002 和 NEJ003 使用了 PNA - LNA PCR 夹钳法[11-13]。

2012 年,报道了比较 EGFR 检测方法实用性、敏感性和一致性的 5 项研究,PCR - Invader、PNA - LNA PCR 夹钳法、直接测序、Cycleave、Scorpion ARMS 法[14]。除外直接测序法,试验检测到 ≥1% 的突变 DNA。分析成功率为 91.4% ~ 100%,成功分析样本的化验间一致率为 94.3% ~100% 。因此,用细胞来源的 DNA 替代福尔马林固定的石蜡包埋的组织标本检测 *EGFR* 突变是可行的。

非小细胞肺癌 *EGFR* 突变的发生率,日本为 31% ,欧洲为 16.6% [10,15] 。在日本,每年新诊断非小细胞肺癌约 5 万例。2011 年,在国民健康保险资助下,EGFR 检测约48 000例,提示在日本大多数非小细胞肺癌患者完成 *EGFR* 基因筛查。

10.1.1.2 循环肿瘤 DNA

肿瘤进展再活检是主要关注点,引发了非侵入性方法的尝试,基于血浆或血清标本的非侵入性方法可以很好地监测 EGFR - TKI 治疗。循环肿瘤 DNA 由肿瘤细胞释放入血液中,检测循环肿瘤细胞 DNA 可作为一种有效的检测方法。

需要指出[16],有几项报告描述了 ctDNA 的敏感性,范围为 17.1% ~100% 。研究者先后采取了几项提高敏感性的措施,如,不同的样本类型(血浆 *vs* 血清),不同的 DNA 提取方法,不同的突变检测方法。两项最近的荟萃(meta) 分析[17,18] 提示,ctDNA 的敏感性分别为67.4% 和62% 。这两项 meta 分析也提示 ctDNA 与肿瘤组织检测非小细胞肺癌的 *EGFR* 突变诊断准确性高度一致。ctDNA 的特异性分别为 93.5% 和95.9% 。

敏感性和一致性的提高提示,ctDNA 可以精确评判 *EGFR* 突变状态,血浆中 ctDNA 可以用来鉴别 *EGFR* 突变类型改变,尤其是 T790M[19],以决定 EGFR - TKIs 接下来的治疗。

10.2 一代 EGFR - TKIs 吉非替尼和厄洛替尼精准医疗的历史

2004 年[1-3]一项关键的研究阐明了 *EGFR* 突变和 EGFR - TKI 疗效的关系。研究提示非小细胞肺癌根据有、无 EGFR 突变分为两个亚组,可以使非小细胞肺癌的治疗个体化。2004—2010 年进行了两项临床研究(表 10.1)。首先,在初始治疗的未经选择的患者中研究EGFR - TKIs(如吉非替尼、厄洛替尼) 的临床有效性[20-24],进一步基于临床特征的选择治疗[25]。第二,通过研究 II 期患者分子选择性的 EGFR - TKIs 临床疗效探索非小细胞肺癌精准治疗方法[26-32],再进行 III 期临床[12,33-35]。后者提供了非小细胞肺癌 *EGFR* 突变特征的第一手证据,为晚期非小细胞肺癌精准治疗打开了一扇窗。

表 10.1　PS 好的 EGFR – TKI 研究

	一线	二线
未经选择的患者	INTACT – 1,INTACT – 2	IDEAL 1 和 2
		BR. 21
		ISEL
		V – 15 – 32
		INTEREST
根据背景选择患者	IPASS	
根据 *EGFR* 突变选择病人	NEJ 002	
	WJTOG 3405	
	EURTAC – SLCG GECP06/01	
	OPTIMAL(CTONG 0802)	

10.2.1　未经选择的患者

有一项Ⅲ期临床研究(ISEL)吉非替尼治疗 *EGFR* 突变状态未经选择的非小细胞肺癌患者的疗效[21]。纳入 1692 例化疗复发或不能耐受化疗的患者,随机分为吉非替尼治疗组(250 mg/d)或安慰剂联合最佳支持治疗。首要终点,中位生存时间(MST)安慰剂组 5.1 个月、吉非替尼组 5.6 个月,无显著性差异($P = 0.087$)。因此,在未经选择的非小细胞肺癌患者中吉非替尼疗效未得到证实。ISEL 试验[36]中预先设计的亚组分析显示,亚洲病人中吉非替尼治疗组生存期延长(MST 9.5 个月 *vs* 5.5 个月;HR $= 0.66$,$P = 0.01$)。另外,接受吉非替尼治疗的亚裔患者人口统计学的协变量分析提示,不吸烟者(HR 0.37;$P = 0.0004$)和腺癌患者(HR 0.54;$P = 0.0028$)有生存获益。

10.2.2　根据背景选择

2006 年 3 月,IPASS 首次探索吉非替尼作为初治东亚、轻度吸烟或不吸烟者晚期肺腺癌一线治疗的有效性[25]。共筛选了既往接受过吉非替尼或卡铂(CBDCA)联合紫杉醇(PTX)治疗的 1217 例非小细胞肺癌患者。首要终点无进展生存期(PFS),吉非替尼组 HR 0.741(95% CI 0.651 ~ 0.845)。然而,因为两组的生存曲线有交叉,很难描述 HR(图 10.1a)。HR

与时间相关,应使用 Cox 比例风险模型[37],当曲线有交叉,说明不再是此病例。例如,12 个月时吉非替尼组 PFS 优于 CDBCA + PTX 组,6 个月时两组 PFS 一致,3 个月时吉非替尼组 PFS 劣于 CDBCA + PTX 组,提示 HR 随时间改变。

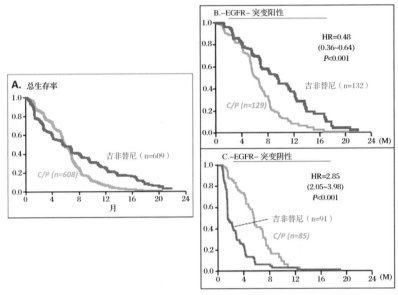

图 10.1　IPASS 研究生存曲线。(A)两组生存曲线有交叉,提示未应用 Cox 模型。(B,C)两治疗组生存曲线无交叉

　　尽管研究主要研究终点未达到,IPASS 研究的重要性在于其亚组分析[25]。1217 例肿瘤样本中有 437 例(36%)采用了 *EGFR* 突变检测(扩增突变系统)。261 例检出 *EGFR* 突变;这类患者中接受吉非替尼治疗组 PFS 显著长于 CBCDA + PTX 组(HR = 0.48;*P* < 0.001);相反,在 176 例无 EGFR 突变的病例中,CBDCA + PTX 组 PFS 显著延长(HR = 2.85;*P* < 0.001)。因此,IPASS 研究亚组分析为 *EGFR* 突变患者接受吉非替尼治疗提供了可能。

　　另外,IPASS 研究比较了生物标志物:*EGFR* 基因拷贝数(荧光原位杂交),EGFR 蛋白表达(免疫组化),*EGFR* 突变(直接测序)[38]。有 *EGFR* 突变的患者接受吉非替尼治疗组 PFS 显著延长(HR 0.48),无 *EGFR* 突变的患者 PFS 更短(HR 3.85)。在三个生物标志物中,*EGFR* 突变是 PFS 和肿瘤对吉非替尼及 CBDCA + PTX 反应性的最强的预测因子(图 10.2),其中亚裔、腺癌、轻度吸烟或不吸烟患者 *EGFR* 突变检出率较高(60%,261 例 *EGFR* 突变/437 例检测病例)。但如果仅根据背景选择策略,约有 40% 的风险会对无 *EGFR* 突变的患者采取 TKI 治疗。

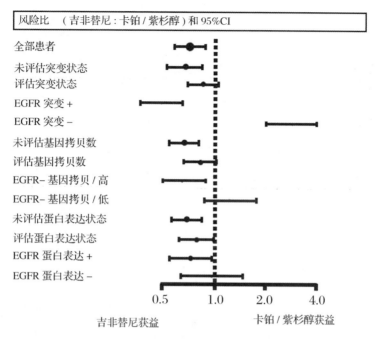

图 10.2 EGFR – TKI 生物标记物。EGFR 突变状态、基因拷贝数、蛋白表达的 PFS 森林图。HR = 1 代表吉非替尼治疗组进展或死亡风险低。点的大小反映亚组事件数目,圆圈越大代表事件越多

10.2.3 根据 *EGFR* 突变选择

自从 2004 年关键性的研究报道了 *EGFR* 突变和 TKI 敏感性之间的关系,日本的一系列Ⅱ期研究已证实 EGFR – TKIs 对有 EGFR 突变患者的显著疗效[26 - 32]。利用这些Ⅱ期研究名为Ⅰ – CAMP 的一项联合分析提示,吉非替尼比标准化疗组 PFS 更长[39]。在 2006 年 3 月,和 IPASS 研究同时开始的两项Ⅲ期试验,NEJ 002、WJTOG 3405[33],首次比较了吉非替尼和标准化疗作为一线 *EGFR* 突变非小细胞肺癌的疗效(表 10.1)。NEJ 002 证实吉非替尼组 PFS 比 CBDCA + PTX 组显著延长(10.8 个月 *vs* 5.4 个月,HR = 0.30,*P* < 0.001)(图 10.3)。WJ-TOG 3405 研究中吉非替尼治疗组比顺铂 + 多西他赛组 PFS 显著延长,中位 PFS 9.2 个月 *vs* 6.3 个月(HR 0.489,*P* < 0.0001)。

2008 年 8 月的 OPTIMAL 研究[34]和 2007 年 2 月的 EURTAC[35]研究探讨了 EGFR – TKI 厄洛替尼的疗效。OPTIMAL 研究比较了厄洛替尼对比吉西他滨 + 卡铂作为中国晚期 *EGFR* 突变非小细胞肺癌患者一线治疗的 PFS。厄洛替尼比化疗组中位 PFS 显著延长(13.1 个月 *vs* 4.6 个月;HR = 0.16;*P* < 0.0001)。在 EURTAC 研究中,以 PFS 作为对比厄洛替尼和标准化疗用于晚期 *EGFR* 突变非小细胞肺癌欧洲人群一线治疗的研究终点。中期分析提示,厄

洛替尼组中位 PFS 9.7 个月,标准化疗组 5.2 个月(HR =0.37;P < 0.0001)。

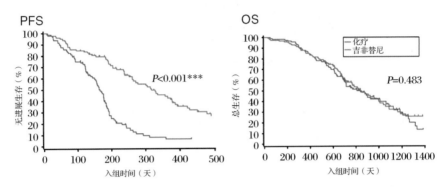

图 10.3 NEJ 002 - 化疗对比吉非替尼。红线代表吉非替尼组 PFS[12]、OS[41]生存曲线,蓝线代表标准化疗组 PFS、OS 生存曲线

日本国立癌症研究中心医院开展的一项回顾性研究发现,*EGFR* 突变患者接受吉非替尼治疗后比接受吉非替尼治疗前 OS 显著延长(MST 27.2 个月 *vs* 13.6 个月;P < 0.001)[40],提示对 *EGFR* 突变患者使用 EGFR - TKIs 的重要性。NEJ 002[41]和 WJTOG 3405[42]研究提示吉非替尼和化疗用于 *EGFR* 突变的非小细胞肺癌一线治疗 OS 相似(图 10.3)。在 NEJ 002 和 WJTOG 3405 研究中,几乎所有接受一线化疗的患者交叉到吉非替尼治疗组。因此,从 OS 的角度看,吉非替尼疗效增加了化疗的有效性。有关 EGFR - TKI 使用时机,认为一线或者二线使用吉非替尼都可接受。

当两组 OS 一致,生活质量(QoL)改善是非小细胞肺癌治疗的关键目标。NEJ 002 和 OPTIMAL 展示了 QoL 结果[43,44]。在 NEJ 002,利用护理记录本每周评估患者的 QoL[45];QoL 分析的首要终点定义为从基线到身心健康量表恶化的时间。生存曲线和 log - rank 检验显示,吉非替尼组日常生活功能退化时间(在生活功能退化 9.1% 或 27.3% 这两个时间点)显著优于化疗组(吉非替尼组:HR = 0.43, P < 0.0001, 化疗组:HR = 0.32, P < 0.0001)(图 10.4)。吉非替尼治疗组 QoL 长于标准化疗组。在 OPTIMAL 研究中,FACT 测试系统提示厄洛替尼组比吉西他滨 + 卡铂组 QoL 改善,评估方法为 FACT - L(73% *vs* 29.6%;OR = 6.9;P < 0.0001)、LCSS(75.7% *vs* 31.5%;OR = 6.77;P < 0.0001)、TOI(71.6% *vs* 24.1%;OR = 7.79;P < 0.0001)得分。QoL 结果提示 EGFR - TKIs 应作为晚期 *EGFR* 突变非小细胞肺癌患者标准一线治疗,尽管无相关的生存获益。

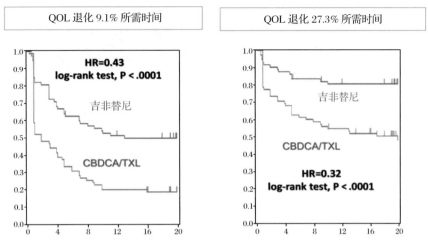

图 10.4　NEJ002 研究日常生活功能。左图:QoL 退化 9.1% 所需时间,右图:QoL 退化 27.3% 所需时间[43]

10.2.4　PS 评分差和高龄 *EGFR* 突变患者

多中心的 Ⅱ 期研究 NEJ 001 旨在探索吉非替尼治疗 *EGFR* 突变的晚期非小细胞肺癌的有效性和可行性,这组患者由于 PS 评分差不符合化疗标准[11]。本组患者的总体反应率为 66%,中位 PFS 和 MST 分别为 6.5 个月和 17.8 个月。PS 改善 79%($P < 0.00005$);22 例中有 14 例(68%)基线 PS $\geqslant$ 3,治疗后 PS 0 ~ 1 分(图 10.5)。因此,在初治、PS 评分差的 *EGFR* 突变非小细胞肺癌中可以观察到"Lazarus 反应"[46]。在 *EGFR* 敏感突变、PS 评分差(最佳支持治疗预期 MST 少于 4 个月)的患者中,有或无吉非替尼治疗获益显著不同,设计一项随机 Ⅲ 期研究比较吉非替尼对比最佳支持治疗或许根本就不合理。这是第一次因 Ⅱ 期研究改变非小细胞肺癌治疗指南。先前这部分预期寿命短的患者除了最佳支持治疗,并没有标准治

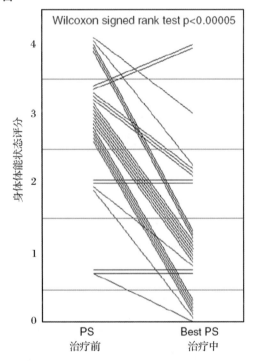

图 10.5　NEJ001 研究中吉非替尼治疗期间 PS 的改变。每一行表示每位患者治疗期间从基线到最佳状态的 PS 改变。观察到 68% 的患者 PS 有改善,基线 PS 3 ~ 4 到 PS 0 ~ 1

疗,对这类患者强烈推荐检测 *EGFR* 突变。

关于所谓的适合 *EGFR* 突变高龄患者的治疗,Ⅱ期研究 NEJ 003[13] 探讨了未经化疗、中位年龄 80 岁(平均 75~87 岁)、PS 0~1 分的晚期非小细胞肺癌患者接受吉非替尼作为一线治疗的疗效。结果有效率 74% ,中位 PFS 12.3 个月,中位 OS 33.8 个月。考虑到药物的抗肿瘤活性强,毒性温和,一线吉非替尼治疗或许是这部分人群的最优选择。

10.2.5　吉非替尼和厄洛替尼治疗后的间质性肺病

EGFR - TKI 常见的不良反应有腹泻、皮疹、恶心;这些不良反应相对温和且好管理。然而,EGFR - TKI 可以诱发间质性肺病,潜在致命。EGFR - TKI 治疗过程中间质性肺病的发生率为 1%~5.4% 。美国 FDA 报道 2003 年全世界接受吉非替尼治疗的 5 万例患者中间质性肺病的发生率为 1%[47]。日本间质性肺病的发生率为 4% (95% CI 3%~5.1%)[48]。这提示在日本和非日本人群中,EGFR - TKI 治疗过程中间质性肺病的发生率不同。

在几项日本的研究中鉴定了间质性肺病的危险因素:先前发生的肺纤维化、PS 评分差、既往胸部放疗、男性、吸烟、老年(>55 岁)、新近诊断的非小细胞肺癌、CT 上正常肺缩小、同时存在心脏疾病[48]。一项韩国的研究鉴定了低白蛋白水平,或许和 PS 评分差有关,也是危险因素[49]。然而,EGFR - TKI 导致间质性肺病的机制依然不清楚。Hagiwara 等报道,MUC4(由 *MUC4* 基因编码的黏蛋白)特异多态性或许与 EGFR - TKI 诱导的间质性肺病相关。

EGFR - TKI 诱导的间质性肺病通常会危及生命。EGFR - TKI 诱导的间质性肺病的主要治疗是立即中断 EGFR - TKI、系统应用糖皮质激素;然而,没有对照试验评估这些措施的有效性。其他支持治疗包括吸氧、经验性使用抗生素、机械通气。然而,吉非替尼诱导的间质性肺病的致死率仍达 30%~40%[48]。

10.3　二代和三代 EGFR - TKI

10.3.1　二代 EGFR - TKI:阿法替尼

二代 EGFR - TKIs

一代 EGFR - TKIs 通过可逆性抑制 ATP 与野生型 EGFR 酪氨酸激酶竞争性结合。相反,二代 EGFR – TKIs,如阿法替尼、来那替尼、达克替尼,共价结合 ERBB 受体家族成员,可逆性阻断酶活性。二代 EGFR – TKIs 抑制 EGFR/ERBB1、HER2/ERBB2、HER4/ERBB4 酪氨酸激酶活性,包含一个亲电子基团能够参加迈克尔加成反应,在 EGFR(Cys797)、HER2(Cys805)、HER4(Cys803)催化域保留半胱氨酸残基。在肺癌中 HER2、HER4 的确切角色尚未阐明;HER2 的构象类似于配体激活态,或许有利于 EGFR 形成异源二聚体后致病[50]。阿法替尼对野生型、第 19 号外显子突变、L858R 突变 EGFR 的 K_d 值分别为 0.25nM、0.11nM、0.2nM(表 10.2)[51]。阿法替尼抑制 EGFR 酪氨酸激酶罕见突变(如 G719X、L861Q)的能力与之相当。阿法替尼对 EGFR L858R 和 T790M 突变的 K_d 值均为 1.1nM,通过酶学分析 EG-FR 获得性突变 T790M 的抗肿瘤活性。

表 10.2　ERBB 家族激酶阿法替尼、厄洛替尼、吉非替尼的定量离解常数(K_d,单位:μM)

激酶	阿法替尼	厄洛替尼	吉非替尼
EGFR	0.25	0.67	1
EGFR(E746 = A750del)	0.11	0.48	0.54
EGFR(G719C)	0.1	0.85	2
EGFR(G719S)	0.19	0.52	1.1
EGFR(L747 = E749del,A750P)	0.14	0.52	0.57
EGFR(L747 = S752del,P753S)	0.12	0.47	0.57
EGFR(L747 = T751del,Sins)	0.12	0.35	0.52
EGFR(L858R)	0.2	0.97	0.94
EGFR(L858R,T790M)	1.1	190	140
EGFR(L861Q)	0.23	1.2	1.4
EGFR(S752 = I759del)	0.14	1.6	0.98
EGFR(T790M)	0.61	140	40
ERBB2	5	2900	3500
ERBB3	4500	1100	790
ERBB4	6.3	230	410

Mindy I Davis,et al. Nature biotechnology,2011

阿法替尼在临床前研究中的抗肿瘤活性

　　细胞实验提示,与可逆性一代 EGFR – TKIs 相比,阿法替尼抑制 EGFR 酪氨酸激酶活性更持久;这一效应是由于激酶活性的不可逆抑制,一直持续到肿瘤细胞合成新的 EGFR[52]。

阿法替尼有效浓度低于抑制 EGFR 突变肿瘤细胞克隆形成实验所需的厄洛替尼药物浓度 1~2 个数量级[53]。尽管体外实验提示阿法替尼（IC_{50} 9~10nM）能够抗 EGFR L858R/T790M 双突变的肿瘤[54]，但移植瘤模型提示单独用阿法替尼对有第 20 号外显子 T790M 突变的肿瘤没有治疗作用。联合 EGFR 单抗西妥昔在细胞系水平能够克服 EGFR - TKI T790M 耐药[55]。

阿法替尼对常见 EGFR 突变的临床获益

两项Ⅲ期研究，LUX - Lung 3 和 LUX - Lung 6 评价了一线阿法替尼对 EGFR 突变晚期肺腺癌患者总生存期的疗效[56-58]。两项试验中 EGFR 第 19 号外显子缺失突变组比化疗组总生存期显著延长（图 10.6）。相反，对 EGFR L858R 突变患者，阿法替尼治疗与化疗相比没有显著差异。4 项随机Ⅲ期研究评价了一代 EGFR - TKIs，如吉非替尼、厄洛替尼，治疗晚期存在 EGFR 突变（第 19 号外显子缺失、L858R）的肺癌的总生存期，EGFR - TKI 不优于铂

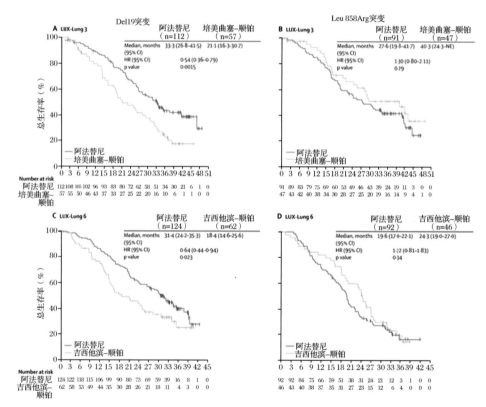

图 10.6　LUX - Lung 3 和 LUX - Lung 6 研究中 EGFR 第 19 号外显子缺失和 L858R 肺癌患者的总生存期。LUX - Lung 3(a) 和 LUX - Lung 6(c) 研究中 EGFR 第 19 号外显子缺失肺癌患者的总生存期。LUX - Lung 3(b) 和 LUX - Lung 6(d) 研究中 EGFR L858R 肺癌患者的总生存期

HR：危险比；NE：无法评估

类为基础的化疗;在这些研究中,大多数患者被分到了化疗组,一代 EGFR - TKIs 作为二线治疗。EGFR - TKI 和铂类为基础的化疗无交叉耐药,两种治疗顺序对治疗疗效无差别。相反,在 LUX - Lung 3 和 LUX - Lung 6 研究中,大多数患者被分到化疗组,接受一代 EGFR - TKIs 作为二线治疗,而非二代 EGFR - TKIs。Kato 等分析了 LUX - Lung 3 研究日本人群亚组,提示一线阿法替尼对第 19 号外显子缺失而非 L858R 会有总生存期持续和显著的改善,即使大多数患者(93.5%)接受后续一代 EGFR - TKI 治疗[59]。因此,LUX - Lung 3 和 LUX - Lung 6 研究提示,对 EGFR 第 19 号外显子缺失突变的患者,阿法替尼可能优于一代 EGFR - TKIs,第一次揭示了生物学上两个常见突变(EGFR 第 19 号外显子缺失和 L858R)的显著不同。

第 19 号外显子缺失和 L858R 的不同

配体与 EGFR 结合,诱导野生型 EGFR 胞外域二聚化。EGFR 活化的关键步骤是形成激酶域不对称二聚体,供体激酶域碳端和受体激酶域氮端联合(图 10.7a)。EGFR L858R 优先作为受体,需要野生型 EGFR 供体的超受体活性(图 10.7b)[60,61]。与之相反,EGFR 第 19 号外显子缺失可以作为受体或供体活化,即使没有二聚化也可致癌(图 10.7c)[62]。总体来看,第 19 号外显子缺失的癌基因信号通路不依赖二聚化,L858R 依赖于野生型 EGFR 形成异源二聚体。尚未明确阿法替尼和一代 EGFR - TKI 对 EGFR 第 19 号外显子缺失的肺癌患者抗肿瘤活性不同的原因。EGFR19 外显子缺失致癌性更强,需要 EGFR - TKI 发挥更强的抑制作用才能达到最佳抗肿瘤疗效。

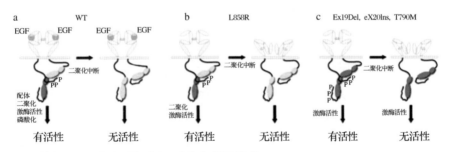

图 10.7 EGFR 野生型(a)、突变型细胞(b,c)构象假设模型

阿法替尼对少见突变的临床获益

约 10% 的肺癌患者携带 EGFR 少见突变,如 G719X、L861Q 等。然而,这些肿瘤对 EGFR - TKI 敏感性的数据不足。Yang 等[63]收集了来自 LUX - Lung 2、LUX - Lung 3 和 LUX - Lung 6 研究的数据,进行了析因分析来评价阿法替尼对少见突变的抗肿瘤疗效。对 EGFR

突变型抑制酶活性类似数据的分析提示,阿法替尼对 EGFR 少见突变如 G719X、L861Q 和
S768I 有显著抗肿瘤活性。

临床试验中阿法替尼对 EGFR T790M 的抗肿瘤效应

尽管阿法替尼对 EGFR T790M 突变的肿瘤在细胞实验中显示抗肿瘤活性,体内实验需
与 EGFR 单抗联合发挥抗肿瘤作用[64,65]。体外抗肿瘤活性不同于体内抗肿瘤活性的原因之
一是无法达到足够抑制 EGFR T790M 的血浆浓度,因为阿法替尼对野生型 EGFR 的抑制作
用不具有选择性,导致患者无法耐受药物不良反应。

阿法替尼的不良反应

阿法替尼常见的 3～4 级不良反应有皮疹、痤疮、腹泻、甲沟炎、口腔炎、黏膜炎。相比一
代 EGFR - TKI,阿法替尼产生 3～4 级皮疹、痤疮、口腔炎、腹泻更频繁,因为阿法替尼对野生
型 EGFR 亲和力高。常见不良反应的严重性依赖于阿法替尼的血浆浓度。阿法替尼致间质
性肺病的发生频率与一代 EGFR - TKIs 相似[56,57]。与吉非替尼治疗组相比,阿法替尼治疗
组 3～4 级转氨酶升高发生率较低,因为阿法替尼不通过肝细胞色素酶系代谢。

10. 3. 2　三代 EGFR - TKI

三代 EGFR - TKI

尽管二代 EGFR - TKIs 通过形成不可逆的共价结合发挥更强的突变型 EGFR 酪氨酸激
酶抑制作用,对野生型 EGFR 酪氨酸激酶的非选择性抑制导致了诸如皮疹、痤疮、口腔炎、腹
泻等不良反应。而且,T790M 获得性突变降低了 EGFR - TKIs 对突变型 EGFR 的亲和力,抑
制酪氨酸激酶活性的 EGFR - TKI 浓度很难达到由于非选择性抑制野生型 EGFR 带来的毒
性。三代 EGFR - TKIs 能够通过不可逆结合抑制 EGFR 突变和 T790M 的酪氨酸激酶,而不
影响野生型 EGFR 酪氨酸激酶活性。WZ4002 是第一个报道的药物。Rociletinib(CO1686)
与 WZ4002 类似,Osimertinib(AZD9291)和 HM61713 是其他的三代 EGFR - TKIs,正在加速
进行临床试验,目前已被批准用于 T790M 阳性非小细胞肺癌的治疗[66]。

临床前研究中三代 EGFR - TKI 的抗肿瘤活性

Rociletinib 是一个潜在的 2,4 - 二取代嘧啶分子,在 EGFR 酪氨酸激酶域的 ATP 结合口袋

被保守的 797 位半胱氨酸共价修饰[67]。酶分析提示 rociletinib 是一个潜在的 EGFR L858R、T790M 酪氨酸激酶抑制剂,比野生型 EGFR 抑制剂选择性高约 22 倍。细胞实验和体内动物模型提示,无论是否存在 T790M 突变,rociletinib 潜在抑制 EGFR L858R 或第 19 号外显子缺失突变的肺癌增殖,无论其是否存在 T790M 突变,同时 rociletinib 对野生型 EGFR 抗肿瘤活性最小。

奥西替尼是一个单苯胺基嘧啶合成物,选择性抑制突变的 EGFR 酪氨酸激酶[68]。奥西替尼通过靶向 797 位的半胱氨酸与 EGFR 激酶不可逆结合。在酶活检测中,奥西替尼对 EGFR L858R 和 T790M 的抑制是野生型 EGFR 的 200 倍。细胞实验、移植瘤模型、转基因模型提示,奥西替尼对 EGFR L858R、第 19 号外显子缺失、L858R + T790M、第 19 号外显子缺失 + T790M 有潜在抗肿瘤活性,对野生型 EGFR 活性较低。

临床试验中三代 EGFR – TKI 的抗肿瘤活性

Ⅰ ~ Ⅱ 期研究评价 rociletinib 和奥西替尼对既往接受 EGFR – TKI 治疗疾病进展的 EGFR 突变肺癌患者的抗肿瘤效应[69,70]。Rociletinib 和奥西替尼均显示对 T790M 突变进展的病例有抗肿瘤效应。

三代 EGFR – TKIs 的不良反应

Rociletinib 的 Ⅰ ~ Ⅱ 期研究主要的 3 级不良反应是治疗剂量发生高血糖[69]。临床前研究提示 rociletinib 的代谢物抑制 Ⅰ 型胰岛素样生长因子,在较小程度上抑制胰岛素受体激酶,从而导致高血糖[71,72]。可以观察到 3 级 QTc 间期延长,但无症状。与 EGFR 突变特异性抑制剂 rociletinib 相比,抑制野生型 EGFR 相关的不良反应,如痤疮、皮疹、腹泻,并不常见,也不严重。

在奥西替尼的前期研究中,最常见的不良反应是腹泻、皮疹、呕吐和食欲下降。对比 rociletinib,高血糖症罕见[70]。6 例出现了肺炎样反应。

三代 EGFR – TKIs 的耐药机制

临床前研究阐述了 rociletinib 和奥西替尼的获得性耐药机制。含 L858R 和 T790M 突变的肺癌细胞暴露在剂量递增的 rociletinib 中直到出现耐药[67]。亲代细胞形态学比较提示 rociletinib 耐药的细胞似乎显示纺锤体样形态;未检测到 EGFR 或其他癌基因突变,包括 MET、BRAF、ERBB2、HRAS、NRAS、KRAS、PIK3CA。亲本和 rociletinib 耐药细胞的 RNA 表达分析提示,上皮间质转化相关基因的显著富集。与间质细胞表型一致,在 rociletinib 耐药克隆中,vimentin 上调,E – cadherin 下调。EGFRT 790M 突变肺癌患者 rociletinib 耐药后活检标本分析提示半数肺癌病人进展时失去 T790M 突变[73]。收集奥西替尼耐药肺癌患者的细胞游离血浆 DNA(cfDNA)和活检标本提示,获得性 C797S 突变或失去 T790M 可能是耐药机制[74-76]。EGFR C797S 密码子突变是不可逆 EGFR – TKIs 可能的耐药机制,靶向 797 位半胱氨酸形成共价结合[77]。总体来说,肿瘤异质性,C797S 突变,失去 T790M 在三代 EGFR – TKIs 耐药中发挥作用。

10.4　EGFR – TKIs 联合治疗

10.4.1　与贝伐单抗联合治疗

Beta Ⅲ期研究评估了厄洛替尼联合贝伐单抗治疗一线治疗失败复发或复治的非小细胞肺癌[78]。亚组分析提示 EGFR 突变组厄洛替尼联合贝伐单抗总生存期似乎优于 EGFR 野生组,然而差异并不显著。Seto 等[79]进行了一项 Ⅱ期研究来评估厄洛替尼联合贝伐单抗治疗存在 EGFR 突变的非鳞非小细胞肺癌的有效性和安全性。联合治疗组 PFS 显著延长。评估厄洛替尼联合贝伐单抗对比厄洛替尼单药优效性的 Ⅲ期研究正在进行中。贝伐单抗联合 EGFR – TKIs 具有协同效应的机制尚未阐明。

10.4.2　与化疗药联合治疗

在Ⅲ期研究中,对未经选择的非小细胞肺癌患者采用 EGFR – TKI 联合铂类为基础的化疗无临床获益[80-82]。CALGB30406 研究中,在 EGFR 突变人群中使用厄洛替尼联合卡铂 + 紫杉醇作为一线治疗,PFS 和 OS 获益[83]。NEJ005/TCOG0902 研究比较了 EGFR 敏感突变非小细胞肺癌患者同时或序贯应用吉非替尼和化疗的疗效[84]。在 EGFR 突变人群中同时应用 EGFR – TKI 和细胞毒性药物的Ⅲ期研究正在开展。

10.5　EGFR – TKIs 的治疗模式

10.5.1　EGFR – TKIs 与手术

Ⅲ期研究(BR19,RADIANT)[85,86]探索了辅助治疗的抗肿瘤疗效。BR19 研究评估了完全切除(ⅠB 期、Ⅱ期或ⅢA 期)非小细胞肺癌的无病生存期和总生存期,患者被随机分为接受吉非替尼治疗组和安慰剂组。EGFR 野生型或 EGFR 突变阳性者吉非替尼治疗组无临床获益。RADIANT 研究设计了一项完全切除的ⅠB~ⅢA 期非小细胞肺癌随机、双盲、安慰剂对照研究;免疫组化检测肿瘤 EGFR 蛋白质表达,荧光原位杂交检测 EGFR 扩增。EGFR 突变人群中厄洛替尼和安慰剂组的总生存期似乎一致。因此,EGFR – TKI 对肺癌辅助治疗的疗效尚未明确。

10.5.2　EGFR – TKIs 与放疗

临床前研究(细胞实验、移植瘤模型)提示放疗时厄洛替尼诱导凋亡,增强放疗敏感性。并且,厄洛替尼联合放疗似乎可抑制肿瘤生长。然而,尚无临床研究提示局部晚期非小细胞肺癌接受放疗和 EGFR – TKI 的协同抗肿瘤作用。

10.5.3　EGFR – TKIs 联合免疫治疗

免疫检查点抑制剂,如 PD – 1 单抗和 PD – L1 单抗,促进抗肿瘤的 T 细胞免疫,在Ⅲ期非鳞非小细胞肺癌和鳞癌中显示潜在的抗肿瘤作用[87]。然而,并不是所有接受免疫检查点抑制剂治疗的患者都产生抗肿瘤免疫应答。Ⅲ期临床研究 CheckMate057 提示纳武单抗对 EGFR 突变的肺癌效果不佳。

细胞实验提示 EGFR 通路活化与 PD – 1、PD – L1、CTLA – 4 上调相关;并且,肿瘤细胞的 PD – L1 表达在 EGFR – TKI 治疗时可以削弱[88]。肺癌手术切除样本分析显示,EGFR 突变人群中 PD – L1 表达上调[89]。肿瘤微环境中肿瘤细胞 PD – L1 表达产生免疫反应,导致 T 细胞分泌 γ 干扰素,因为大多数肿瘤细胞在 γ 干扰素存在时表达 PD – L1。然而,EGFR 突变的肿瘤细胞中,肿瘤部位没有 γ 干扰素分泌时,EGFR 信号依赖的 PD – L1 表达或许会减弱 T 细胞免疫。因此,EGFR – TKI 抑制 EGFR 信号依赖的 PD – L1 表达也许和促进抗肿瘤 T 细胞免疫和(或)免疫检查点抑制剂相关的不良反应有协同作用,这一点值得探讨。

参考文献

1. Lynch TJ, Bell DW, Sordella R et al(2004) Activating mutations in the epidermal growth factor receptor under-

lying responsiveness of non – small – cell lung cancer to gefitinib. N Engl J Med 350(21):2129 –2139

2. Paez JG, Janne PA, Lee JC et al(2004) EGFR mutations in lung cancer: correlation with clinical response to gefitinib therapy. Science 304(5676):1497 – 1500

3. Pao W, Miller V, Zakowski M et al(2004) EGF receptor gene mutations are common in lung cancers from "never smokers" and are associated with sensitivity of tumors to gefitinib and erlotinib. Proc Natl Acad Sci U S A 101(36):13306 – 13311

4. Soda M, Choi YL, Enomoto M et al(2007) Identiication of the transforming EML4 – ALK fusion gene in non – small – cell lung cancer. Nature 448(7153):561 – 566

5. Kohno T, Ichikawa H, Totoki Y et al(2012) KIF5B – RET fusions in lung adenocarcinoma. Nat Med 18(3): 375 – 377

6. Takeuchi K, Soda M, Togashi Y(2012) ROS1 and ALK fusions in lung cancer. Nat Med 18(3):378 – 381

7. Lipson D, Capelletti M, Yelensky R et al(2012) Identiication of new ALK and RET gene fusions from colorectal and lung cancer biopsies. Nat Med 18(3):382 – 384

8. Rikova K, Guo A, Zeng Q et al(2007) Global survey of phosphotyrosine signaling identifies oncogenic kinases in lung cancer. Cell 131:1190 – 1203

9. Nagai Y, Miyazawa H, Huqun et al(2005) Genetic heterogeneity of the epidermal growth fac – tor receptor in non – small cell lung cancer cell lines revealed by a rapid and sensitive detection system, the peptide nucleic acid – locked nucleic acid PCR clamp. Cancer Res 65(16):7276 – 7282

10. Tanaka T, Matsuoka M, Sutani A et al(2010) Frequency of and variables associated with the EGFR mutation and its subtypes. Int J Cancer 126(3):651 – 655

11. Inoue A, Kobayashi K, Usui K et al(2009) First – line gefitinib for patients with advanced non – small – cell lung cancer harboring epidermal growth factor receptor mutations without indication for chemotherapy. J Clin Oncol 27(9):1394 – 1400

12. Maemondo M, Inoue A, Kobayashi K et al(2010) Gefitinib or chemotherapy for non – small – cell lung cancer with mutated EGFR. N Engl J Med 362(25):2380 – 2388

13. Maemondo M, Minegishi Y, Inoue A et al(2012) First – line gefitinib in patients aged 75 or older with advanced non – small cell lung cancer harboring epidermal growth factor receptor mutations: NEJ 003 study. J Thorac Oncol 7(9):1417 – 1422

14. Goto K, Satouchi M, Ishii G et al(2012) An evaluation study of EGFR mutation tests utilized for non – small – cell lung cancer in the diagnostic setting. Ann Oncol 23(11):2914 – 2919

15. Rosell R, Moran T, Queralt C et al(2009) Screening for epidermal growth factor receptor mutations in lung cancer. N Engl J Med 361(10):958 – 967

16. Sun W, Yuan X, Tian Y et al(2015) Non – invasive approaches to monitor EGFR – TKI treatment in non – small – cell lung cancer. J Hematol Oncol 8:95

17. Qiu M, Wang J, Xu Y et al(2015) Circulating tumor DNA is effective for the detection of EGFR mutation in

non – small cell lung cancer: a meta – analysis. Cancer Epidemiol Biomark Prev 24(1):206 – 212

18. Luo J,Shen L,Zheng D(2014) Diagnostic value of circulating free DNA for the detection of EGFR mutation status in NSCLC: a systematic review and meta – analysis. Sci Rep 4:6269

19. Maheswaran S,Sequist LV,Nagrath S et al(2008) Detection of mutations in EGFR in circulating lung – cancer cells. N Engl J Med 359(4):366 – 377

20. Shepherd FA,Rodrigues Pereira J et al(2005) Erlotinib in previously treated non – small – cell lung cancer. N Engl J Med 353(2):123 – 132

21. Thatcher N,Chang A,Parikh P et al(2005) Gefitinib plus best supportive care in previously treated patients with refractory advanced non – small – cell lung cancer: results from a randomised,placebo controlled,multi-centre study(Iressa Survival Evaluation in Lung Cancer). Lancet 366:1527 – 1537

22. Kim ES,Hirsh V,Mok T et al(2008) Gefitinib versus docetaxel in previously treated non – small – cell lung cancer(INTEREST): a randomised phase 3 trial. Lancet 372(9652):1809 – 1818

23. Maruyama R,Nishiwaki Y,Tamura T et al(2008) Phase Ⅲ study,V – 15 – 32,of gefitinib versus docetaxel in previously treated Japanese patients with non – small – cell lung cancer. J Clin Oncol 26(26):4244 – 4252

24. Lee DH,Park K,Kim JH et al(2010) Randomized Phase Ⅲ trial of gefitinib versus docetaxel in non – small cell lung cancer patients who have previously received platinum – based chemotherapy. Clin Cancer Res 16(4):1307 – 1314

25. Mok TS,Wu YL,Thongprasert S et al(2009) Gefitinib or carboplatin – paclitaxel in pulmonary adenocarcino-ma. N Engl J Med 361(10):947 – 957

26. Inoue A,Suzuki T,Fukuhara T et al(2006) Prospective phase Ⅱ study of gefitinib for chemotherapy – naive patients with advanced non – small – cell lung cancer with epidermal growth factor receptor gene mutations. J Clin Oncol 24:3340 – 3346

27. Asahina H,Yamazaki K,Kinoshita I et al(2006) A phase Ⅱ trial of gefitinib as first – line therapy for ad-vanced non – small cell lung cancer with epidermal growth factor receptor mutations. Br J Cancer 95:998 – 1004

28. Sutani A,Nagai Y,Udagawa K et al(2006) Gefitinib for non – small – cell lung cancer patients with epidermal growth factor receptor gene mutations screened by peptide nucleic acid – locked nucleic acid PCR clamp. Br J Cancer 95:1483 – 1489

29. Yoshida K,Yatabe Y,Park JY et al(2007) Prospective validation for prediction of gefitinib sensitivity by epi-dermal growth factor receptor gene mutation in patients with non – small cell lung cancer. J Thorac Oncol 2:22 – 28

30. Sunaga N,Tomizawa Y,Yanagitani N et al(2007) Phase Ⅱ prospective study of the eficacy of gefitinib for the treatment of stage Ⅲ/Ⅳ non – small cell lung cancer with EGFR mutations,irrespective of previous chemother-apy. Lung Cancer 56:383 – 389

31. Tamura K,Okamoto I,Kashii T et al(2008) Multicentre prospective phase Ⅱ trial of gefitinib for advanced non

– small cell lung cancer with epidermal growth factor receptor mutations: results of the West Japan Thoracic Oncology Group trial(WJTOG0403). Br J Cancer 98:907 – 914

32. Sugio K,Uramoto H,Onitsuka T et al(2009) Prospective phase Ⅱ study of gefitinib in non – small cell lung cancer with epidermal growth factor receptor gene mutations. Lung Cancer 64(3):314 – 318

33. Mitsudomi T,Morita S,Yatabe Y et al(2010) Gefitinib versus cisplatin plus docetaxel in patients with non – small – cell lung cancer harbouring mutations of the epidermal growth factor receptor(WJTOG3405): an open label,randomised phase 3 trial. Lancet Oncol 11(2):121 – 128

34. Zhou C,Wu YL,Chen G et al(2011) Erlotinib versus chemotherapy as first – line treatment for patients with advanced EGFR mutation – positive non – small – cell lung cancer(OPTIMAL,CTONG – 0802): a multicentre,open – label,randomised,phase 3 study. Lancet Oncol 12:735 – 742

35. Rosell R,Carcereny E,Gervais R et al(2012) Erlotinib versus standard chemotherapy as first – line treatment for European patients with advanced EGFR mutation – positive non – small – cell lung cancer(EURTAC): a multicentre,open – label,randomised phase 3 trial. Lancet Oncol 13:239 – 246

36. Chang A,Parikh P,Thongprasert S et al(2006) Gefitinib(IRESSA) in patients of Asian origin with refractory advanced non – small cell lung cancer: subset analysis from the ISEL study. J Thorac Oncol 1(8):847 – 855

37. Cox DR(1972) Regression models and life – tables. J R Stat Soc Ser B Methodol 34(2):187 – 220

38. Fukuoka M,Wu YL,Thongprasert S et al(2011) Biomarker analyses and final overall survival results from a phase Ⅲ,randomized,open – label,first – line study of gefitinib versus carboplatin/paclitaxel in clinically selected patients with advanced non – small – cell lung cancer in Asia(IPASS). J Clin Oncol 29(21):2866 – 2874

39. Morita S,Okamoto I,Kobayashi K et al(2009) Combined survival analysis of prospective clinical trials of gefitinib for non – small cell lung cancer with EGFR mutations. Clin Cancer Res 15(13):4493 – 4498

40. Takano T,Fukui T,Ohe Y et al(2008) EGFR mutations predict survival benefit from gefitinib in patients with advanced lung adenocarcinoma: a historical comparison of patients treated before and after gefitinib approval in Japan. J Clin Oncol 26:5589 – 5595

41. Inoue A,Kobayashi K,Maemondo M et al(2013) Updated overall survival results from a randomized phase Ⅲ trial comparing gefitinib with carboplatin paclitaxel for chemo – Naïve non – small 5 cell lung cancer with sensitive EGFR gene mutations(NEJ002). Ann Oncol 24(1):54 – 59

42. Mitsudomi T,Morita S,Yatabe Y,et al(2012) Updated overall survival results of WJTOG 3405,a randomized phase Ⅲ trial comparing gefitinib with cisplatin plus docetaxel as the first – line treatment for patients with non – small cell lung cancer harboring mutations of the epidermal growth factor receptor(EGFR). J Clin Oncol 30 suppl:ASCO 2012 abstr 7521

43. Oizumi S,Kobayashi K,Inoue A et al(2012) Quality of life with gefitinib in patients with EGFR – mutated non – small cell lung cancer: quality of life analysis of North East Japan Study Group 002 Trial. Oncologist 17 (6):863 – 870

44. ZhouC, Wu YL, Chen G, et al (2011) Updated efficacy and quality – of – life (QoL) analyses in OPTIMAL, a phase Ⅲ, randomized, open – label study of first – line erlotinib versus gemcitabine/carboplatin in patients with EGFR – activating mutation – positive (EGFR Act Mut +) advanced non – small cell lung cancer (NSCLC). J Clin Oncol 29 suppl; ASCO 2011 abstr 7520

45. Kobayashi K, Green J, Shimonagayoshi M et al (2005) Validation of the care notebook for measuring physical, mental and life well – being of patients with cancer. Qual Life Res 14 (4) :1035 – 1043

46. Langer CJ (2009) The "lazarus response" in treatment – naive, poor performance status patients with non – small – cell lung cancer and epidermal growth factor receptor mutation. J Clin Oncol 27 (9) :1350 – 1354

47. Cohen MH, Williams GA, Sridhara R et al (2003) FDA drug approval summary: gefitinib (ZD1839) (Iressa) tablets. Oncologist 8 :303 – 306

48. Kudoh S, Kato H, Nishiwaki Y et al Interstitial lung disease in Japanese patients with lung cancer: a cohort and nested case – control study. Am J Respir Crit Care Med 177 :1348 – 1357

49. Beom SH, Kim DW, Sim SH (2015) Gefitinib – induced interstitial lung disease in Korean lung cancer patients. Cancer Res Treat. doi: 10. 4143/crt. 2014. 201 [Epub ahead of print]

50. Cho HS, Mason K, Ramyar KX et al (2003) Structure of the extracellular region of HER2 alone and in complex with the Herceptin Fab. Nature 421 (6924) :756 – 760

51. Davis MI, Hunt JP, Herrgard S et al (2011) Comprehensive analysis of kinase inhibitor selectivity. Nat Biotechnol 29 (11) :1046 – 1051

52. Spicer JF, Rudman SM (2010) EGFR inhibitors in non – small cell lung cancer (NSCLC): the emerging role of the dual irreversible EGFR/HER2 inhibitor BIBW 2992. Target Oncol 5 (4) :245 – 255

53. Li D, Ambrogio L, Shimamura T et al (2008) BIBW2992, an irreversible EGFR/HER2 inhibitor highly effective in preclinical lung cancer models. Oncogene 27 (34) :4702 – 4711

54. Solca F, Dahl G, Zoephel A et al (2012) Target binding properties and cellular activity of afatinib (BIBW 2992), an irreversible ErbB family blocker. J Pharmacol Exp Ther 343 (2) :342 – 350

55. Regales L, Gong Y, Shen R et al (2009) Dual targeting of EGFR can overcome a major drug resistance mutation in mouse models of EGFR mutant lung cancer. J Clin Invest 119 (10) :3000 – 3010

56. Sequist LV, Yang JC, Yamamoto N et al (2013) Phase Ⅲ study of afatinib or cisplatin plus pemetrexed in patients with metastatic lung adenocarcinoma with EGFR mutations. J Clin Oncol 31 (27) :3327 – 3334

57. Wu Y – L, Zhou C, Hu C – P et al (2014) Afatinib versus cisplatin plus gemcitabine for irst – line treatment of Asian patients with advanced non – small – cell lung cancer harbouring EGFR mutations (LUX – Lung 6): an open – label, randomised phase 3 trial. Lancet Oncol 15 (2) :213 – 222

58. Yang JC – H, Wu Y – L, Schuler M et al (2015) Afatinib versus cisplatin – based chemotherapy for EGFR mutation – positive lung adenocarcinoma (LUX – Lung 3 and LUX – Lung 6): analysis of overall survival data from two randomised, phase 3 trials. Lancet Oncol 16 (2) :141 – 151

59. Kato T, Yoshioka H, Okamoto I et al (2015) Afatinib versus cisplatin plus pemetrexed in Japanese patients with

advanced non – small cell lung cancer harboring activating EGFR mutations: subgroup analysis of LUX – Lung 3. Cancer Sci 106(9):1202 – 1211

60. Red Brewer M, Yun CH, Lai D, Lemmon MA, Eck MJ, Pao W(2013) Mechanism for activation of mutated epidermal growth factor receptors in lung cancer. Proc Natl Acad Sci U S A 110(38):E3595 – E3604

61. Shan Y, Eastwood MP, Zhang X et al(2012) Oncogenic mutations counteract intrinsic disorder in the EGFR kinase and promote receptor dimerization. Cell 149(4):860 – 870

62. Cho J, Chen L, Sangji N et al(2013) Cetuximab response of lung cancer – derived EGF receptor mutants is associated with asymmetric dimerization. Cancer Res 73(22):6770 – 6779

63. Yang JCH, Sequist LV, Geater SL et al(2015) Clinical activity of afatinib in patients with advanced non – small – cell lung cancer harbouring uncommon EGFR mutations: a combined post – hoc analysis of LUX – Lung 2, LUX – Lung 3, and LUX – Lung 6. Lancet Oncol 16(7):830 – 838

64. Katakami N, Atagi S, Goto K et al(2013) LUX – Lung 4: a phase Ⅱ trial of afatinib in patients with advanced non – small – cell lung cancer who progressed during prior treatment with erlotinib, gefitinib, or both. J Clin Oncol 31(27):3335 – 3341

65. Janjigian YY, Smit EF, Groen HJ et al(2014) Dual inhibition of EGFR with afatinib and cetuximab in kinase inhibitor – resistant EGFR – mutant lung cancer with and without T790M mutations. Cancer Discov 4(9):1036 – 1045

66. Riely GJ, Yu HA(2015) EGFR: the paradigm of an oncogene – driven lung cancer. Clin Cancer Res 21(10): 2221 – 2226

67. Walter AO, Sjin RT, Haringsma HJ et al(2013) Discovery of a mutant – selective covalent inhibitor of EGFR that overcomes T790M – mediated resistance in NSCLC. Cancer Discov 3(12):1404 – 1415

68. Cross DA, Ashton SE, Ghiorghiu S et al(2014) AZD9291, an irreversible EGFR TKI, overcomes T790M – mediated resistance to EGFR inhibitors in lung cancer. Cancer Discov 4(9):1046 – 1061

69. Sequist LV, Soria JC, Goldman JW et al(2015) Rociletinib in EGFR – mutated non – small – cell lung cancer. N Engl J Med 372(18):1700 – 1709

70. Janne PA, Yang JC, Kim DW et al(2015) AZD9291 in EGFR inhibitor – resistant non – small – cell lung cancer. N Engl J Med 372(18):1689 – 1699

71. Vazquez – Martin A, Cui S, Oliveras – Ferraros C et al(2013) IGF – 1R/epithelial – to – mesenchymal transition(EMT) crosstalk suppresses the erlotinib – sensitizing effect of EGFR exon 19 deletion mutations. Sci Rep 3:2560

72. Cortot AB, Repellin CE, Shimamura T et al(2013) Resistance to irreversible EGF receptor tyrosine kinase inhibitors through a multistep mechanism involving the IGF1R pathway. Cancer Res 73(2):834 – 843

73. Piotrowska Z, Niederst MJ, Karlovich CA et al(2015) Heterogeneity underlies the emergence of EGFRT790 wild – type clones following treatment of T790M – positive cancers with a third – generation EGFR inhibitor. Cancer Discov 5(7):713 – 722

74. Thress KS, Paweletz CP, Felip E et al(2015) Acquired EGFR C797S mutation mediates resistance to AZD9291 in non − small cell lung cancer harboring EGFR T790M. Nat Med 21(6):560 − 562

75. Planchard D, Loriot Y, Andre F et al(2015) EGFR − independent mechanisms of acquired resistance to AZD9291 in EGFR T790M − positive NSCLC patients. Ann Oncol 26(10):2073 − 2078

76. Yu HA, Tian SK, Drilon AE et al(2015) Acquired resistance of EGFR − Mutant Lung Cancer to a T790M − specific EGFR inhibitor: emergence of a third mutation(C797S) in the EGFR Tyrosine Kinase Domain. JAMA Oncol 1(7):982 − 984

77. Yu Z, Boggon TJ, Kobayashi S et al(2007) Resistance to an irreversible epidermal growth factor receptor(EGFR) inhibitor in EGFR − mutant lung cancer reveals novel treatment strategies. Cancer Res 67(21):10417 − 10427

78. Herbst RS, Ansari R, Bustin F et al(2011) Efficacy of bevacizumab plus erlotinib versus erlotinib alone in advanced non − small − cell lung cancer after failure of standard first − line chemotherapy(BeTa): a double − blind, placebo − controlled, phase 3 trial. Lancet 377(9780):1846 − 1854

79. Seto T, Kato T, Nishio M et al(2014) Erlotinib alone or with bevacizumab as first − line therapy in patients with advanced non − squamous non − small − cell lung cancer harbouring EGFR mutations(JO25567): an open − label, randomised, multicentre, phase 2 study. Lancet Oncol 15(11):1236 − 1244

80. Giaccone G, Herbst RS, Manegold C et al(2004) Gefitinib in combination with gemcitabine and cisplatin in advanced non − small − cell lung cancer: a phase Ⅲ trial − − INTACT 1. J Clin Oncol 22(5):777 − 784

81. Herbst RS, Giaccone G, Schiller JH et al(2004) Gefitinib in combination with paclitaxel and carboplatin in advanced non − small − cell lung cancer: a phase Ⅲ trial − INTACT 2. J Clin Oncol 22(5):785 − 794

82. Herbst RS, Prager D, Hermann R et al(2005) TRIBUTE: a phase Ⅲ trial of erlotinib hydrochloride(OSI − 774) combined with carboplatin and paclitaxel chemotherapy in advanced non − small − cell lung cancer. J Clin Oncol 23(25):5892 − 5899

83. Janne PA, Wang X, Socinski MA et al(2012) Randomized phase Ⅱ trial of erlotinib alone or with carboplatin and paclitaxel in patients who were never or light former smokers with advanced lung adenocarcinoma: CALGB 30406 trial. J Clin Oncol 30(17):2063 − 2069

84. Sugawara S, Oizumi S, Minato K et al(2015) Randomized phase Ⅱ study of concurrent versus sequential alternating gefitinib and chemotherapy in previously untreated non − small cell lung cancer with sensitive EGFR mutations: NEJ005/TCOG0902. Ann Oncol 26(5):888 − 894

85. Goss GD, O'Callaghan C, Lorimer I et al(2013) Gefitinib versus placebo in completely resected non − small − cell lung cancer: results of the NCIC CTG BR19 study. J Clin Oncol 31(27):3320 − 3326

86. Kelly K, Altorki NK, Eberhardt WE et al(2015) Adjuvant erlotinib versus placebo in patients with stage IB − ⅢA non − small − cell lung cancer(RADIANT): a randomized, double − blind, Phase Ⅲ trial. J Clin Oncol 33:4007 − 4014

87. Brahmer J, Reckamp KL, Baas P et al(2015) Nivolumab versus docetaxel in advanced squamous − celi non −

small – cell lung cancer. N Engl J Med 373(2):123 – 135

88. Akbay EA,Koyama S,Carretero J et al(2013) Activation of the PD – 1 pathway contributes to immune escape in EGFR – driven lung tumors. Cancer Discov 3(12):1355 – 1363

89. Azuma K,Ota K,Kawahara A et al(2014) Association of PD – L1 overexpression with activating EGFR mutations in surgically resected nonsmall – cell lung cancer. Ann Oncol 25(10):1935 – 1940

第 11 章

间变淋巴瘤激酶突变

Akihiko Gemma

摘要

　　间变淋巴瘤激酶(ALK)抑制剂在 ALK 阳性的非小细胞肺癌(NSCLC)患者中表现出显著的抗肿瘤疗效。ALK 抑制剂包括克唑替尼(crizotinib)、色瑞替尼(ceritinib)、艾乐替尼(alectinib)和 ensartinib(X – 396),还有第三代劳拉替尼(Lorlatinib)(译者注)。目前,还同时批准了针对 ALK 阳性的伴随诊断和对应的一些 ALK 抑制剂药物。但是,这也给在临床实践中诊断 ALK 阳性造成了极大的不便。

　　对于这类患者的治疗策略主要是分子靶向药物治疗。本书中综述了 ALK 抑制剂的现状和 ALK 阳性肺癌患者生物标志物的特异性。总之,关于如何适当选择克唑替尼、色瑞替尼或阿来替尼治疗以及使用哪种药物作为一线方案仍存在很多争议。许多临床医生质疑伴随诊断和治疗药物的局限性;再有就是对 ALK 阳性肺癌做出准确诊断和提供合适的治疗是否可获得更佳的治疗反应。

关键词

ALK 抑制剂;分子诊断;分子靶向

11.1　引言

　　间变性淋巴瘤酪氨酸激酶(ALK)抑制剂对 ALK 融合基因检测呈阳性的非小细胞肺癌

A. Gemma (✉)

Division of Pulmonary Medicine, Graduate School of Medicine, Nippon Medical School,

1 – 1 – 5 Sendagi, Bunkyo – ku, Tokyo 113 – 8602, Japan

e – mail: agemma@ nms. ac. jp

(NSCLC)患者具有强烈的抗肿瘤作用[1-3]。随着克唑替尼、色瑞替尼和阿来替尼这些 ALK 抑制剂的研发,所带来的问题就是,今后该如何对这些抑制剂进行合理的应用。

对于诊断 ALK 阳性肺癌的实验室程序,需要一个有组织的流程,明确如何运用荧光原位杂交(FISH)、免疫组织化学(IHC)和逆转录聚合酶链式反应(RT-PCR)三种不同的方法,当然现在还有二代测序的方法(NGS)(译者注)。此外,虽然批准了用于特异性 ALK 抑制剂的伴随诊断和对应的治疗药物,但由于有多种选择,这也在临床实践中引起了严重的不便。

具有驱动基因突变的患者接受相应分子靶向药物的治疗策略与表皮生长因子受体(EGFR)突变阳性肺癌中是一致的。然而,由于融合基因检测的困难,伴随诊断和 ALK 抑制剂之间的关系等,在 ALK 阳性肺癌治疗方面存在 EGFR 阳性肺癌不具有的特质和问题。

本研究综述了 ALK 抑制剂的现状和 ALK 阳性肺癌中生物标志物的特异性。

11.2　指导原则

2011 年,美国食品和药物管理局(FDA)批准克唑替尼作为 ALK 阳性 NSCLC 的治疗药物,日本政府于 2012 年批准了该药的生产和销售,在 2013 年 1 月通过 CFDA 在中国上市(译者注)。在 PROFILE 1007 试验中,先前接受过治疗的 ALK 融合阳性 NSCLC 患者,其接受克唑替尼治疗的无进展生存期(PFS)和反应率(RR)分别为 7.7 个月和 65%[1]。在 PRO-FILE 1014 试验中,未接受过治疗的 ALK 融合阳性 NSCLC 患者的 PFS 和 RR 分别为 10.9 个月和 74%。ALK/MET/ROS1 抑制剂克唑替尼,与标准化疗相比,在 PFS 方面显示出显著改善[2]。报告的不良反应包括视力障碍、腹泻、恶心、天冬氨酸氨基转移酶/丙氨酸氨基转移酶(AST/ALT)比值增加等。这些结果表明,克唑替尼应在患者治疗的早期阶段给予,至少是作为 ALK 阳性晚期 NSCLC 患者的二线治疗。

第二代 ALK 抑制剂艾乐替尼通过 ALK 融合基因选择性地起作用,体外实验已经表明,艾乐替尼对由 L1196M 和 C1156Y 看门基因突变引起的克唑替尼耐药的肿瘤有疗效。日本进行的一项 Ⅰ/Ⅱ 期艾乐替尼试验(AF-001JP),对 ALK 阳性晚期 NSCLC 治疗初治患者的疗效,结果显示 RR 为 93.5%[3]。观察到的 3 级或更高级别的不良反应为中性粒细胞减少(4%)和血清胆红素(2%),ALT(2%)和肌酸磷酸激酶(CPK,2%)水平升高,但不良事件发生率较低[3]。根据该临床试验的结果,日本政府于 2014 年 7 月批准了该药的生产和销售,2018 年 8 月 CFDA 获批上市(译者注)。色瑞替尼(也称为 LDK378)是另一种第二代 ALK 抑制剂,对克唑替尼耐药的 ALK 阳性 NSCLC 具有更强的 ALK 抑制活性,也证实了抗肿瘤作用(RR:56%)。在 2014 年 4 月 FDA 批准后,日本政府批准了色瑞替尼的应用[4],2018 年 6 月中国获批上市(译者注)。

对 ALK 融合基因的诊断方法是检测的难点,因为其突变的位点不像 EGFR 基因突变位点那么容易确定。由于 FISH、IHC 或 RT - PCR 的检测方法各有优点和缺点,在诊断选择时必须注意。日本肺癌协会生物标志物委员会于 2011 年 12 月发布了 ALK 融合基因的基因检测指南,目前建议尽可能多地进行实验室诊断(2 个或更多)来检测 ALK 阳性结果[5]。然而,在难以获得组织标本的肺癌患者中,进行多种方法的检测非常困难。在每个患者中实现可靠的诊断有助于建立完善的检测方法。由辉瑞公司进行的 2337 个样本 ALK 测试用来验证 FISH 和 IHC 两种检测方法的研究,结果表明 FISH 和 IHC 结果之间存在不一致,特别是 FISH 阳性和 IHC 阴性模式的 RR 较低。Yatabe 对 14 名患者进行了再分析,这些患者的 FISH 与高敏感性 IHC 结果不一致,FISH 阳性 ALK 和 IHC 阳性 ALK 的 RR 分别为 20% 和 50%[6]。先前关于使用克唑替尼的临床研究报道,仅根据 FISH 阳性评估的患者 RR 约为 60%,但当在 FISH 阳性患者中同时伴随 IHC 和 RT - PCR 检测评估 RR,据报道 RR 超过 80%[7]。另一方面,在日本进行的 AF - 001JP 试验用艾乐替尼时,考虑"FISH 阳性和 IHC 阳性"或"RT - PCR 阳性"来表明 ALK 融合阳性时,显示出极好的 RR(93.5%)[3]。

FISH 已成为一种诊断技术。上述克唑替尼临床试验是在 FISH 阳性患者中进行的,但使用 FISH 仍然存在假阳性诊断的问题。由于 RT - PCR 是一种高度敏感和特异的技术,因此 RT - PCR 诊断 ALK RT - PCR 阳性患者是毫无疑问的,但这种诊断需要高质量的 RNA,当基因涉及易位伴侣融合时可能出现假阴性结果。并且,在目前情况下,治疗药物还未商业化。

ALK 通常很少在肺组织中表达。如果 IHC 检测到这些蛋白质为 ALK 阳性,则它们最有可能是 ALK 融合阳性。从这个意义上讲,IHC 技术非常有效。使用常规 IHC 方法难以检测在肺组织中表达的极少量 ALK 融合蛋白。然而,近年来,高度敏感的 IHC 使我们能够使用高度扩增高灵敏度抗体(克隆 5A4 和 D5F3)和信号可视化系统(iAEP,EnVision FLEX),从而在检测中具有高灵敏度和特异性。在目前情况下,我们使用高度敏感的 IHC 进行筛查,然后使用 FISH 方法对 IHC 结果进行验证。IHC 和 FISH 阳性患者被认为是对 ALK 抑制剂有反应。即使这些测试中只有一项是阳性,患者也被认为对 ALK 抑制剂有疗效;因此,我们需要根据临床中受益和危害的平衡来决定是否给予 ALK 抑制剂。

11.3 相关的临床研究

11.3.1 克唑替尼对比化疗治疗晚期 ALK 融合阳性肺癌的疗效（PROFILE 1007）

目的:进行一项前瞻性研究,比较克唑替尼治疗与化疗对以前接受过治疗的 ALK 融合阳性肺癌患者的疗效。

方法:ALK FISH 融合阳性肿瘤显示以铂类为基础的化疗出现相关进展的 ALK 阳性局部晚期或转移性 NSCLC,确认为中位值。患者按 1∶1 比例被随机分配到克唑替尼组和培美曲塞/多西紫杉醇组。主要终点:PFS(中心决定)。

结果:2010 年 2 月至 2012 年 2 月期间共招募了 347 名患者(克唑替尼治疗组 173 例,化疗组 174 例)。克唑替尼治疗组 PFS 为 7.7 个月,化疗组为 3.0 个月［风险比(HR):0.49,$P < 0.001$］;克唑替尼组和化疗组的 RR 分别为 65% 和 20%($P < 0.001$)。数据截止点的总生存期(OS)没有显著差异(HR:1.02,$P = 0.54$)。

结论:对于既往接受过治疗的 ALK 融合阳性 NSCLC 患者,克唑替尼治疗比化疗更有效。

11.3.2 克唑替尼对比化疗在 ALK 阳性肺癌治疗早期的疗效(PROFILE 1014)

目的:观察和比较克唑替尼对比化疗治疗 ALK 阳性 NSCLC 患者在早期阶段的有效性。

方法:采用克唑替尼或标准化疗方案对 343 例未接受过治疗的 ALK 阳性非鳞状 NSCLC 患者进行Ⅲ期临床试验。克唑替尼治疗组患者给予克唑替尼 250 mg,每日 2 次;化疗组给予培美曲塞 500 mg/m^2 + 顺铂(CDDP)75 mg/m^2 或曲线下面积(AUC) = 5 ~ 6 卡铂(CBDCA),每 3 周一次,进行 6 个周期。主要终点:PFS。

结果:与化疗组相比,克唑替尼治疗组的中位 PFS 显著延长(10.9 个月 *vs* 7.9 个月,HR:0.45,$P < 0.001$)。克唑替尼治疗组 RR 为 74%,化疗组为 45%($P < 0.001$)。两组均未达到中位 OS。克唑替尼治疗组和化疗组的 1 年生存率分别为 84% 和 79%。克唑替尼治疗的不良反应主要是视力障碍、腹泻、恶心和水肿,化疗的不良反应主要是恶心、呕吐、不适和食欲下降。克唑替尼治疗组肺癌相关症状下降与生活质量改善呈正相关。

结论:在初治 ALK 阳性 NSCLC 患者中,克唑替尼治疗比标准化疗(培美曲塞 + 铂类化疗)更有效。

11.3.3　艾乐替尼在晚期 ALK 阳性 NSCLC 中的 Ⅰ／Ⅱ 期试验（AF – 001JP）

目的：对一种新的选择性口服 ALK 抑制剂艾乐替尼进行安全性和有效性研究。

方法：进行 Ⅰ 期试验以确定艾乐替尼的剂量限制性毒性（DLT）、最大耐受剂量（MTD）和推荐剂量（RD），并且对先前未用 ALK 抑制剂治疗的晚期 ALK 融合阳性 NSCLC 患者进行基于 RD 的 Ⅱ 期试验。主要终点（Ⅱ 期试验）：RR。

结果：在 2010 年 9 月至 2012 年 8 月期间招募了 24 名患者（Ⅰ 期试验）和 46 名患者（Ⅱ 期试验）。由于艾乐替尼的 DLT 未在 Ⅰ 期试验中确定，艾乐替尼 MTD（300 mg，每日 2 次）在 Ⅱ 期试验中作为 RD 给予患者。

在 Ⅱ 期试验中，RR（主要终点）为 93.5%；未观察到 4 级或更高级别的不良反应；3 级或 3 级以上的不良反应包括中性粒细胞减少症（4%），CPK 水平升高（2%）等。

结论：艾乐替尼在晚期 ALK 融合阳性 NSCLC 患者中具有较强的耐受性和有效性。

11.4　临床研究的局限性和面临的挑战

在 PROFILE 1007 和 1014 试验中，克唑替尼治疗组的 PFS 显著延长，但由于事件和交叉设计的数量，OS 与化疗相比没有显示出差异。此外，这些临床试验是在 FISH 阳性患者中进行的，与 FISH 阳性和 IHC 阳性/RT – PCR 阳性患者的 RR 相比，仅 FISH 阳性患者的 RR 可能较低。因此，在两项临床试验中，假阳性结果可能包括在 ALK FISH 阳性组中。

尽管日本政府根据 AF – 001JP 试验的结果批准了艾乐替尼的制造和销售，但只有少数患者（46 例）接受了艾乐替尼治疗，且关于不良事件和可提供副作用管理的信息不足。有必要等待案例研究报告和Ⅲ期试验结果（J – ALEX 试验）（目前 J – ALEX 在 2018 年 ASCO 已报道，在译者后记中详细阐述）。

11.5　应谨慎对待的事项

PROFILE 1007 和 1014 试验在 FISH 阳性患者中进行，但目前在日本，高度敏感的 IHC 筛查后使用 FISH 确认阳性检测结果是 ALK 突变检测的标准。基本上需要对每种 ALK 抑制剂进行特异性伴随诊断(例如,用于克唑替尼的 Vysis ALK Break Apart FISH 和用于艾乐替尼的 ALK iAEP IHC 试剂盒 Vysis FISH 试剂盒)。由于临床实践中存在一些不一致之处,日本肺癌协会的生物标志物委员会已要求灵活应对,以防止患者可能会出现的这些不一致的不利因素。

11.6　评论

1. 有许多争议涉及克唑替尼、色瑞替尼或艾乐替尼的适当使用以及根据病情需要首先使用哪种抑制剂。基于比较克唑替尼和艾乐替尼的Ⅲ期试验(J - ALEX)的结果,将有可能表明未来的方向。

2. 在日本,通过使用高亲和力单克隆抗体和高灵敏度致敏的 IHC 实现了检测的高灵敏度和特异性,并且扩大高灵敏度 IHC 筛查的使用是必要的。

3. 许多临床医生质疑伴随诊断和治疗药物的局限性,并且患者可能因这些限制的不利影响而受到伤害。为了准确诊断和提供 ALK 阳性肺癌患者正确的治疗,以及减少相关的医疗费用,预计将来会有更灵活的应用。

译者后记

　　J - ALEX 研究是在日本进行的针对艾乐替尼对比克唑替尼治疗初治 ALK 阳性 NSCLC 患者的研究。共招募 207 例患者,BI RC 评估的两组 ORR 为 91.6% 与 78.9%,mPFS 为 NR[20.3 ~ NR] 和 10.2 个月[8.2 ~ 12.0] (HR = 0.34,P < 0.0001)[8]。2017 年 ASCO 大会公布了 J - ALEX 在随访 10 个月后的结果,艾乐替尼组与克唑替尼组相比 mPFS 为 25.9 个月与 10.2 个月,ORR 为 85% 与 70%[31]。并同时公布了 ALEX 研究(比较艾乐替尼和克唑替尼用于 ALK 阳性 NSCLC 一线治疗的疗效与安全性)的主要结果,共纳入 303 例Ⅲ b 期 ~ Ⅳ期初治患者,BIRC 评估 mPFS 为 25.7 个月 vs 10.4 个月(HR = 0.50,P < 0.0001),尚未有成熟的 OS 数据披露[9]。2018 年 ASCO 公布了最新疗效数据,中位随访延长 10 个月,克唑替尼治疗组的 PFS 为 10.9 个月,而艾乐替尼组为 34.8 个月,根据 ALEX 研究结果,艾乐替尼组 3 ~ 4 级不良事件发生率为 32%,克唑替尼组为 56.7%,常见的不良反应为疲倦、便秘、水肿及鼻咽炎等,肝酶升高及重度肺炎等严重不良反应少见,表明艾乐替尼安全性显著优于克唑替尼及色瑞替尼。基于 ALEX 结果,FDA 于 2017 年 11 月 7 日批准艾乐替尼用于一线治疗 ALK 阳性 NSCLC。艾乐替尼是首个在头对头Ⅲ期研究中证实优于另一种 TKI 的靶向治疗药物,也是目前用于一线治疗 mPFS 最长的药物,2018 年 8 月已经在国内上市。同时,2018 年 ESMO 报

道公布 ALESIA 研究初步结果,艾乐替尼与色瑞替尼在治疗初治 ALK + 晚期 NSCLC 的亚洲患者中的随机Ⅲ期开放标签研究,来自更新的数据显示,研究者评估的阿来替尼组和克唑替尼组 mPFS 分别为 34.8 *vs* 10.9 个月(HR 0.43;95% CI 0.32 ~ 0.58)。PFS 亚组分析观察到与总体人群一致的结果,其中基线合并 CNS 转移的患者,从艾乐替尼组治疗中获益更显著(HR 0.11;95% CI 0.05 ~ 0.28)。CNS ORR,两组分别为 21.7% 和 72.7%,中位 DOR 分别为3.7 个月和尚未达到。基线合并可测量 CNS 病灶的患者,克唑替尼组和艾乐替尼组分别为 7例和 17 例。CNS ORR 两组分别为 28.6% 和 94.1%。ALESIA 研究进一步确立了艾乐替尼作为 ALK + 晚期 NSCLC 患者的一线治疗地位。

其次,还有其他第二代 ALK 抑制剂如色瑞替尼、布加替尼(AP26113)、恩沙替尼(X – 396)均显示出对 ALK 基因融合阳性患者的疗效。色瑞替尼已被 FDA 批准用于 ALK 阳性NSCLC 患者的一线治疗,是基于 ASCEND – 4 研究结果[10],色瑞替尼对比标准化疗一线治疗 ALK 重排 NSCLC 患者。实验结果显示:与化疗组相比,色瑞替尼组的有效率(ORR)73%,无进展生存期(PFS)为 16.6 个月,而化疗组有效率 27%,PFS 只有 8.1 个月,色瑞替尼减少了 45% 的疾病进展和死亡风险。对于脑转移的患者,色瑞替尼颅内有效率高达46.3%,而化疗组为 21.2%;色瑞替尼组 PFS 为 10.7 个月,化疗组 6.7 个月。色瑞替尼对非脑转移患者的效果也十分显著,PFS 高达 26.3 个月,而化疗组只有 8.3 个月,提高了 3 倍多。因为色瑞替尼在 ALK 阳性的 NSCLC 脑转移患者治疗中取得的突破性进展,FDA 批准了色瑞替尼的补充新药申请的优先评审权,作为 ALK 阳性的转移性 NSCLC 患者的一线治疗方案。这次批准意味着,ALK 阳性的肺癌患者可以不用克唑替尼,直接使用效果更好的色瑞替尼。而对于另一种第二代 ALK 抑制剂布加替尼,2018 年 11 月 NEJM 刊登了关于布加替尼对比克唑替尼一线治疗初治 ALK 阳性晚期 NSCLC 的Ⅲ期临床研究初步疗效结果(ALTA – 1L),布加替尼的 ORR 为 71%(95% CI 62% ~ 78%),克唑替尼组为 60%(95% CI 51% ~ 68%);布加替尼组的中位生存时间为 11.0 个月,色瑞替尼组为 9.3 个月。布加替尼组的无进展生存率高于色瑞替尼组[预估 12 个月无进展生存率 67%(95% CI 56% ~ 75%) *vs* 43%(95% CI 32% ~ 53%)];疾病进展或死亡的危险比为 0.49(95% CI 0.33 ~ 0.74;*P* < 0.001,log – rank 检验),安全性较好[11]。我们也期待后续的结果分析。

第三代 ALK 抑制剂劳拉替尼是辉瑞公司研发的一种强效 ATP – 竞争性 ALK 与 ROS – 1双重抑制剂,对已知的所有耐药突变均有效(L1198F 突变除外)。2017 年 4 月 28 日,FDA 授予劳拉替尼治疗既往接受 ALK 抑制剂治疗进展的 ALK 阳性 NSCLC 的突破性药物资格。2017 年 ASCO 大会,Shaw 等人公布了劳拉替尼的Ⅰ期/Ⅱ期研究结果,治疗既往接受过≥1次 ALK 抑制剂的 NSCLC 患者的有效性与安全性。对既往接受过 ALK – TKI 治疗后耐药(包括 G1202R)患者,劳拉替尼的 ORR 为 46%,颅内 ORR 为 42%,mPFS 约 9.6 个月[12]。2017

年 WCLC 大会公布了劳拉替尼对伴有脑转移的 ALK 或 ROS – 1 的 NSCLC Ⅱ期研究结果,本研究纳入 275 例已接受或未接受治疗的脑转移 NSCLC 患者,根据治疗情况分队列进行分析,未接受治疗的 ALK 阳性者 ORR 为 90%(27/30),IC – ORR 为 75%(6/8);接受克唑替尼 ± 化疗的 ALK 阳性患者 ORR 为 69%(41/59),IC – ORR 为 68%(25/37);接受克唑替尼之外 ALK 抑制剂 ± 化疗的 ALK 阳性患者 ORR 为 33%(9/27),IC – ORR 为 42%(5/12);接受 2～3 种 ALK 抑制剂 ± 化疗 ALK + 患者 ORR 为 39%(43/111),IC – ORR 为 48%(40/83)。表明劳拉替尼有强大临床意义的颅内活性,且与既往治疗线数无关[13]。劳拉替尼安全可控,常见不良反应为高脂血症与水肿,其余不良反应有周围神经病变,情绪认知影响,肝酶升高等;减量或停药可恢复。若出现罕见不良反应需永久停药。劳拉替尼对比克唑替尼一线治疗 ALK 阳性 NSCLCⅢ期研究 CROWN(NTC03052608)已启动并开始招募患者,期待将来的结果。

随着越来越多的靶向药物出现在我们面前,该如何去排兵布阵成为目前关注的热点,以及后续耐药问题的处理等。将来,我们需要根据患者的一般特征,是否合并脑转移,以及是否需要明确 ALK 融合类型,对何种抑制剂疗效更优等问题进行探讨。同时,也在等待这些研究的总生存结果,来进一步确认该如何为 ALK 阳性晚期 NSCLC 患者首选 ALK 抑制剂和更好的序贯药物治疗。

参考文献

1. Shaw AT,Kim DW,Nakagawa K et al(2013) Crizotinib versus chemotherapy in advanced ALK – positive lung cancer. N Engl J Med 368(25):2385 – 2394

2. Solomon BJ,Mok T,Kim DW et al(2014) First – line crizotinib versus chemotherapy in ALK – positive lung cancer. N Engl J Med 371(23):2167 – 2177

3. Seto T,Kiura K,Nishio M et al(2013) CH5424802(RO5424802) for patients with ALK – rearranged advanced non – small – cell lung cancer(AF – 001JP study):a single – arm,open – label,phase 1 – 2 study. Lancet Oncol 14(7):590 – 598

4. Shaw AT,Kim DW,Mehra R et al(2014) Ceritinib in ALK – rearranged non – small – cell lung cancer. N Engl J Med 370(13):1189 – 1197

5. Biomarker Committee,the Japan Lung Cancer Society 2011 Guidance for ALK gene testing in lung cancer patients

6. Biomarker Committee,the Japan Lung Cancer Society 2013 General information and handling inconsistency between highly sensitive IHC and FISH testing for ALK gene(the second report)

7.　Chihara D,Suzuki R(2011) More on crizotinib. N Engl J Med 364(8):776 - 777

8.　Hida T,Nokihara H,Kondo M,et al. Alectinib versus crizotinib in patients with ALK - positive non - small - cell lung cancer(J - ALEX): an open - label,randomised phase 3 trial. Lancet. 2017;390(10089):29 - 39.

9.　Shaw AT. Alectinib versus crizotinib in treatment - naïve advanced ALK - positive non - small cell lung cancer (NSCLC): Primary results of the global phase Ⅲ ALEX study. American Society of Clinical Oncology(ASCO) Annual Meeting,2017: abstract LBA9008

10.　Soria J C,Tan D S,Chiari R,et al. First - line ceritinib versus platinum - based chemotherapy in advanced ALK - rearranged non - small - cell lung cancer(ASCEND - 4): a randomised,open - label,phase 3 study. [J]. Lancet,2017,389(10072):917.

11.　Camidge DR,Kim HR,Ahn MJ,etal. Brigatinib versus Crizotinib in ALK - Positive Non - Small - Cell Lung Cancer. N Engl J Med. 2018;379(21):2027 - 2039.

12.　Alice T. Shaw. Efficacy and safety of lorlatinib in ALK + non - small cell lung cancer(NSCLC) patients(pts) with ≥1 prior ALK tyrosine kinase inhibitor(TKI): A phase 1/2 study. American Society of Clinical Oncology (ASCO) Annual Meeting,2017: oral 9006

13.　Shaw AT,Felip E,Bauer TM,et al. Lorlatinib in non - small - cell lung cancer with ALK or ROS1 rearrangement: an international,multicentre,open - label,single - arm first - in - man phase 1 trial. Lancet Oncol, 2017,18(12): 1590 - 1599. doi: 10. 1016/S1470 - 2045(17)30680 - 0

第 12 章

少见驱动基因突变

Akihiko Miyanaga

摘要

　　最近,代表性的驱动基因如表皮生长因子受体(*EGFR*)、间变性淋巴瘤激酶(*ALK*)、KRAS 和 B - 快速加速纤维肉瘤(*BRAF*)基本被确定为非小细胞肺癌(NSCLC)患者的新基因改变。此外,转染重排基因(*RET*)和 c - ros 癌基因 1(*ROS1*)融合基因是少见驱动癌基因,代表不同的分子亚群,均有 1% ~2% NSCLC 患者被检出。基于对一些基因融合阳性患者的临床前和临床研究的结果表明,抑制 *RET* 和 *ROS*1 融合蛋白的激酶活性是一种有前景的治疗。因此,有几项正在进行的临床试验旨在观察酪氨酸激酶抑制剂(TKIs)对基因融合阳性 NSCLC 患者融合蛋白的疗效。在 NSCLC 患者中也发现了存在对现有 TKI 靶向的其他少见基因突变(*HER2/ERBB2*,*NTRK1*,*NRG1*,*FGFR1/FGFR3*,*DDR2* 和 *PIK3CA*)。有必要建立系统的基因组检测流程,以确定 NSCLC 患者的基因突变亚型,对于这些患者,可以通过商业或临床试验获得有效的药物治疗。

关键词

少见突变;驱动基因;肺癌;RET 融合;ROS1 融合

12.1　引言

　　非小细胞肺癌(NSCLC)是导致死亡的主要原因。晚期 NSCLC 患者使用细胞毒药物化

A. Miyanaga (✉)

Department of Pulmonary Medicine and Oncology, Graduate School of Medicine, Nippon Medical School, 1 - 1 - 5 Sendagi, Bunkyo - ku, Tokyo 113 - 8602, Japan

e - mail: a - miyanaga@ nms. ac. jp

疗的反应率是 20% ~35%，中位生存时间为 10 ~12 个月[1]。然而，发现复发性驱动突变，如表皮生长因子受体(*EGFR*)激酶和间变性淋巴瘤激酶(*ALK*)融合，使得 NSCLC 患者，特别是肺腺癌(LADC)患者的治疗发生了显著变化。在 EGFR 突变或 ALK 融合的肺癌患者中，EGFR 激酶抑制剂(吉非替尼、厄洛替尼和阿法替尼)和 ALK 抑制剂(克唑替尼、色瑞替尼和艾乐替尼)的治疗优于标准化疗[2-4]。最近，已经证实 BRAF、HER2/ERBB2、神经母细胞瘤大鼠肉瘤(NRAS)和 PIK3CA 中的突变可以进一步定义为靶向突变；此外，涉及 c-ros 癌基因 1(*ROS1*)、转染重排基因(*RET*)和局灶性成纤维细胞生长因子受体 1/3(*FGFR1/FGFR3*)的融合基因表现出靶向治疗干预的巨大潜力[5-8]。致癌基因成瘾模型提出，具有这种基因扩增、重排或突变的癌症依赖于由该基因编码的蛋白质，该蛋白质决定了它们的恶性表型，因此可以称为驱动基因改变。驱动突变导致突变信号蛋白的组成型活化，诱导和维持肿瘤发生。突变可以在所有 NSCLC 组织学(包括肺腺癌、鳞状细胞癌和大细胞癌)，以及当前吸烟者、戒烟者和从不吸烟患者中发现。特别是，从未吸烟的肺腺癌患者 *EGFR*、*ALK* 和 *HER2* 突变或 *RET* 和 *ROS1* 融合基因的发生率最高(表 12.1)。在最近的一项研究中发现，包括 *FGFR1/FGFR3*、*DDR2* 和 *PIK3CA* 在内的少见驱动突变可能与鳞癌靶向治疗的结果有关。此外，最近一项关于肺鳞癌的大型基因组研究的结果增加了各种潜在的治疗靶点，等待前瞻性临床试验验证[9]。在 NSCLC 中，*ALK* 和 *ROS1* 的重排大约占肺腺癌的 5%[10-13]。已经在 1%~2% 的亚洲肺腺癌患者中发现了 *RET* 重排[5,6,14](图 12.1)。已发现 *HER2* 突变占 2% ~3%，*BRAF* 0.5%~1%，*MET* 扩增 <1%，*NRAS* <1%[15]。另一项多中心 II 期试验筛选 427 名至少一项基因突变的 NSCLC 患者，发现 MET 通路发生率为 3.0%，*BRAF* 为 2.8%，*HER2/ERBB2* 突变频率为 2.8%[16]。

表 12.1 肺癌少见驱动突变的特点

基因	吸烟状态	组织类型	基因变化
ROS1	主要是不吸烟者	腺癌	*ROS1* 重排
RET	主要是不吸烟者	腺癌	*RET* 重排
HER2	主要是不吸烟者	腺癌	*HER2* 突变
			HER2 扩增
BRAF	主要是吸烟者	腺癌/鳞癌	*BRAF* 突变
cMET	N/A	腺癌/鳞癌	*cMET* 过表达
			扩增和突变
PI3K 通路	更多是吸烟者	鳞癌/腺癌	*PTEN* 缺失
			PI3K 扩增
			PI3K 突变
			AKT 突变
DDR2	–	鳞癌	*DDR2* 突变
FGFR1	主要是吸烟者	鳞癌	*FGFR1* 扩增

　　Kris 等报道,260 名伴有致癌驱动基因突变和接受相应基因靶向治疗的患者中位生存期为 3.5 年[四分位数范围(IQR),1.96~7.70],而伴有任何一种癌驱动基因但未接受基因靶向治疗的 318 名患者,其平均存活期为 2.4 年(IQR,0.88~6.20)[15]。这表明那些伴有驱动基因突变并接受匹配的靶向药物的患者生存更长,并且需要随机试验来确定基于致癌驱动基因的靶向治疗是否能提高生存率。因此,有必要开发系统的基因组检测流程,以确定 NSCLC 患者的明确基因亚组,对于这些患者,可以通过商业或临床试验获得有效的药物治疗。

　　在本文中,我们关注 NSCLC 中的这些少见驱动突变,内容涉及它们的特征、发生率、靶向药物的机制,以及与这些药物使用相关的临床证据。

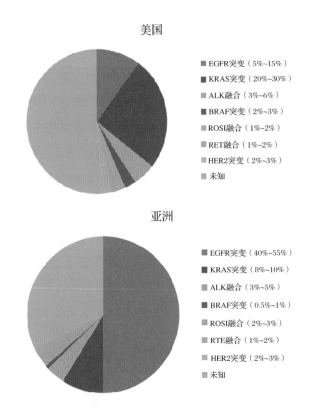

图 12.1　肺腺癌中致癌驱动突变的频率[来自美国和亚洲患者的数据来自之前的报道(13-14)]. LADC lung adenocarcinoma

12.2 少见突变

12.2.1 *RET*

RET 受体酪氨酸激酶由位于人染色体 10q11.2 上的 RET 原癌基因编码。它被认为是肾和肠系统发育以及神经元分化和存活所必需的[17,18]。RET 是神经胶质细胞衍生的神经营养因子(GDNF)配体家族的信号转导受体:GDNF, 神经营养因子(NRTN), persephin (PSPN)和 artemin(ARTN)[18]。配体结合后,细胞内激酶结构域被激活,然后是细胞内酪氨酸残基的自磷酸化。然后这些磷酸酪氨酸残基作为平台,携带 SRC 同源物 2(SH2)或磷酸酪氨酸结合(PTB)结构域的下游信号,并将信号传递到细胞中,导致 RAS/ERK1/2 和 PI3K/AKT 通路激活[19]。

在亚洲和欧洲人群中,有 1% ~2% 的肺腺癌患者发现 RET 融合阳性[5-7,20]。所有报道具有 *RET* 重排的肺肿瘤组织学类型均为肺腺癌。在评估共存情况时,发现 *RET* 重排发生时不伴其他常见致癌驱动基因,如 *EGFR*、*ALK* 和 *ROS1*。最常报道的融合基因类型是 *KIF5B – RET*[6]。其他常见的融合基因是 *CCDC6 – RET*、*NCOA4 – RET* 和 *TRIM33 – RET*。

RET 重排可以通过荧光原位杂交(FISH)、逆转录聚合酶链式反应(RT – PCR)或二代测序来检测。免疫组织化学(IHC)用于 RET 可视化具有各种不同的结果,并且不常用于检测 *RET* 融合基因[21]。

RET 重排导致融合产物的形成,融合产物能够进行成组型二聚化,导致随后的配体非依赖性激酶活化,可能导致瘤变。*RET* 重排在体外和体内都是致癌的。临床前研究表明,具有 *RET* 融合的肺癌细胞系可能对多激酶抑制剂如凡德他尼、舒尼替尼和索拉非尼敏感[5,20]。其他临床前证据表明,具有 *RET* 融合基因的细胞系具有转化能力,并且对凡德他尼和其他 RET 抑制剂的敏感性增强[22,23]。

已经在其他恶性肿瘤中研究了靶向 RET 途径的多种药物。这些靶向药物包括凡德他尼、卡博替尼、舒尼替尼、索拉非尼、福他替尼和帕纳替尼,它们都表现出良好的反应,特别是在 *RET* 重排肿瘤中[19]。然而,缺乏对 NSCLC 中 RET 抑制剂的研究,因为没有针对 RET 的特异性抑制剂。有证据表明,在 *KIF5B – RET* 阳性融合肺腺癌患者接受化疗、手术和放疗后,采用凡德他尼开始治疗后 4 周出现疾病缓解[24];*CCDC6 – RET* 融合阳性肺腺癌中有 4 个月的部分缓解(PR)[25]。一项前瞻性 II 期试验研究了多激酶抑制剂卡博替尼在 3 名 *RET* 融合阳性 NSCLC 患者中的作用,治疗显示为 PR,第三名患者疾病稳定(SD)。当时 3 名患者在报道期间均无进展(4~8 个月)[7]。据报道,在 1 例 *KIF5B-RET* 融合阳性 NSCLC 中使用舒尼替尼,显示了 10 周有意义的临床疾病控制,直至舒尼替尼停药[26]。迄今为止,已进行了 5 项独立的、开放标记的单臂 Ⅱ 期研究,以评估舒尼替尼(NCT01829217)、卡博替尼(NCT01639508)、帕纳替尼(NCT01813734)、凡德他尼(NCT01823068)和乐伐替尼(NCT01877083)在具有 *RET* 重排的 NSCLC 患者中的疗效(表 12.2)。在日本,具有 *RET* 重排的肺癌(LURET)研究(UMIN000010095)评估了凡德他尼在 19 名 *RET* 融合基因阳性 NSCLC 患者中的疗效(表 12.2)。在 17 名符合条件的患者中,9 名[53%(95% CI 28~77)]达到客观缓解,中位无进展生存期为 4.7 个月(95% CI 2.8~8.5)[27]。

[此外,2018 年 ASCO 报道的一项研究采用凡德他尼联合 mTOR 抑制剂依维莫司治疗 *RET* 重排 NSCLC 患者,纳入 19 例 Ⅳ 期患者,ORR 为 70%,中位 PFS 为 8 个月,临床前数据显示凡德他尼联合依维莫司治疗优于其中任何一种药物单药治疗,并且可能靶向潜在的耐药通路。凡德他尼联合依维莫司治疗方案在 RET 阳性 NSCLC 患者中值得进一步研究(译者注)。]

在 RET 阳性 NSCLC 中,卡博替尼 Ⅱ 期研究中观察到类似的令人印象深刻的临床活性,总体缓解率为 28%(95% CI 12~49),符合主要终点,中位无进展生存期为 5.5 个月(95% CI 3.8~8.4)[28]。

[目前还有一些高选择性 RET 抑制剂如 LOXO-292、BLU-667,都仍在 Ⅰ 期临床试验中,对于 LOXO-292 的 LIBRETTO-001 Ⅰ 期剂量递增试验在 2018 年 ASCO 会议上初步报道,此为篮子试验,纳入多个瘤种,其中 NSCLC 38 例,评估了 30 例患者的客观有效率,ORR 为 77%(95% CI 58%~90%),同时也具有颅内活性,表现出强效的抗肿瘤活性。我们期待他们后续更多的结果(译者注)。]

表 12.2 RET 融合基因阳性 NSCLC 进行的相关 Ⅱ 期 RET 靶向治疗临床试验

试验编号	治疗方案	地域	研究设计	主要终点	纳入例数
NCT01639508	卡博替尼	美国	开放、单臂	反应率	26
UMIN000010095	凡德他尼	日本	开放、单臂	反应率	19
NCT01823068	凡德他尼	韩国	开放、单臂	反应率	18
NCT01877083	仑伐替尼	全球	开放、单臂	反应率	20 或更多
NCT01813734	帕纳替尼	美国	开放、单臂	反应率	20

NSCLC:非小细胞肺癌

12.2.2 *ROS1*

ROS1 是一种人类受体酪氨酸激酶,由 *ROS1* 基因编码,与 *ALK* 基因密切相关[29]。ROS1 与 *ALK* 具有相当大程度的氨基酸同源性[30]。由于不同的染色体重排,ROS1 的致癌活性已经在包括肺腺癌在内的多种人类肿瘤中被明确,据报道占病例的 5%[11,31]。*ROS1* 重排更倾向发生在具有实性、乳头状、筛状或印戒细胞组织学类型的肺腺癌中,易产生黏蛋白,并且倾向于出现在年轻且从不吸烟的患者中[11]。*ALK* 和 *ROS1* 融合与肺癌中其他已知的驱动基因不重叠,例如 KRAS 和 EGFR 突变[11]。已经发现了几种融合基因类型,包括 *CD74 – ROS1*、*SLC34A2 – ROS1*、*EZR – ROS1*、*TPM3 – ROS1* 和 *SDC4 – ROS1*;*ROS1* 激酶基因保留在所有这些融合类型中,并且表达的融合基因被认为在肿瘤发生中起作用[11,31,32]。由这些融合基因激发的致癌转化机制被认为涉及磷酸酶 SHP – 2、PI3K/AKT/mTOR 途径、JAK/STAT 途径和 MAPK/ERK 途径的上调[31]。

ROS1 重排可通过伴有 *ROS1* 分裂探针的 FISH 方法和 RT – PCR 检测[5,7,21]。FISH 检测不依赖于特定的融合伴侣。通过 RT – PCR 可检测特异性融合伴侣[11]。IHC 可用于筛选阳性 ROS1,然后可通过 FISH 确认。据报道,IHC 对通过 FISH 和 RT – PCR 证实的 ROS1 阳性肺腺癌是高度敏感的,具有强扩散表达。然而,据报道,在一些 ROS1 阴性肺腺癌的 IHC 检测中发生假阳性,其结果可通过 FISH 证实[33]。

临床前研究报道,*ROS1* 融合与酪氨酸激酶抑制剂的敏感性相关,对克唑替尼具有脱靶活性[11]。临床上,2 名伴有 *ROS1* 融合的肿瘤患者使用克唑替尼后有部分缓解[11,31]。对 1073 例 NSCLC 病例的回顾性分析显示,*ROS1* 重排阳性和阴性亚组之间 OS 无差异,但提示 *ROS1* 重排阳性细胞系的敏感性[11]。

Ⅰ 期研究显示克唑替尼在 *ROS1* 重排 NSCLC 中有明显的抗肿瘤活性,客观缓解率为 72%(95% CI,58 ~ 84),中位无进展生存期(PFS)为 19.2 个月(95% CI,14.4 至未达到)。尽管几种类型的 *ROS1* 重排已经被报道,但该研究未发现重排类型与治疗反应之间存在任何相关性[34]。在一项回顾性欧洲案例研究中,回顾性分析了 31 例用克唑替尼治疗的 *ROS1* 阳性 NSCLC 病例,统计发现其客观缓解率为 80%,中位 PFS 为 9.1 个月[35]。

[此外,克唑替尼针对东亚人群的大型 Ⅱ 期临床试验 OO12 – 01 研究结果显示,*ROS1* 阳性 NSCLC 人群的客观缓解率(ORR)为 69%(95% CI 61 ~ 77),无进展生存期为 13.4 个月,证实了克唑替尼在东亚患者中的显著临床疗效。因此,2017 年 10 月 CFDA 获批克唑替尼新添 ROS1 为其适应证之一(译者注)。]

与 *ALK* 阳性肺腺癌一样,在具有 *ROS1* 融合基因的肺腺癌中观察到对克唑替尼的获得性耐药。据报道,*ROS1* 抑制剂的获得性耐药机制涉及 *CD74 - ROS1* 融合中的获得性突变,其中甘氨酸至精氨酸取代发生在 ROS1 激酶结构域的密码子 2032 处[36]。不同的机制可能涉及通过 EGFR 途径激活替代信号[37]。此外,临床前研究报道 foretinib 是一种有效的 *ROS1* 抑制剂[38]。

恩曲替尼是一种针对 ROS1/ALK/NTRK 多靶点的新型靶向药物,在 2018 年 9 月第 19 届 WCLC 上,公布了新药物恩曲替尼(RXDX - 101)在 *ROS1* 阳性非小细胞肺癌(NSCLC)中的 Ⅰ 期和 Ⅱ 期临床试验结果。STARTRK - 2 是一项 Ⅱ 期公开标签、多中心、全球“篮子”研究,评估恩曲替尼治疗具有 NTRK1/2/3、*ROS1* 或 *ALK* 基因重排的局部晚期或转移性实体瘤患者。中期分析结果显示,恩曲替尼在 32 名有 *ROS1* 融合的局部晚期或转移性 NSCLC 患者中证明了 78% 由研究者确认的客观缓解率(ORR)和 69% 由盲法独立中央审查(BICR)确认的 ORR,中位缓解持续时间(mDOR)达到 28.6 个月,中位无进展生存期(mPFS)达到 29.6 个月,在有可测量 CNS 扩散的患者中,BICR 确认的颅内 ORR 达到 83%(译者注)。

此外,还有第二代 ALK 抑制剂恩沙替尼(X - 396)治疗 *ROS1* 阳性非小细胞肺癌患者疗效和安全性的 Ⅱ 期单臂、多中心临床研究目前仍在进行中。而第三代 ALK 抑制剂劳拉替尼在未经治疗或接受过化疗/克唑替尼治疗的 *ROS1* 阳性晚期 NSCLC 患者中的疗效(EXP - 6 组)在 2018 年 WCLC 也进行了报道,共纳入 47 例患者,初步疗效分析显示其客观缓解率在未经治疗的患者(13 例)和接受过治疗的患者(34 例)中有所区别(62% vs 27%),由于亚组的患者数量较少,对结果的解读仍需要谨慎,我们期待进一步的报道(译者注)。]

12.2.3　*BRAF*

致癌基因 *BRAF* 编码位于 RAS - RAF - MEK - ERK 信号通路中 RAS 蛋白下游的丝氨酸/苏氨酸激酶[39]。大约 50% 的黑色素瘤中可见 *BRAF* 突变,其中 *BRAF V600E* 是一种可以用选择性 *BRAF* 和(或)MEK 抑制剂有效靶向的驱动突变[40]。在 1% ~5% 的 NSCLC 患者中发现了 *BRAF* 突变[41-43]。与黑色素瘤相反,NSCLC 中发现的 *BRAF* 突变是 V600E(50%)、G469A(39%)和 D594G(11%)[42]。*V600E BRAF* 突变在女性和非吸烟者中发生率更高,而非 *V600E* 突变在吸烟者和戒烟者中更常见。与非 V600E 基因型相比,*BRAF V600E* 基因型与更具侵袭性的肿瘤组织学和更差的预后相关[44]。

可以通过二代测序技术检测 *BRAF V600E* 突变[45]。使用 VE1 抗体的 IHC 也被报道为肺腺癌中 *BRAF* V600E 突变的成功筛选工具[46]。

许多非 V600E 突变仅表现出中等或低激酶活性，临床前研究表明非 *V600E BRAF* 突变激酶对 *BRAF* 靶向治疗有耐药性，尽管有些可能对下行通路抑制剂如 MEK 抑制剂敏感[47]。在一项独立于组织学且生物标志物选择的早期 Ⅱ 期维罗非尼篮子研究中，该药物在表达 *BRAF* V600 突变的癌症中表现出适度的抗肿瘤活性[48]，而 *BRAF G469L* 突变体肺腺癌对维罗非尼没有应答[49]。这些研究表明，*BFAF V600E* 突变可以作为预测性生物标志物来用于维罗非尼治疗肺腺癌。与常规治疗相比，选择性 *BRAF* V600E 突变激酶抑制剂达帕菲尼在 *BRAF V600E* 突变的转移性黑素瘤中延长了 PFS[50]。据报道，2 名 *BRAF* V600 突变 NSCLC 患者对达帕菲尼表现出 PR[51]。目前，正在进行的临床试验中针对 *BRAF* 或下游效应物的药物包括用于 NSCLC 患者的达帕菲尼和新近发现的 *BRAF V600E* 突变：用于非 *V600E BRAF* 突变患者的 MEK 抑制剂曲美替尼；用于治疗 NSCLC 和失活或未分类的 *BRAF* 突变患者的达沙替尼（分别为 NCT01336634、NCT01362296 和 NCT01514864）。

已经在黑素瘤中发现了针对靶向 *BRAF V600* 抑制剂的获得性耐药的多种机制，包括受体酪氨酸激酶的上调，AKT 途径的激活和 NRAS 中的获得性突变[52]。最近的数据表明，抑制 *BRAF V600E* 可以激活反馈，导致 RAS 的活性和依赖性增加[53]。在肺腺癌的一例报道中表明，获得性 *KRAS G12D* 突变是该患者获得性 dabrafenib 耐药的主要原因[54]。

12. 2. 4　*HER2*

据报道，大约 2% 的 NSCLC 患者存在 *HER2* 突变，这些突变通常不伴有其他 *EGFR*、*ALK* 和 *KRAS* 突变。*HER2* 突变在肺腺癌中更为普遍，这些患者从不吸烟，在亚洲人和女性中更常见。类似地，通过用乳腺癌中 *HER2* 扩增标准的 FISH 方法已经发现大约 2% 的 NSCLC 患者发生 *HER2* 基因扩增[55,56]。

HER2 突变主要发生在第 20 号外显子中作为框内插入，导致受体和下游 AKT 和 MEK 途径的组成型激活[57,58]。*HER2* 突变是一种遗传驱动因子，临床前模型证明了这种基因改变的转化特性概念[59]。*HER2* 突变可能在肺癌发生中比 *HER2* 扩增或过表达更相关。一些正在进行的临床试验正在招募 *HER2* 突变的 NSCLC 患者，与 *HER2* 扩增或 *EGFR* 突变的 NSCLC 患者混合在一起。*HER2* 突变体在 NSCLC 中的临床试验已经初步显示出用阿法替尼[55,60]、曲妥珠单抗[55]、达克替尼[61]和来那替尼加替西罗莫司[62]治疗有前景。

[目前 NCCN 指南对于 *HER2* 突变的晚期 NSCLC 患者推荐 T - DMI(ado - 曲妥珠单抗)治疗,是根据其在 2018 年 JCO 上发表的 TDM1 在 18 例 *HER2* 突变(包括第 20、19、17、8 号外显子突变)晚期肺腺癌的Ⅱ期临床研究,研究结果显示治疗的 ORR 为 44%,中位 PFS 是 5 个月,但试验涉及样本量较少,仍需要扩大样本量(译者注)。

在 2018 年 WCLC 中报道了波奇替尼的Ⅱ期数据,波奇替尼治疗第 20 号外显子插入突变患者的 ORR 为 55%,中位数 PFS 达到 5.5 个月且 6 例患者治疗时间 >1 年。治疗相关的不良反应尚可,但需要 60% 的剂量减少,因不耐受而停药的发生率较低(3%)。目前正在开展一项 *EGFR* 和 *HER2* 第 20 号外显子突变 NSCLC 患者的验证性国际多中心研究(NCT03318939),包括一线队列和泛肿瘤篮子研究发展计划,研究正在招募患者中,我们期待后续的结果。还有近期报道了 TAK - 788 的Ⅰ/Ⅱ期初步结果:在 80~160mg 剂量范围内,18 名 *EGFR* 第 20 号外显子插入突变患者中有 6 名部分缓解(其中 3 名待确认),1 名完全缓解,6 名疾病稳定,客观有效率为 39%,疾病控制率为 94%。此外,吡咯替尼目前也是研究热点(译者注)。]

12.2.5 *NTRK1*

神经营养性酪氨酸激酶 1(*NTRK1*)的染色体重排发生在 NSCLC 的亚组中,导致致癌性原肌球蛋白相关激酶(TrkA)融合蛋白的表达。在未检测到 *EGFR* 和 *KRAS* 突变,以及 *ALK* 或 *ROS1* 融合基因的在肺腺癌患者中,首次发现了 *NTRK1* 融合基因[63]。NSCLC 中使用二代测序发现了两种不同的 *NTRK1* 融合,即 *MPRIP - NTRK1* 和 *CD74 - NTRK1* [63]。临床前证据支持这些融合基因在 TrkA 自身磷酸化中的作用,导致致癌发生的过程[63]。有人指出,口服小分子 TrkA、TrkB、TrkC、ROS1 和 ALK 小分子抑制剂恩曲替尼在携带 *SQSTM1 - NTRK1* 基因重排的 NSCLC 患者中显示出显著的抗肿瘤活性[64]。

[此外,还有拉罗替尼(LOXO - 101)主要针对 *NTRK* 融合突变,发表在新英格兰医学杂志(NEJM)的研究结果表明,其在不限年龄不限瘤种的 *NTRK* 阳性患者中具有良好的抑瘤作用,这项研究涵盖了 3 项拉罗替尼的临床研究,其中针对成人的Ⅰ期研究和Ⅱ期研究(NCT02122913)。结果共收治 55 例患者,年龄为 4 个月至 76 岁,纳入了 4 例肺癌患者。与此同时,2018 年 11 月 FDA 加速批准 Vitrakvi(拉罗替尼)上市,用于治疗携带 *NTRK* 基因融合的成年和儿童局部晚期或转移性实体瘤患者,不需考虑癌症的发生部位(译者注)。]

12.2.6　*NRG1*

CD74 - NRG1 融合基因是一种嵌合转录本,它将 *CD74* 的前 6 个外显子与编码神经调节蛋白 - 1(NRG1)Ⅲ - β3 同种型的 EGF 样结构域的外显子融合,已被证明特异性地发生在从不吸烟者的侵袭性黏液腺癌中(IMAs),是一种与 *KRAS* 突变相关的肿瘤类型[65]。据报道,NRG1 融合体存在于大约 1.7% 的肺腺癌和 17.6% 的 *KRAS* 阴性 IMA 中[65,66]。*CD74 - NRG1* 融合激活 HER2/HER3 信号转导,而 *EZR - ERBB4* 和 *TRIM24 - BRAF* 融合体分别组成性激活 ERBB4 和 BRAF 激酶。

12.2.7　*FGFR1/FGFR3*

肺鳞癌的治疗选择比非鳞癌 NSCLC 的治疗选择少。因此,相关的驱动基因突变正在兴起,可能与肺鳞癌中靶向治疗的结果有关。突变的基因包括 *FGFR1*、*DDR2* 及 *PIK3CA*。此外,最近在肺鳞癌中进行的大规模基因组研究的结果增加了各种潜在的治疗靶点,有待前瞻性临床试验验证。

成纤维细胞生长因子受体(FGFR)1/FGFR3 基因编码 FGFR TK 家族的一个成员,其包括 4 种激酶:FGFR1、FGFR2、FGFR3 和 FGFR4。FGFR TK 属于免疫球蛋白超家族并且充当各种成纤维细胞生长因子(FGF)的受体。已经报道了 FGFR1 的扩增或活化来自戒烟者或者当前吸烟的肺鳞癌患者中[67,68]。癌症基因组图谱(TCGA)报告显示,在肺鳞癌中,*FGFR3* 错义突变(3%)、扩增(0.6%)、融合(2.2%)和缺失(1.7%),而 *FGFR3* 扩增(1.3%)以及单个突变事件 S779R(0.4%)发生于肺腺癌中[9,69]。在肺腺癌的 0.5% 病例中发现有 *FGFR3 - TACC3* 融合[70,71]。在其他报道中,肺鳞癌中 *FGFR1* 扩增最为显著,约 9%,这与仅有 4% 的携带任何 FGFR 异常的肺腺癌对比鲜明[72]。临床前研究表明,携带 *FGFR3 - TACC3* 融合蛋白和其他 *FGFR3* 融合蛋白的癌症对泛 FGFR 抑制剂和 FGFR 选择性药物敏感[8,70]。此外,此类研究表明,具有扩增的 *FGFR1* 的癌细胞可显示出对 FGFR 信号转导的成瘾[69]。目前正在进行 FGFR 抑制剂的临床试验。

12.2.8 *DDR2*

盘状死亡蛋白受体2(DDR2)是受体酪氨酸激酶的 DDR 家族的成员,其受到胶原而非肽生长因子的刺激。*DDR2* 突变促进细胞转化的确切机制仍不清楚,但 *DDR2* 的异位表达已显示与 STAT5 和 Src 磷酸化相关[73]。已经发现,大约4%肺鳞癌中发生 *DDR2* 突变,并且与达沙替尼的敏感性相关[73]。临床前证据表明,DDR2 可诱导潜在的 RTK 驱动的适应性耐药机制,而 DDR2 靶向药达沙替尼可与 MET 和胰岛素样生长因子受体(IGF1R)抑制剂结合而起到协同抑制作用。此外,EGFR 和 MET 的配体激活可挽救达沙替尼诱导的 *DDR2* 突变肺鳞癌细胞的细胞活力丧失[74]。

12.2.9 *PIK3CA*

磷脂酰肌醇3-激酶(PI3K)是参与许多细胞过程的脂质激酶家族,包括细胞生长、增殖、分化、运动和存活。在1%~3%的 NSCLC 中发现 *PIK3CA* 突变,与腺癌(AD)相比,在鳞状细胞组织学中更常见,并且在从不吸烟者和吸烟者中时有发生[75]。*PIK3CA* 突变可与 *EGFR* 突变共同发生[75,76]。临床前数据显示,激活 *PIK3CA* 突变进入 *EGFR* 突变的肺癌细胞系赋予对 EGFR-TKI 的耐药性,并且已经在5% *EGFR* 突变的肺癌患者中检测到 *PIK3CA* 突变,这些患者对 EGFR-TKI 具有获得性耐药性[77,78]。临床前研究表明,抑制多种 PI3K 途径成分可阻断 PI3K 依赖性 NSCLC 细胞系的生长,并发现在 *PIK3CA* 突变肺癌的小鼠异种移植模型中可诱导肿瘤抑制[79]。

12.3 挑战和总结

我们已经回顾了与 NSCLC 相关的少见驱动基因突变。高通量测序分析和系统基因组技术的持续发展已经鉴别出更多新的分子突变与 NSCLC 转化相关,并且可能代表关键的致癌驱动因素。最近,诸如 *EGFR* 突变和 *ALK* 融合的基因改变已经成为目前可用的分子靶向药物靶点。其他少见遗传突变基因的临床前和临床试验正在进行中。这种针对个性化靶向治疗的潜在模式变化引发了一些新的挑战。首先,基于患者间肿瘤异质性,NSCLC 患者被公认为可变人群。其次,疾病过程中癌症基因组内的动态变化现在被认为是另外的挑战,因为肿瘤遗传变化可能在疾病进展期间或对治疗有效时发生实质性改变。再有,肿瘤组织的数量和质量对于基因组检测都是必不可少的。当只能从活组织检查中获得非常少量的组织标本时,很难开发出能够同时检测常规福尔马林固定和石蜡包埋(FFPE)临床标本中多种基因改变的诊断系统。最后,尽管高通量基因组测序具有个性化癌症治疗的革命性潜力,但是用于鉴定临床相关靶向药物和基因组变异的大量基因组数据分析还存在重大挑战。我们对 NSCLC 生物学的理解和这些革命性的变化强调了基于分子谱个体化治疗方法的重要性。

参考文献

1. Ohe Y,Ohashi Y,Kubota K et al(2007) Randomized phase Ⅲ study of cisplatin plus irinotecan versus carboplatin plus paclitaxel,cisplatin plus gemcitabine,and cisplatin plus vinorelbine for advanced non‒small‒cell lung cancer:Four‒Arm Cooperative Study in Japan. Ann Oncol 18:317‒323

2. Maemondo M,Inoue A,Kobayashi K et al(2010) Gefitinib or chemotherapy for non‒small‒cell lung cancer with mutated EGFR. N Engl J Med 362:2380‒2388

3. Shaw AT,Kim DW,Nakagawa K et al(2013) Crizotinib versus chemotherapy in advanced ALK‒positive lung cancer. N Engl J Med 368:2385‒2394

4. Mok TS,Wu YL,Thongprasert S et al(2009) Gefitinib or carboplatin‒paclitaxel in pulmonary adenocarcinoma. N Engl J Med 361:947‒957

5. Kohno T,Ichikawa H,Totoki Y et al(2012) KIF5B‒RET fusions in lung adenocarcinoma. Nat Med 18:375‒377

6. Takeuchi K,Soda M,Togashi Y et al(2012) RET,ROS1 and ALK fusions in lung cancer. Nat Med 18:378‒381

7. Drilon A,Wang L,Hasanovic A et al(2013) Response to Cabozantinib in patients with RET fusion‒positive lung adenocarcinomas. Cancer Discov 3:630‒635

8. Wu YM,Su F,Kalyana‒Sundaram S et al(2013) Identification of targetable FGFR gene fusions in diverse cancers. Cancer Discov 3:636‒647

9. Cancer Genome Atlas Research Network(2012) Comprehensive genomic characterization of squamous cell lung cancers. Nature 489:519‒525

10. Koivunen JP,Mermel C,Zejnullahu K et al(2008) EML4‒ALK fusion gene and efficacy of an ALK kinase inhibitor in lung cancer. Clin Cancer Res 14:4275‒4283

11. Bergethon K,Shaw AT,Ou SH et al(2012) ROS1 rearrangements define a unique molecular class of lung cancers. J Clin Oncol 30:863‒870

12. Pao W,Hutchinson KE(2012) Chipping away at the lung cancer genome. Nat Med 18:349－351

13. Li T,Kung HJ,Mack PC,Gandara DR(2013) Genotyping and genomic profiling of non－small－cell lung cancer: implications for current and future therapies. J Clin Oncol 31:1039－1049

14. Kohno T,Tsuta K,Tsuchihara K et al(2013) RET fusion gene: translation to personalized lung cancer therapy. Cancer Sci 104:1396－1400

15. Kris MG,Johnson BE,Berry LD et al(2014) Using multiplexed assays of oncogenic drivers in lung cancers to select targeted drugs. JAMA 311:1998－2006

16. Lopez－Chavez A,Thomas A,Rajan A et al(2015) Molecular profiling and targeted therapy for advanced thoracic malignancies: a biomarker－derived,multiarm,multihistology phase Ⅱ basket trial. J Clin Oncol 33:1000－1007

17. Eng C(1999) RET proto－oncogene in the development of human cancer. J Clin Oncol 17:380－393

18. Blume－Jensen P,Hunter T(2001) Oncogenic kinase signalling. Nature 411:355－365

19. Plaza－Menacho I,Mologni L,McDonald NQ(2014) Mechanisms of RET signaling in cancer:current and future implications for targeted therapy. Cell Signal 26:1743－1752

20. Lipson D,Capelletti M,Yelensky R et al(2012) Identification of new ALK and RET gene fusions from colorectal and lung cancer biopsies. Nat Med 18:382－384

21. Tsuta K,Kohno T,Yoshida A et al(2014) RET－rearranged non－small－cell lung carcinoma: a clinicopathological and molecular analysis. Br J Cancer 110:1571－1578

22. Matsubara D,Kanai Y,Ishikawa S et al(2012) Identification of CCDC6－RET fusion in the human lung adenocarcinoma cell line,LC－2/ad. J Thorac Oncol 7:1872－1876

23. Chao BH,Briesewitz R,Villalona－Calero MA(2012) RET fusion genes in non－small－cell lung cancer. J Clin Oncol 30:4439－4441

24. Gautschi O,Zander T,Keller FA et al(2013) A patient with lung adenocarcinoma and RET fusion treated with vandetanib. J Thorac Oncol 8:e43－e44

25. Falchook GS,Ordonez NG,Bastida CC et al(2016) Effect of the RET inhibitor vandetanib in a patient with RET fusion－positive metastatic non－small－cell lung cancer. J Clin Oncol 34:e141－e144

26. Wu H,Shih JY,Yang JC(2015) Rapid response to sunitinib in a patient with lung adenocarcinoma harboring KIF5B－RET fusion gene. J Thorac Oncol 10:e95－e96

27. Yoh K,Seto T,Satouchi M et al(2016) Vandetanib in patients with previously treated RET rearranged advanced non－small－cell lung cancer(LURET): an open－label,multicentre phase 2 trial. Lancet Respir Med

28. Drilon A,Rekhtman N,Arcila M et al(2016) Cabozantinib in patients with advanced RETrearranged non－small－cell lung cancer: an openlabel,single－centre,phase 2,single－arm trial. Lancet Oncol

29. Robinson DR,Wu YM,Lin SF(2000) The protein tyrosine kinase family of the human genome. Oncogene 19:5548－5557

30. Chin LP, Soo RA, Soong R, Ou SH (2012) Targeting ROS1 with anaplastic lymphoma kinase inhibitors: a promising therapeutic strategy for a newly defined molecular subset of non – small – cell lung cancer. J Thorac Oncol 7:1625 – 1630

31. Davies KD, Le AT, Theodoro MF et al (2012) Identifying and targeting ROS1 gene fusions in non – small cell lung cancer. Clin Cancer Res 18:4570 – 4579

32. Ou SH, Bartlett CH, Mino – Kenudson M et al (2012) Crizotinib for the treatment of ALK – rearranged non – small cell lung cancer: a success story to usher in the second decade of molecular targeted therapy in oncology. Oncologist 17:1351 – 1375

33. Sholl LM, Sun H, Butaney M et al (2013) ROS1 immunohistochemistry for detection of ROS1 – rearranged lung adenocarcinomas. Am J Surg Pathol 37:1441 – 1449

34. Shaw AT, Ou SH, Bang YJ et al (2014) Crizotinib in ROS1 – rearranged non – small – cell lung cancer. N Engl J Med 371:1963 – 1971

35. Mazieres J, Zalcman G, Crino L et al (2015) Crizotinib therapy for advanced lung adenocarcinoma and a ROS1 rearrangement: results from the EUROS1 cohort. J Clin Oncol 33:992 – 999

36. Awad MM, Katayama R, McTigue M et al (2013) Acquired resistance to crizotinib from a mutation in CD74 – ROS1. N Engl J Med 368:2395 – 2401

37. Davies KD, Mahale S, Astling DP et al (2013) Resistance to ROS1 inhibition mediated by EGFR pathway activation in non – small cell lung cancer. PLoS One 8:e82236

38. Davare MA, Saborowski A, Eide CA et al (2013) Foretinib is a potent inhibitor of oncogenic ROS1 fusion proteins. Proc Natl Acad Sci U S A 110:19519 – 19524

39. Roberts PJ, Der CJ (2007) Targeting the Raf – MEK – ERK mitogen – activated protein kinase cascade for the treatment of cancer. Oncogene 26:3291 – 3310

40. Flaherty KT, Infante JR, Daud A et al (2012) Combined BRAF and MEK inhibition in melanoma with BRAF V600 mutations. N Engl J Med 367:1694 – 1703

41. Davies H, Bignell GR, Cox C et al (2002) Mutations of the BRAF gene in human cancer. Nature 417:949 – 954

42. Paik PK, Arcila ME, Fara M et al (2011) Clinical characteristics of patients with lung adenocarcinomas harboring BRAF mutations. J Clin Oncol 29:2046 – 2051

43. Cardarella S, Ogino A, Nishino M et al (2013) Clinical, pathologic, and biologic features associated with BRAF mutations in non – small cell lung cancer. Clin Cancer Res 19:4532 – 4540

44. Marchetti A, Felicioni L, Malatesta S et al (2011) Clinical features and outcome of patients with non – small – cell lung cancer harboring BRAF mutations. J Clin Oncol 29:3574 – 3579

45. McCourt CM, McArt DG, Mills K et al (2013) Validation of next generation sequencing technologies in comparison to current diagnostic gold standards for BRAF, EGFR and KRAS mutational analysis. PLoS One 8:e69604

46. Ilie M, Long E, Hofman V et al (2013) Diagnostic value of immunohistochemistry for the detection of the BRAFV600E mutation in primary lung adenocarcinoma Caucasian patients. Ann Oncol 24:742 – 748

47. Pratilas CA, Hanrahan AJ, Halilovic E et al(2008) Genetic predictors of MEK dependence in non – small cell lung cancer. Cancer Res 68:9375 – 9383

48. Hyman DM, Puzanov I, Subbiah V et al(2015) Vemurafenib in multiple nonmelanoma cancers with BRAF V600 mutations. N Engl J Med 373:726 – 736

49. Gautschi O, Peters S, Zoete V et al(2013) Lung adenocarcinoma with BRAF G469 L mutation refractory to vemurafenib. Lung Cancer 82:365 – 367

50. Hauschild A, Grob JJ, Demidov LV et al(2012) Dabrafenib in BRAF – mutated metastatic melanoma: a multicentre, open – label, phase 3 randomised controlled trial. Lancet 380:358 – 365

51. Falchook GS, Long GV, Kurzrock R et al(2012) Dabrafenib in patients with melanoma, untreated brain metastases, and other solid tumours: a phase 1 dose – escalation trial. Lancet 379:1893 – 1901

52. Sullivan RJ, Flaherty KT(2013) Resistance to BRAF – targeted therapy in melanoma. Eur J Cancer 49:1297 – 1304

53. Lito P, Pratilas CA, Joseph EW et al(2012) Relief of profound feedback inhibition of mitogenic signaling by RAF inhibitors attenuates their activity in BRAFV600E melanomas. Cancer Cell 22:668 – 682

54. Rudin CM, Hong K, Streit M(2013) Molecular characterization of acquired resistance to the BRAF inhibitor dabrafenib in a patient with BRAF – mutant non – small – cell lung cancer. J Thorac Oncol 8:e41 – e42

55. Mazieres J, Peters S, Lepage B et al(2013) Lung cancer that harbors an HER2 mutation: epidemiologic characteristics and therapeutic perspectives. J Clin Oncol 31:1997 – 2003

56. Heinmoller P, Gross C, Beyser K et al(2003) HER2 status in non – small cell lung cancer: results from patient screening for enrollment to a phase Ⅱ study of herceptin. Clin Cancer Res 9:5238 – 5243

57. Stephens P, Hunter C, Bignell G et al(2004) Lung cancer: intragenic ERBB2 kinase mutations in tumours. Nature 431:525 – 526

58. Perera SA, Li D, Shimamura T et al(2009) HER2YVMA drives rapid development of adenosquamous lung tumors in mice that are sensitive to BIBW2992 and rapamycin combination therapy. Proc Natl Acad Sci U S A 106:474 – 479

59. Shimamura T, Ji H, Minami Y et al(2006) Non – small – cell lung cancer and Ba/F3 transformed cells harboring the ERBB2 G776insV_G/C mutation are sensitive to the dual – specific epidermal growth factor receptor and ERBB2 inhibitor HKI – 272. Cancer Res 66:6487 – 6491

60. De Greve J, Teugels E, Geers C et al(2012) Clinical activity of afatinib(BIBW 2992) in patients with lung adenocarcinoma with mutations in the kinase domain of HER2/neu. Lung Cancer 76:123 – 127

61. Janne PA, Ou SH, Kim DW et al(2014) Dacomitinib as first – line treatment in patients with clinically or molecularly selected advanced non – small – cell lung cancer: a multicentre, open – label, phase 2 trial. Lancet Oncol 15:1433 – 1441

62. Gandhi L, Bahleda R, Tolaney SM et al(2014) Phase I study of neratinib in combination with temsirolimus in patients with human epidermal growth factor receptor 2 – dependent and other solid tumors. J Clin Oncol 32:68

－75

63. Vaishnavi A, Capelletti M, Le AT et al(2013) Oncogenic and drug – sensitive NTRK1 rearrangements in lung cancer. Nat Med 19:1469 – 1472

64. Farago AF, Le LP, Zheng Z et al(2015) Durable clinical response to entrectinib in NTRK1 – rearranged non – small cell lung cancer. J Thorac Oncol 10:1670 – 1674

65. Fernandez – Cuesta L, Plenker D, Osada H et al(2014) CD74 – NRG1 fusions in lung adenocarcinoma. Cancer Discov 4:415 – 422

66. Nakaoku T, Tsuta K, Ichikawa H et al(2014) Druggable oncogene fusions in invasive mucinous lung adenocarcinoma. Clin Cancer Res 20:3087 – 3093

67. Dutt A, Ramos AH, Hammerman PS et al(2011) Inhibitor – sensitive FGFR1 amplification in human non – small cell lung cancer. PLoS One 6:e20351

68. Weiss J, Sos ML, Seidel D et al(2010) Frequent and focal FGFR1 amplification associates with therapeutically tractable FGFR1 dependency in squamous cell lung cancer. Sci Transl Med 2:62ra93

69. Cancer Genome Atlas Research Network(2014) Comprehensive molecular profiling of lung adenocarcinoma. Nature 511:543 – 550

70. Capelletti M, Dodge ME, Ercan D et al(2014) Identification of recurrent FGFR3 – TACC3 fusion oncogenes from lung adenocarcinoma. Clin Cancer Res 20:6551 – 6558

71. Majewski IJ, Mittempergher L, Davidson NM et al(2013) Identification of recurrent FGFR3 fusion genes in lung cancer through kinome – centred RNA sequencing. J Pathol 230:270 – 276

72. Helsten T, Elkin S, Arthur E et al(2016) The FGFR landscape in cancer: analysis of 4,853 tumors by next – generation sequencing. Clin Cancer Res 22:259 – 267

73. Hammerman PS, Sos ML, Ramos AH et al(2011) Mutations in the DDR2 kinase gene identify a novel therapeutic target in squamous cell lung cancer. Cancer Discov 1:78 – 89

74. Bai Y, Kim JY, Watters JM et al(2014) Adaptive responses to dasatinib – treated lung squamous cell cancer cells harboring DDR2 mutations. Cancer Res 74:7217 – 7228

75. Sun Y, Ren Y, Fang Z et al(2010) Lung adenocarcinoma from East Asian never – smokers is a disease largely defined by targetable oncogenic mutant kinases. J Clin Oncol 28:4616 – 4620

76. Kawano O, Sasaki H, Endo K et al(2006) PIK3CA mutation status in Japanese lung cancer patients. Lung Cancer 54:209 – 215

77. Sequist LV, Waltman BA, Dias – Santagata D et al(2011) Genotypic and histological evolution of lung cancers acquiring resistance to EGFR inhibitors. Sci Transl Med 3:75ra26

78. Engelman JA, Mukohara T, Zejnullahu K et al(2006) Allelic dilution obscures detection of a biologically significant resistance mutation in EGFR – amplified lung cancer. J Clin Invest 116:2695 – 2706

79. Engelman JA, Chen L, Tan X et al(2008) Effective use of PI3K and MEK inhibitors to treat mutant Kras G12D and PIK3CA H1047R murine lung cancers. Nat Med 14:1351 – 1356

第 13 章
分子靶向治疗的耐药机制

Masahiro Seike

摘要

表皮生长因子受体(*EGFR*)基因和间变性淋巴瘤激酶(*ALK*)融合基因突变的非小细胞肺癌(NSCLC)患者对 EGFR 酪氨酸激酶抑制剂(EGFR - TKIs)和 ALK - TKIs 都有治疗应答。然而,获得性耐药的出现几乎不可避免,这将影响患者预后。一些 EGFR - TKI 的获得性耐药机制已被证实,包括第 20 号外显子 *T790M* 的二次突变,HGF/MET 信号通路的激活,上皮 - 间质转化(EMT),以及向小细胞肺癌(SCLC)的转化。另外,ALK - TKI 耐药的两大重要机制已被发现。半数肿瘤耐药细胞表现出 ALK 信号通路依赖性活化,例如 ALK 继发性突变和(或)扩增。此外,替代性生存途径的活化也是常见耐药机制,如受 EGFR、KRAS 或 IGF - 1R 调控的通路。EGFR - TKIs 和 ALK - TKIs 的其他相关耐药机制有待进一步研究证实。掌握 EGFR - TKIs 和 ALK - TKIs 的继发耐药机制将有助于克服耐药促进分子靶向治疗的发展。

本综述中,我们归纳了分子靶向治疗药物 EGFR - TKIs 和 ALK - TKIs 的耐药机制和克服耐药的治疗策略。

关键词

肺癌;耐药;分子靶向治疗;EGFR - TKI;ALK - TKI

13.1 非小细胞肺癌的致癌驱动突变和分子靶向治疗

近年来,研究发现非小细胞肺癌(NSCLC)患者存在致癌驱动突变,例如表皮生长因子受

M. Seike(✉)

Department of Pulmonary Medicine and Oncology, Graduate School of Medicine, Nippon
Medical School, 1 - 1 - 5 Sendagi, Bunkyo - ku, Tokyo 113 - 8603, Japan
e - mail: mseike@ nms. ac. jp

体(*EGFR*)基因突变和间变性淋巴瘤激酶(*ALK*)基因突变[1-3]。目前一些酪氨酸激酶抑制剂(TKIs)被推荐用于治疗有驱动基因突变的 NSCLC 患者。近期一项随机Ⅲ期临床试验研究发现,具有 *EGFR* 突变的晚期 NSCLC 患者一线使用吉非替尼、厄洛替尼和阿法替尼等 EG-FR – TKIs 可延长无进展生存期(PFS)[4-7]。*ALK* 融合基因阳性患者对 ALK – TKIs 如克唑替尼、艾乐替尼和色瑞替尼也表现出惊人的疗效[8-10]。二代测序技术已用于检测新型驱动基因突变,包括常见于 NSCLC 患者的 *RET*、*ROS1*、*NTRK1* 和 *NRG1* 基因[11-13]。对于有驱动基因突变的 NSCLC 患者,针对 *EGFR*、*ALK* 基因突变以外的分子靶向治疗目前也处于临床发展阶段。遗憾的是,尽管对 TKIs 的初始反应明显,但大部分驱动基因突变的 NSCLC 患者最终都出现了耐药。因此,克服患者对 EGFR – TKIs 和 ALK – TKIs 的耐药是临床治疗的迫切需要。

13.2　EGFR – TKI 的耐药机制

目前,存在 *EGFR* 基因突变的 NSCLC 患者对 EGFR – TKIs 继发性耐药的两大关键机制已被证实[14-17](图 13.1)。约半数耐药的肿瘤细胞会发生 *EGFR* 基因第 20 号外显子 *T790M* 二次突变,该突变通过空间位阻或增加对 ATP 的结合亲和力来减弱 EGFR – TKIs 对肿瘤的抑制作用[14]。基因突变引起的某些替代性信号途径活化也是 EGFR – TKIs 抵抗的潜在机制,例如 MET 扩增、高水平肝细胞生长因子(HGF)表达或 PTEN 下调[15-17]。形态学和表型上的改变,如向小细胞肺癌(SCLC)转化或上皮 – 间质转化(EMT)亦被认为是 EGFR – TKIs 耐药机制之一[18,19](图 13.1)。然而,20% ~30% 的患者其耐药机制仍未明确(图 13.1)。

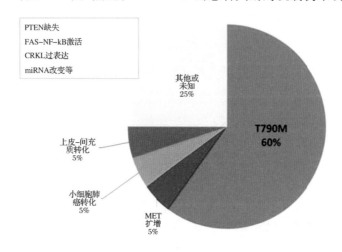

图 13.1　EGFR – TKI 继发性耐药机制

13.2.1　*T790M* 二次突变

第三代 EGFR - TKIs 如奥希替尼(AZD9291) 和 CO - 1686 在 *T790M* 突变的 EGFR - TKIs 耐药的 NSCLC 患者中显示出了强大的疗效[20,21]。但 *EGFR C797S* 突变的出现被认为是奥希替尼(AZD9291) 耐药的新机制[22]。

13.2.2　HGF - MET 激活

另有10% ~20% 耐药的 *EGFR* 突变 NSCLC 患者,其肿瘤存在 *MET* 基因扩增,因而,即使 EGFR 在 TKIs 抑制下,仍可激活 HER3 依赖的 EGFR 下游信号级联活化反应[15]。近期,MET 抑制剂已应用于未接受过 EGFR - TKIs 或者 EGFR - TKIs 耐药的 NSCLC 患者[23]。此项 Ⅱ 期临床研究表明,厄洛替尼联合 MET 抑制剂 tivantinib 组对比单用厄洛替尼组 PFS 延长,尤其在 *KRAS* 突变患者中有着更明显的差异[23]。Yano 等同样也发现,MET 肿瘤蛋白的配体 HGF 可通过磷酸化 MET 修复 PI3K/AKT 信号通路,从而诱导 *EFGR* 突变型肺腺癌对吉非替尼的耐药[16]。抑制 HGF - MET 信号通路可能成为改善 HGF - MET 状态依赖的 EGFR - TKIs 耐药的有效策略。

13.2.3　小细胞肺癌转化

从 NSCLC 向 SCLC 的形态学转化是 EGFR - TKIs 继发性耐药的机制之一。Sequist 等报道了 5 例 *EGFR* 突变的耐药非小细胞肺癌(占总数 37 例的 14%) 形态学上向小细胞肺癌转化[18]。在向小细胞转化过程中,已有的 *EGFR* 突变始终保留[18]。这些转化来的 SCLC 肿瘤对 SCLC 标准化疗敏感。

13.2.4　上皮 - 间质转化

EMT 是一种进展性的生物学表现,包括上皮细胞黏附丧失和诱导间充质表型。一些研究表明,EMT 与 NSCLC 患者对 EGFR – TKIs 的药物敏感性降低及继发性耐药相关,反之,上皮表型的保留可确保对 EGFR – TKIs 有较好的应答[24,25]。近来研究发现,AXL 的过表达可使经历 EMT 的 NSCLC 细胞对 EGFR – TKIs 出现抵抗,因此 AXL 有望成为 EGFR – TKIs 继发性耐药患者的潜在治疗靶点[19]。上述研究报道均提示 EMT 也可能是 EGFR – TKIs 耐药机制之一,然而,EMT 相关的 EGFR – TKIs 耐药分子机制仍未完全阐明,阻断 EMT 以恢复肿瘤对 EGFR – TKIs 的敏感性的治疗策略有待进一步探究。

13. 2. 5 肿瘤干细胞特性

肿瘤干细胞(CSCs)具有多能性、自我更新的特点,被认为是癌细胞无限增殖的根源。近来已有 CSC 样特性对于 NSCLC 患者 EGFR – TKIs 耐药机制的意义的相关研究[26,27]。Sharma 等发现,在吉非替尼治疗后绝大多数细胞群被迅速杀死的情况下,耐药癌细胞亚群(DTP)依然保持生存能力[26]。CSC 标志物 CD133 在这些 DTPs 上过表达,提示具有 CSC 样表型。Shien 等建立了 13 个吉非替尼耐药、*EGFR* 突变的 NSCLC 细胞系。后者中的 4 个细胞系显示 EMT 表型和 CSC 样特性,同时具有 CSC 标志物 ALDHA1、ABCG2 和 CD44 的过表达[27]。这些发现可能为克服 EGFR – TKI 耐药提供思路。

13. 2. 6 PTEN 缺失、FAS/NF – κB 激活和 CRKL 过表达

PTEN 表达缺失与 EGFR – TKIs 的敏感性降低有关,这是由于磷酸肌醇 3 激酶(PI3K) – 蛋白激酶(AKT)信号的激活,配体诱导泛素化的损伤以及 *EGFR* 突变细胞中活化的 EGFR 降解所导致的[17]。

最近的一项研究表明,在 *EGFR* 突变的肺癌细胞中,敲低 FAS 和 NF – κB 基因可增强由 EGFR – TKI 厄洛替尼诱导的细胞死亡[28]。对于接受 EGFR – TKI 治疗的 *EGFR* 突变 NSCLC 患者,NF – κB 抑制者 IκB 的高表达可预示有较好的应答和较长的 PFS[28]。这些结果表明,同时抑制 EGFR 和 NF – κB 可能是治疗 *EGFR* 突变 NSCLC 的有效策略。

在 *EGFR* 突变的 NSCLC 细胞中,CRKL 过表达可通过 ERK 和 AKT 信号通路诱导对 EGFR – TKI 耐药[29]。CRKL 扩增多见于经 EGFR 抑制剂治疗的肺腺癌[29]。这些结果提示,对于具有 CRKL 扩增的 *EGFR* 突变 NSCLC 亚群而言,CRKL 是一个治疗靶标。

13.2.7　微小 RNA 改变

微小 RNAs(miRNAs)可以作为抑癌或原癌基因,在肺癌中可用作诊断、预后和治疗的生物标志物。在体外实验中,4 个 miRNAs(miR - 30b、miR - 30c、miR - 221 和 miR - 222)在吉非替尼诱导的 NSCLC 细胞凋亡和 EMT 中起了重要作用[30]。一些报道表明,由 EGFR 活化的 miR - 21 是 *EGFR* 突变肿瘤的潜在治疗靶点[31,32]。针对 E - 钙黏蛋白抑制剂 ZEB1 和 ZEB2 的 miR - 200 家族成员已被认为是与 EGFR - TKI 耐药相关的 EMT 的关键抑制因子[27,32]。这些研究表明,对于 *EGFR* 突变的 NSCLC 患者,miRNAs 可能是有潜在的治疗靶点。

13.2.8　原发性耐药

最近研究明确了与 EGFR - TKI 原发性耐药相关的分子。BIM 基因(BCL2L11)是 Bcl - 2 家族编码的促凋亡蛋白的成员之一。在 *EGFR* 突变的 NSCLCs 中,EGFR - TKIs 诱导细胞凋亡需要 BIM 的上调。值得注意的是,13% 的东亚人群先天就有 BIM 基因缺失多态性。这种多态性可以导致 *EGFR* 突变的 NSCLC 患者对 EGFR - TKIs 的原发性耐药以及对 EGFR - TKIs 的应答降低[33]。与野生型 BIM 患者相比,BIM 基因缺失多态性患者一线使用 EGFR - TKI 应答的 PFS 明显缩短[分别为 8.6 和 4.6 个月($P = 0.004$)][34]。HDAC 抑制剂可以恢复 BIM 功能和改善对 EGFR - TKI 的耐药[35]。联合使用 HDAC 抑制剂与 EGFR - TKI 治疗 BIM 缺失多态性的 *EGFR* 突变 NSCLC 患者可能是一种有效的策略。

Yamaguchi 等报道由甲状腺转录因子 -1(TTF -1)诱导的 ROR1 在肺腺癌中维持 EGFR 存活信号方面至关重要。ROR1 可以活化激酶依赖的 c - Src 以及激酶非依赖的 EGFR - ErbB3、ErbB3 磷酸化和 PIK3 信号[36]。抑制 ROR1 的表达也可以改善对 EGFR - TKI 的敏感性。在 EURTAC 试验中,对 45 例 *EGFR* 突变并经厄洛替尼治疗的患者肿瘤标本进行 ROR1 表达的评估,以评价 ROR1 作为 PFS 和总生存期(OS)的预测性生物标志物的潜在可能性[6,37]。与 ROR1 低表达或中度表达患者相比,ROR1 高表达的患者其 PFS 明显缩短(分别为 11.8 个月和 5.8 个月)[37]。

近来,Noro 等报道携带 *EGFR* 突变的肺腺癌(LADC)在进行吉非替尼治疗后如出现 *MET* 基因扩增,可以预测 PFS 和总生存期(OS)较短[38]。定义为 *MET* 扩增和基因拷贝数增加(CNGs)的 MET - FISH 阳性的 LADC 患者,与 MET - FISH 阴性患者相比,其 PFS 和 OS 明显缩短[38]。

这些结果表明,BIM、ROR1 和 MET 基因状态与 EGFR - TKI 原发性耐药有关。因此,这些都将可能成为筛选 EGFR - TKI 治疗获益患者的预测性生物指标。

13. 2. 9　未来治疗策略

了解了 EGFR - TKI 原发性和获得性耐药机制后,接下来就是研发能够克服这种耐药的分子靶向药物,这将是通过靶向活化的 *EGFR* 基因治疗 NSCLC 的重要进展。第三代 EGFR - TKIs 如奥西替尼(AZD9291)和 CO - 1686 在 *T790M* 突变的 *EGFR* 突变阳性 NSCLC 患者中显示出强大的疗效[20,21]。然而,*EGFR C797S* 突变的出现成为奥西替尼(AZD9291)耐药的新机制[22]。在数项临床试验中,EGFR - TKIs 联合含铂双药化疗使 *EGFR* 突变 NSCLC 患者 PFS 明显延长[39,40]。最近的一项研究表明,厄洛替尼联合贝伐单抗可能成为 *EGFR* 突变阳性 NSCLC 患者有效的一线治疗方案[41]。与厄洛替尼单药治疗相比,接受厄洛替尼联合贝伐单抗治疗患者的 PFS 显著延长(分别为 9. 7 个月和 16. 0 个月)。EGFR - TKI 获得性耐药机制复杂。将来的研究应该阐明是否还存在其他与 EGFR - TKI 获得性耐药相关的尚未明确的机制。此外,应用二次活检或液态活检标本获得耐药信息,患者个体化治疗应基于这些特定耐药机制细节的评估。

13. 3　ALK - TKIs 的耐药机制

携带 *ALK* 融合基因的 NSCLC 患者对 ALK - TKIs(如克唑替尼、艾乐替尼和色瑞替尼)表现出强烈的应答[8-10]。据临床数据显示,一线克唑替尼治疗已成为 *ALK* 基因融合的 NSCLC 患者的标准治疗方案。然而,ALK - TKI 的获得性耐药几乎不可避免。

13. 3. 1　克唑替尼

目前克唑替尼耐药的两大主要机制已被证实[42-47](图 13. 2)。一种机制是半数耐药肿瘤存在 ALK 信号依赖性活化,如 *ALK* 二次突变和扩增,另一机制是替代性生存信号通路的激活,包括那些由 EGFR、KRAS、cKIT 和(或)IGF – 1R 介导的。但是,有 20% ~ 30% 的耐药机制仍尚未明确。

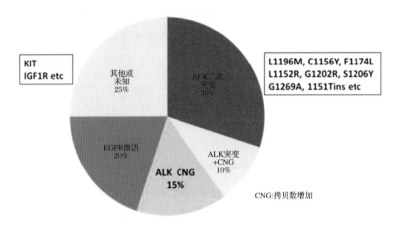

图 13. 2　克唑替尼继发性耐药机制

13.3.1.1　*ALK* 二次突变和扩增

与 EGFR – TKI 耐药的 *T790M* 突变类似,约 30% ALK 阳性 NSCLC 患者出现克唑替尼继发性耐药,表现为看门位点内、外 *ALK* 二次突变[42,43]。与 EGFR – TKIs 的单个 *T790M* 看门突变相比,ALK 阳性 NSCLC 肿瘤在用克唑替尼治疗后显示出多个看门突变(L1196M,C1156Y,F1174L,L1152R,G1202R,S1206Y,G1269A,1151Tins 等)。体外 *ALK* 融合基因拷贝数增加(CNG)亦是克唑替尼耐药机制之一[44]。Doebele 等对 11 名 *ALK* 基因重排克唑替尼耐药 NSCLC 患者的二次活检标本进行分析,确认有 36% 的患者出现 *ALK* 二次突变[43]。2 名患者(18%)出现 ALK 基因拷贝数增加,1 名患者同时出现 *ALK* 二次突变(G1269A)和 ALK 基因拷贝数增加[43]。因此,包括 *ALK* 二次突变和扩增在内的 ALK 信号依赖活化被认为是对克唑替尼耐药的机制。二代 ALK 抑制剂,包括艾乐替尼和色瑞替尼,对具有 ALK 二次突变的肿瘤表现出显著的抑制潜力,并且已得到日本和美国食品和药物管理局(FDA)批准[9,10]。

13.3.1.2　EGFR 激活

替代性生存途径的活化是 ALK – TKIs 耐药的主要机制。Sasaki 等发现 EGFR 信号转导和 EGF 及双调蛋白的分泌(EGFR 的配体)与 H3122 ALK 阳性肺癌细胞对克唑替尼耐药相关[45]。多种 EGFR 配体的表达增加,包括 TGF – α、HB – EGF、NRG1 以及 EGF 和双调蛋白,都可诱导 EGFR 活化[42,46]。几乎所有 EGFR 信号依赖性的耐药机制都保留 ALK 信号转导。

先前研究报道,克唑替尼联合 EGFR – TKIs 治疗可能对 EGFR 信号依赖性耐药的肿瘤有效[42,45]。

13.3.1.3　*KRAS* 突变、*cKIT* 扩增和 *IGF – 1R* 激活

据报道由 KRAS、cKIT 和(或)IGF – 1R 介导的替代性生存信号转导途径的活化是耐药的机制之一。报道称在 11 名 ALK 阳性 NSCLC 患者的二次活检标本中,有 2 名患者发生了 *KRAS* 突变(G12C 和 G12V)[43]。2 名克唑替尼耐药 NSCLC 患者的标本出现 *cKIT* 基因的扩增[42]。用 cKIT 抑制剂伊马替尼治疗可恢复肿瘤对克唑替尼的敏感性。最近一项研究报道,*ALK* 融合基因阳性的 NSCLC 患者经克唑替尼治疗后,其 IGF – 1R 和 IRS – 1(一种与 IGF – 1R 和 ALK 结合的衔接蛋白)的表达增加[47]。因此,克唑替尼联合 IGF – 1R 抑制剂的治疗方案正被考虑用于克服这些患者对克唑替尼的耐药。

13.3.2　艾乐替尼

艾乐替尼是一种选择性 ALK 抑制剂,于 2014 年在日本获得批准[9]。艾乐替尼对具有 *ALK* 二次看门突变(F1174L,L1196M,L1152R,C1156Y,1151Tris 和 G1269A)的肿瘤有强大的抑制能力。然而,艾乐替尼对携带 *G1202R* 突变的肿瘤疗效欠佳。虽然报道称 *V1180L* 和 *I1171T ALK* 看门突变为艾乐替尼继发性耐药的机制[48,49],但二代 ALK 抑制剂色瑞替尼和 AP26113,对携带 *V1180L* 和 *I1171T* 突变的 ALK 阳性 NSCLC 肿瘤有效[48]。研究发现艾乐替尼耐药 NSCLC 患者的 HGF/MET 信号出现活化[50]。因此,克唑替尼在 MET 活化的艾乐替尼耐药 NSCLC 患者中可能具有疗效。

13.3.3　色瑞替尼

色瑞替尼是第二代 ALK 抑制剂,可以阻断 ALK 和 IGF – 1R 的活性。2004 年 FDA 批准用于对克唑替尼治疗无应答的 *ALK* 融合阳性 NSCLC 患者[10]。色瑞替尼可抑制 ALK – TKI 诱导的二次突变(*L1196M*,*I1171T*,*S1206Y* 和 *G1269A*),并克服与 *I1171T* 和 *V1180L* 二次突变相关的艾乐替尼耐药[51]。尽管如此,在色瑞替尼耐药 NSCLC 细胞中也能观察到 *ALK* 二次看门突变(*L1196M* 和 *G1269A*),而艾乐替尼可以克服这些耐药性[52,53]。

13.3.4　未来的治疗策略

尽管耐药性的演变是我们必须克服的挑战，但 ALK – TKI 对 ALK 阳性 NSCLC 患者的疗效已得到充分证实。与 EGFR – TKI 的 *T790M* 看门突变相比，ALK 阳性 NSCLC 肿瘤在用 ALK – TKI 治疗后出现多个看门突变。第二代 ALK – TKIs 艾乐替尼和色瑞替尼可以克服这些看门突变，而这些 TKIs 也可能矛盾地诱导这些突变。此外，目前正在研发包括 AP26113、ASP3026 和 TSR – 001 在内的新型第二代 ALK – TKI 有望克服耐药性。两项随机Ⅲ期临床试验（J – ALEX 和 ALEX 研究）旨在对比艾乐替尼与克唑替尼在 ALK 阳性 NSCLC 患者中的疗效和安全性。这些试验的结果将回答不同 ALK – TKIs 治疗的时间和顺序问题。此外，ALK – TKIs 联合标准化疗或分子靶向药物被认为是一项克服耐药性的治疗策略。目前尚缺乏 ALK 阳性患者接受 ALK – TKI 联合化疗的证据，但 ALK – TKI 的联合治疗正在计划中。

13.4　次要驱动突变 NSCLC 患者的耐药机制

近来，*RET* 和 *ROS1* 重排已被认定是 LADC 中的致癌驱动突变[11 – 13]。多韦替尼可用作 *RET* 重排 LADC 的潜在治疗药物，并且可通过靶向 Src 来克服多韦替尼继发性耐药[54]。克唑替尼在 *ROS1* 融合的 NSCLC 患者中具有显著疗效。在体外，由于 ROS1 激酶结构域中的 *G2032R* 突变导致克唑替尼耐药，而 cMET/RET/VEGFR 抑制剂卡博替尼能够克服这些二次突变所带来的耐药[55]。LADC 中这些基因重排的频率很低，而且对由于次要驱动突变导致的耐药机制的剖析相对比较困难。尽管如此，耐药相关分子的鉴定应该有助于推动具有次要驱动突变 LADC 患者的治疗策略的发展。

参考文献

1. Lynch TJ, Bell DW, Sordella R et al (2004) Activating mutations in the epidermal growth factor receptor. N Engl J Med 350:2129 – 2139

2. Paez JG, Janne PA, Lee JC et al (2004) EGFR mutations in lung cancer: correlation with clinical response to gefitinib therapy. Science 304:1497 – 1500

3. Soda M,Choi YL,Enomoto M et al(2007) Identification of the transforming EML4 - ALK fusion gene in non - small - cell lung cancer. Nature 448(7153):561 - 566

4. Maemondo M,Inoue A,Kobayashi K et al(2010) Gefitinib or chemotherapy for non - small - cell lung cancer with mutated EGFR. N Engl J Med 362(25):2380 - 2388

5. Mitsudomi T,Morita S,Yatabe Y et al(2010) Gefitinib versus cisplatin plus docetaxel in patients with non - small - cell lung cancer harbouring mutations of the epidermal growth factor receptor(WJTOG3405): an open label,randomised phase 3 trial. Lancet Oncol 11(2):121 - 128

6. Rosell R,Carcereny E,Gervais R et al(2012) Erlotinib versus standard chemotherapy as first - line treatment for European patients with advanced EGFR mutation - positive non - small - cell lung cancer(EURTAC): a multicentre,open - label,randomised phase 3 trial. Lancet Oncol 13:239 - 246

7. Yang JC,Wu YL,Schuler M et al(2015) Afatinib versus cisplatin - based chemotherapy for EGFR mutation - positive lung adenocarcinoma(LUX - Lung 3 and LUX - Lung 6): analysis of overall survival data from two randomised,phase 3 trials. Lancet Oncol 16(2):141 - 151

8. Shaw AT,Kim DW,Nakagawa K et al(2013) Crizotinib versus chemotherapy in advanced ALK - positive lung cancer. N Engl J Med 368(25):2385 - 2394

9. Seto T,Kiura K,Nishio M et al(2013) CH5424802(RO5424802) for patients with ALK - rearranged advanced non - small - cell lung cancer(AF - 001JP study): a single - arm,open - label,phase 1 2 study. Lancet Oncol 14(7):590 - 598

10. Shaw AT,Kim DW,Mehra R et al(2014) Ceritinib in ALK - rearranged non - small - cell lung cancer. N Engl J Med 370(13):1189 - 1197

11. Kohno T,Ichikawa H,Totoki Y et al(2012) KIF5B - RET fusions in lung adenocarcinoma. Nat Med 18(3):375 - 377

12. Takeuchi K,Soda M,Togashi Y et al(2012) RET,ROS1 and ALK fusions in lung cancer. Nat Med 18(3):378 - 381

13. Lipson D,Capelletti M,Yelensky R et al(2012) Identification of new ALK and RET gene fusions from colorectal and lung cancer biopsies. Nat Med 18(3):382 - 384

14. Kobayashi S,Boggon TJ,Dayaram T et al(2005) EGFR mutation and resistance of non - small - cell lung cancer to gefitinib. N Engl J Med 352(8):786 - 792

15. Engelman JA,Zejnullahu K,Mitsudomi T et al(2007) MET amplification leads to gefitinib resistance in lung cancer by activating ERBB3 signaling. Science 18:1039 - 1043

16. Yano S,Wang W,Li Q et al(2008) Hepatocyte growth factor induces gefitinib resistance of lung adenocarcinoma with epidermal growth factor receptor - activating mutations. Cancer Res 68(22):9479 - 9487

17. Sos ML,Koker M,Weir BA et al(2009) PTEN loss contributes to erlotinib resistance in EGFR - mutant lung cancer by activation of akt and EGFR. Cancer Res 69(8):3256 - 3261

18. Sequist LV,Waltman BA,Dias - Santagata D et al(2011) Genotypic and histological evolution of lung cancers

acquiring resistance to EGFR inhibitors. Sci Transl Med 3(75):75ra26

19. Zhang Z,Lee JC,Lin L et al(2012) Activation of the AXL kinase causes resistance to EGFR – targeted therapy in lung cancer. Nat Genet 44:852 – 860

20. J nne PA,Yang JC,Kim DW et al(2015) AZD9291 in EGFR inhibitor – resistant non – small – cell lung cancer. N Engl J Med 372(18):1689 – 1699

21. Lecia V. Sequist,Jean – Charles Soria et al(2014) First – in – human evaluation of CO – 1686,an irreversible,highly selective tyrosine kinase inhibitor of mutations of EGFR(activating and T790M). J Clin Oncol 32: 5s,(suppl:abstr 8010)

22. Thress KS,Paweletz CP,Felip E et al(2015) Acquired EGFR C797S mutation mediates resistance to AZD9291 in non – small cell lung cancer harboring EGFR T790M. Nat Med 21(6):560 – 562

23. Sequist LV,von Pawel J,Garmey EG et al(2011) Randomized phase Ⅱ study of erlotinib plus tivantinib versus erlotinib plus placebo in previously treated non – small – cell lung cancer. J Clin Oncol 29:3307 – 3315

24. Yauch RL,Januario T,Eberhard DA et al(2005) Epithelial versus mesenchymal phenotype determines in vitro sensitivity and predicts clinical activity of erlotinib in lung cancer patients. Clin Cancer Res 11:8686 – 8698

25. Thomson S,Buck E,Petti F et al(2005) Epithelial to mesenchymal transition is a determinant of sensitivity of non small – cell lung carcinoma cell lines and xenografts to epidermal growth factor receptor inhibition. Cancer Res 65:9455 – 9462

26. Sharma SV,Lee DY,Li B et al(2010) A chromatin – mediated reversible drug – tolerant state in cancer cell subpopulations. Cell 141(1):69 – 80

27. Shien K,Toyooka S,Yamamoto H et al(2013) Acquired resistance to EGFR inhibitors is associated with a manifestation of stem cell – like properties in cancer cells. Cancer Res 73:3051 – 3061

28. Bivona TG,Hieronymus H,Parker J et al(2011) FAS and NF – κB signaling modulate dependence of lung cancers on mutant EGFR. Nature 471(7339):523 – 526

29. Cheung HW,Du J,Boehm JS et al(2011) Amplification of CRKL induces transformation and epidermal growth factor receptor inhibitor resistance in human non – small cell lung cancers. Cancer Discov 1(7):608 – 625

30. Garofalo M,Romano G,Di Leva G et al(2011) EGFR and MET receptor tyrosine kinase – altered microRNA expression induces tumorigenesis and gefitinib resistance in lung cancers. Nat Med 18(1):74 – 82

31. Seike M,Goto A,Okano T et al(2009) MiR – 21 is an EGFR – regulated anti – apoptotic factor in lung cancer in never – smokers. Proc Natl Acad Sci U S A 106:12085 – 12090

32. Cuf S,Bonavia R,Vazquez – Martin A et al(2013) Silibinin suppresses EMT – driven erlotinib resistance by reversing the high miR – 21/low miR – 200c signature in vivo. Sci Rep 3:2459

33. Ng KP,Hillmer AM,Chuah CT et al(2012) A common BIM deletion polymorphism mediates intrinsic resistance and inferior responses to tyrosine kinase inhibitors in cancer. Nat Med 18(4):521 – 528

34. Lee JH,Lin YL,Hsu WH et al(2014) Bcl – 2 – like protein 11 deletion polymorphism predicts survival in advanced non – small – cell lung cancer. J Thorac Oncol 9(9):1385 – 1392

35. Nakagawa T, Takeuchi S, Yamada T et al(2013) EGFR－TKI resistance due to BIM polymorphism can be circumvented in combination with HDAC inhibition. Cancer Res 73(8):2428－2434

36. Yamaguchi T, Yanagisawa K, Sugiyama R et al(2012) NKX2－1/TITF1/TTF－1－Induced ROR1 is required to sustain EGFR survival signaling in lung adenocarcinoma. Cancer Cell 21(3):348－346

37. Karachaliou N, Gimenez－Capitan A, Drozdowskyj A et al(2014) ROR1 as a novel therapeutic target for EGFR－mutant non－small－cell lung cancer patients with the EGFR T790M mutation. Transl Lung Cancer Res 3(3):122－130

38. Noro R, Seike M, Zou F et al(2015) MET FISH－positive status predicts short progression－free survival and overall survival after gefitinib treatment in lung adenocarcinoma with EGFR mutation. BMC Cancer 15:31

39. Wu YL, Lee JS, Thongprasert S et al(2013) Intercalated combination of chemotherapy and erlotinib for patients with advanced stage non－small－cell lung cancer(FASTACT－2): a randomised, double－blind trial. Lancet Oncol 14(8):777－786

40. Sugawara S, Oizumi S, Minato K et al(2015) Randomized phase Ⅱ study of concurrent versus sequential alternating gefitinib and chemotherapy in previously untreated non－small cell lung cancer with sensitive EGFR mutations: NEJ005/TCOG0902. Ann Oncol 26(5):888－894

41. Seto T, Kato T, Nishio M et al(2014) Erlotinib alone or with bevacizumab as first－line therapy in patients with advanced non－squamous non－small－cell lung cancer harbouring EGFR mutations(JO25567): an open－label, randomised, multicentre, phase 2 study. Lancet Oncol 15(11):1236－1244

42. Katayama R, Shaw AT, Khan TM et al(2012) Mechanisms of acquired crizotinib resistance in ALK－rearranged lung cancers. Sci Transl Med 4(120):120ra17

43. Doebele RC, Pilling AB, Aisner DL et al(2012) Mechanisms of resistance to crizotinib in patients with ALK gene rearranged non－small cell lung cancer. Clin Cancer Res 18(5):1472－1482

44. Katayama R, Khan TM, Benes C et al(2011) Therapeutic strategies to overcome crizotinib resistance in non－small cell lung cancers harboring the fusion oncogene EML4－ALK. Proc Natl Acad Sci U S A 108(18):7535－7540

45. Sasaki T, Koivunen J, Ogino A et al(2011) A novel ALK secondary mutation and EGFR signaling cause resistance to ALK kinase inhibitors. Cancer Res 71(18):6051－6060

46. Yamada T, Takeuchi S, Nakade J et al(2012) Paracrine receptor activation by microenvironment triggers bypass survival signals and ALK inhibitor resistance in EML4－ALK lung cancer cells. Clin Cancer Res 18(13):3592－3602

47. Lovly CM, McDonald NT, Chen H et al(2014) Rationale for co－targeting IGF－1R and ALK in ALK fusion－positive lung cancer. Nat Med 20(9):1027－1034

48. Katayama R, Friboulet L, Koike S et al(2014) Two novel ALK mutations mediate acquired resistance to the next－generation ALK inhibitor alectinib. Clin Cancer Res 20(22):5686－5696

49. Toyokawa G, Hirai F, Inamasu E et al(2014) Secondary mutations at I1171 in the ALK gene confer resistance

to both crizotinib and alectinib. J Thorac Oncol 9(12):e86 − e87

50. Isozaki H,Ichihara E,Ohashi K et al(2014) Acquired resistance to new ALK inhibitor,alectinib in lung cancer. Ann Oncol 25:iv546 − iv563

51. Friboulet L,Li N,Katayama R,Lee CC et al(2014) The ALK inhibitor ceritinib overcomes crizotinib resistance in non − small cell lung cancer. Cancer Discov 4(6):662 − 673

52. Sakamoto H,Tsukaguchi T,Hiroshima S et al(2011) CH5424802,a selective ALK inhibitor capable of blocking the resistant gatekeeper mutant. Cancer Cell 19(5):679 − 690

53. Kodama T,Tsukaguchi T,Yoshida M et al(2014) Selective ALK inhibitor alectinib with potent antitumor activity in models of crizotinib resistance. Cancer Lett 351(2):215 − 221

54. Kang CW,Jang KW,Sohn J et al(2015) Antitumor activity and acquired resistance mechanism of dovitinib (TKI258) in RET − rearranged lung adenocarcinoma. Mol Cancer Ther 14(10):2238 − 2248

55. Katayama R,Kobayashi Y,Friboulet L et al(2015) Cabozantinib overcomes crizotinib resistance in ROS1 fusion − positive cancer. Clin Cancer Res 21(1):166 − 174

第14章

免疫治疗

Takahiro Ebata

摘要

由于化疗和分子靶向治疗的发展,晚期小细胞肺癌和非小细胞肺癌的预后获得了明显的改善,但仍不能令人满意。最近,免疫治疗,尤其是阻断了免疫激活负向共刺激信号的免疫检查点抑制剂,表现出了不俗的疗效。

细胞毒性T淋巴细胞相关抗原4(CTLA-4)是一种T细胞上表达的负向共刺激因子。抗原呈递细胞和T细胞之间CD80/86及CTLA-4之间的交互信号可导致T细胞抑制。在恶性黑色素瘤中,伊匹单抗(一种CTLA-4抗体)延长了患者生存时间。另一方面,程序性死亡受体-1(PD-1)和它的配体PD-L1同样也是T细胞和肿瘤细胞之间的负向共刺激因子。抗PD-1抗体可以阻断T细胞和肿瘤细胞之间PD-1和PD-L1的交互,从而避免了T细胞的凋亡。抗PD-1治疗在恶性黑色素瘤和非小细胞肺癌中的Ⅲ期研究均显示可延长患者生存时间。但是,哪些患者能从中获益尚不明确。我们期望在NSCLC中肿瘤细胞上PD-L1的表达水平可以作为一个疗效预测因子。当然关于PD-L1表达仍然存在很多问题,包括抗体的选择、界值的设定以及样本的质量等。肿瘤突变负荷是另外一个有前景的免疫检查点抑制剂疗效预测因子。但是我们还需要探索更多有效的预测因子。下一步,疗效预测因子的探索和免疫治疗与其他治疗方式的联合将是研究的重点。

关键词

肺癌;免疫治疗;免疫检查点抑制剂;PD-1,CTLA-4

T. Ebata (✉)

Department of Clinical Oncology, Graduate School of Medicine, Chiba University,

1-8-1 Inohana, Chuo-ku, Chiba 260-8677, Japan

e-mail: tebata@chiba-u.jp

14.1　引言

肺癌是全世界第一位死因[1]。它主要分为小细胞肺癌（SCLC）和非小细胞肺癌（NSCLC），其中，SCLC 占 15%～20%，其他为 NSCLC。在进展期 SCLC 中，含铂化疗仍然是近十年的标准治疗[2]，但其中位生存期只有 1 年左右。并且，二线治疗（氨柔比星、拓扑替康等）获益更少[3]。

约 70% 的 NSCLC 患者诊断时已是晚期，由于晚期 NSCLC 难以治愈，因此治疗的主要目标是延长生存时间。过去十年中，晚期 NSCLC 的治疗获得了长足的进展。以铂类为基础的化疗，联合第三代细胞毒药物如吉西他滨、紫杉醇、多西他赛（DOC）、长春瑞滨、伊立替康等作为一线治疗，在晚期 NSCLC 中显示了确切的疗效[4]。尤其在肺腺癌中，培美曲塞联合顺铂化疗后培美曲塞进行维持治疗，或者加用贝伐单抗，获得了更大的生存获益[5-7]。另一方面，某些特殊的患者可以从表皮生长因子受体酪氨酸激酶抑制剂（EGFR－TKI）或间变淋巴瘤激酶抑制剂（ALK 抑制剂）治疗中获得更长的生存[8-10]。但是，晚期 NSCLC 预后仍然很差。接受含铂化疗患者的中位无进展生存期（mPFS）仅 4～6 个月，而对于存在驱动基因突变并接受分子靶向治疗的患者而言，则可达到 1 年左右。作为二线治疗，多西他赛与最佳支持治疗（BSC）、长春瑞滨、异环磷酰胺相比均能获益[11,12]。在 2004 年，培美曲塞被证实作为二线治疗与多西他赛相比疗效相似[13]。与这些结果相区分，2005 年厄洛替尼在与 BSC 对比治疗一线化疗失败的患者时，表现出生存优势[14]。因此，晚期 SCLC 和 NSCLC 预后仍很差。

免疫治疗是延长肺癌患者生存的另一种策略。长久以来，免疫治疗的主要策略是加强免疫反应，如针对肿瘤抗原的癌症疫苗和过继性免疫治疗。但是此类治疗从未被确立为标准治疗。另一方面，如 B7/CTLA－4 和 PD－1/PD－L1 等免疫检查点可以增强或抑制免疫活性，可以作为抗肿瘤免疫治疗的靶点。以此为靶点的治疗方式迅速发展并成为最有前景的抗肿瘤治疗手段之一。

在本部分，我们将阐述免疫检查点的机制及免疫检查点抑制剂在肿瘤治疗中的应用。

14.2　B7/CTLA－4 信号

适应性免疫应答是感染和癌症的关键。首先，它需要树突状细胞和 T 淋巴细胞之间的抗原呈递。T 淋巴细胞通过 T 细胞受体识别抗原。这种交互可以特异性活化呈递的抗原相对应的 T 淋巴细胞,引起强烈的免疫应答。但是,只有抗原的识别对于适应性免疫应答来说是不够的,它同时也需要 B7 和 CD28 的交互来提供共刺激信号(图 14.1)。一旦这个信号被激活,CTLA - 4 被上调并且与 B7 结合,因为 CTLA - 4 比 CD28 有更强的结合力。B7 和 CT-LA - 4 的结合导致了免疫应答的阻断。这种机制是为了避免过度的免疫反应。比如,CTLA - 4 被敲除的小鼠几个月后就会死于自身免疫病。在恶性黑色素瘤中,伊匹木单抗,一种完全人源化的 CTLA - 4 IgG1 抗体,与达卡巴嗪联合对比单药达卡巴嗪,获得了更好的疗效[15]。伊匹木单抗组和达卡巴嗪组的中位 OS 分别为 11.2 个月和 9.1 个月(HR = 0.72;P < 0.001)。这种药物最令人印象深刻的就是缓解持续时间长。两组间的 3 年生存率分别为 20.8% 和 12.2% 。这样的结果点燃了免疫治疗在癌症中的临床研究热情。

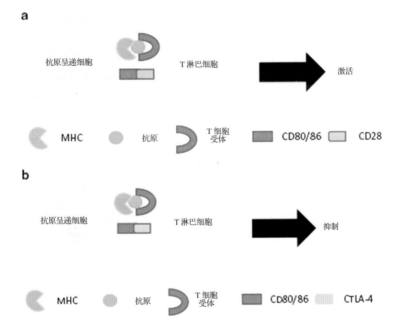

图 14.1 （a）仅 TCR 和抗原之间的交互不足以活化 T 淋巴细胞。CD80/86 和 CD28 结合提供共刺激信号协助激活 T 细胞。（b）CTLA - 4 与 CD80/86 的结合力强于 CD28。它们的结合导致 T 淋巴细胞受抑制

14.3 PD - 1/PD - L1 信号

抗原呈递及 T 淋巴细胞激活之后,T 淋巴细胞在外围组织中进行对肿瘤细胞的杀伤。但是,这个过程同样需要阻断机制的护航。PD - 1 是于 1992 年发现的一种 CD28 家族成员分子[16]。T 淋巴细胞表达 PD - 1,当其与配体 PD - L1 结合后就导致了免疫应答的阻断。PD - 1 的缺失同样可导致自身免疫病。它的配体,PD - L1,在抗原呈递细胞和肿瘤细胞中均

有表达。当 PD－1 和 PD－L1 结合，导致 T 细胞凋亡，就会导致肿瘤细胞从免疫应答中逃逸（图 14.2）。

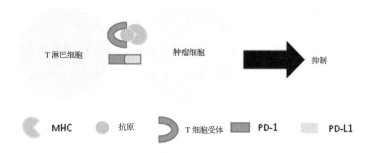

图 14.2　肿瘤细胞通过表达 PD－L1 逃避免疫监视。PD－1 和 PD－L1 交互作用导致 T 淋巴细胞受抑制

某些肿瘤表达 PD－L1，从而导致了较差的预后，如恶性黑色素瘤、食管癌、卵巢癌以及肺癌[18-21]。

这可能是由于在外围组织中肿瘤对免疫的阻断。PD－1 的缺乏或抑制可以去除这种对于肿瘤免疫应答的阻碍。在小鼠中 PD－1 敲除或 PD－1 抗体可以表现出抗肿瘤效应。在恶性黑色素瘤中，纳武单抗，一种完全人源化的 PD－1 IgG4 抗体，与达卡巴嗪相比，表现出了更佳的疗效[22]。纳武单抗的 OS 未达到，而达卡巴嗪组为 10.8 个月。纳武单抗组的缓解率为 40%，中位缓解持续时间未达到。这个令人惊奇的结果导致对于 PD－1 抑制剂的研究升温。

14.4　免疫治疗在肺癌中的应用

14.4.1　非小细胞肺癌

在 PD－1 和 PD－L1 单抗治疗进展期癌症的 I 期临床试验中，非小细胞肺癌患者的缓解率为 10% ~ 18%[23,24]。PD－1/PD－L1 阻滞在 NSCLC 中的疗效因此受到期待。

在一项晚期、难治的肺鳞癌 II 期临床试验中，117 例患者接受了纳武单抗治疗[25]。缓解率为 14.5%（95% CI 8.7 ~ 22.2）。中位 PFS 仅 1.9 个月（95% CI 1.8 ~ 3.2），但中位缓解持续时间研究发表时尚未达到（95% CI 8.31；未达到）。

2015 年，III 期临床研究证实了纳武单抗对比多西他赛可延长 OS[26,27]。在肺鳞癌中，272 例患者接受 3mg/kg 体重、2 周 1 次的纳武单抗治疗或多西他赛 75mg/m^2、每 3 周 1 次。

纳武单抗组中位生存期 9.2 个月(95%CI 7.3～13.3),多西他赛组中位生存期 6.0 个月(95%CI 5.1～7.3)(HR 0.59;95%CI 0.44～0.79)(表 14.1)。1 年生存率分别为 42%(95%CI 34～50)和 24%(95%CI 17～31)。肿瘤细胞 PD－L1 的表达并非纳武单抗的疗效预测因素。

表 14.1　纳武单抗与多西他赛治疗鳞状细胞肺癌的疗效对比

	纳武单抗	多西他赛	HR (95%CI)	P 值
平均总生存(月)(95%CI)	9.2(7.3～13.3)	6.0(5.1～7.3)	0.59(0.44～0.79)	<0.001
1 年生存率(%)(95%CI)	42(34～50)	24(17～31)		
平均无进展生存(月)(95%CI)	3.5(2.1～4.9)	2.8(2.1～3.5)	0.62(0.47～0.81)	<0.001
平均反应时间(月)	未达到(2.9～20.5)	8.4(1.4～15.2)		
应答率(%)(95%CI)	20(14～28)	9(5～15)		0.008

在非鳞癌中,582 例患者接受了同上方案的纳武单抗和多西他赛化疗。纳武单抗组中位 OS 为 12.2 个月(95%CI 9.7～15.0),多西他赛组中位 OS 为 9.4 个月(95%CI 8.1～10.7)(HR 0.73;95%CI 0.59～0.89)(表 14.2)。1 年生存率分别为 51%(95%CI 45～56)和 39%(95%CI 33～45)。在此项研究中,虽然所有亚组都显示纳武单抗优于多西他赛,但 PD－L1 表达是强烈的纳武单抗疗效预测因素。另一方面,帕博利珠单抗,一种高度选择性的人源化 IgG4－κ 同型 PD－1 单克隆抗体,同样显示出疗效[28]。在 I 期研究中,495 例晚期

表 14.2　纳武单抗与多西他赛治疗非鳞状细胞肺癌的疗效对比

	纳武单抗	多西他赛	HR (95%CI)	P 值
平均总生存(月)(95%CI)	12.2(9.7～15.0)	9.4(8.1～10.7)	0.73(0.59～0.89)	0.002
1 年生存率(%)(95%CI)	51(45～56)	39(33～45)		
平均无进展生存(月)(95%CI)	2.3(2.2～3.3)	4.2(3.5～4.9)	0.92(0.77～1.11)	0.39
平均反应时间(月)	17.2(1.8～22.6)	5.6(1.2～15.2)		
应答率(%)(95%CI)	19(15～24)	12(9～17)		0.02

NSCLC 患者接受了 2 mg/kg 或 10 mg/kg 的帕博利珠单抗,每 3 周 1 次;或 10 mg/kg 的帕博利珠单抗、每 2 周 1 次。客观应答率(ORR)为 19.4%,中位 PFS 为 13.7 个月。在这项研究中,PD - L1 表达似乎可以作为疗效预测因素。因此,免疫检查点抑制剂获得了 NSCLC 治疗方面的突破,需要进一步的研究。

表 14.3　两组研究中 PD - L1 表达的评估差异

	纳武单抗	帕博利珠单抗
抗体	Clone 28 - 8(Dako, North America)	Clone 22C3 (Merck)
Cut off 值	1% ,5% , 10% ,或更高	1% , 49% ,或更高
样本类型	存档蜡块或近期取材标本	新鲜样本
PD - L1 预测值	只针对非鳞状细胞肺癌	是

14.4.2　小细胞肺癌

在小细胞肺癌(SCLC)中,免疫检查点抑制剂的发展相较于 NSCLC 较为缓慢。在 2015 年 ASCO 一项 Ⅰ/Ⅱ 期临床试验中,报告了纳武单抗联合或不联合伊匹单抗用于 SCLC[29]。75 例患者接受纳武单抗 3mg/kg、每 2 周 1 次,或纳武单抗联合伊匹单抗(1 + 1 mg/kg,1 + 3 mg/kg,或 3 + 1 mg/kg)每 3 周、共 3 周期后应用武单抗 3mg/kg、每 2 周 1 次进行维持。在单药和联合组 ORR 分别为 25% 和 15% 。另外,一项 Ⅰb 期试验中 16 例 PD - L1 阳性 SCLC 患者接受了帕博利珠单抗治疗[30]。缓解率为 25% ,且观察到了持续的缓解。

14.4.3　不良反应

免疫检查点抑制剂的不良反应特点不同于细胞毒药物和分子靶向药物。虽然严重不良事件罕见,但它的确会导致内分泌系统紊乱等免疫相关性不良事件。在一项 Ⅲ 期临床试验中,纳武单抗的 SAE 发生率明显低于多西他赛(7% vs 55%)[26]。血液学毒性(细胞毒药物中常见的不良反应之一)非常罕见。贫血和中性粒细胞减少近 2% 和 1% 。另一方面,甲状腺功能减退和肺炎发生率 4% ~ 5% 。CTLA - 4 单抗的毒性似乎强于 PD - 1 单抗。在恶性黑色素瘤中,伊匹单抗免疫相关性不良事件的发生率为 60%[31]。3 ~ 4 级事件发生率 10%

~15%。

最常见的不良反应是腹泻,发生率为 27%~31%,内分泌紊乱发生率为 3.9%~7.6%。这些不良事件并非仅在治疗初期出现,同样可以发生在治疗后期,并且可能需要停药或加用免疫抑制药物,如类固醇激素、抗肿瘤坏死因子 α 单克隆抗体等。

14.4.4　缓解特征

免疫检查点抑制剂的缓解有一些不同于传统化疗的特征。首先,常常可以见到延迟缓解。中位缓解时间约 2.2 个月(95% CI 1.6~11.8)[26]。缓解的发生甚至可以出现在治疗终止之后。其次,可能先出现进展再出现肿瘤的退缩,称之为"假性进展"。区分假性进展和真正的进展十分困难。因此出现了新的疗效评价标准,称之为 irRECIST[32]。但这种标准仍需验证。

14.4.5　疗效预测因子

免疫治疗的特征在于似乎有一部分特别的患者表现出持久的疗效和缓解。因此,找出类似于 EGFR 突变之于 EGFR - TKI 的疗效预测因子是关键所在。

对于 PD - 1 或 PD - L1 单抗来说,最简单的答案是肿瘤细胞 PD - L1 的表达。在接受纳武单抗治疗的非鳞 NSCLC 和接受帕博利珠单抗治疗的 NSCLC 中,PD - L1 的表达似乎可以作为疗效预测标记[27,28]。但是,在接受纳武单抗治疗的鳞癌患者中,PD - L1 不能预测疗效[26]。同时在 PD - L1 表达的检测方面也存在一些问题。首先,检测 PD - L1 表达最适合的抗体不明确。在纳武单抗的研究中,检测 PD - L1 用的抗体是 28 - 8(Dako,北美),而在帕博利珠单抗中,用的是 22C3(默克)。到底哪一种更适于评价 PD - L1 表达并不确切。其次,肿瘤细胞 PD - L1 阳性的临界值尚未确定。再有,PD - L1 的表达可能会受到既往化疗、分子靶向治疗以及放疗的影响。这些治疗如何影响了 PD - L1 的表达也并不清楚。在纳武单抗的研究中,PD - L1 检测应用的是既往存档标本。也许应用 PD - 1 单抗治疗前新鲜取得的标本更为合适。Ilie 等人的研究显示活检标本中 PD - L1 的表达可能被低估了,活检标本与手术标本 PD - L1 表达相关性较差[33]。这些因素使得肿瘤细胞 PD - L1 表达是否可以作为抗 PD - 1 治疗的疗效预测因素模糊不清。我们需要确立评价 PD - L1 表达的合适方法。不同研究的 PD - L1 检测差异显示在表 14.3 中。而且 PD - L1 阴性的患者同样也可出现缓解。也许单用 PD - L1 表达难以将可能缓解的患者区分出来。另外,PD - 1 单抗在如恶性黑色素瘤、NSCLC 等突变负荷较高的肿瘤中疗效优于其他瘤种。Rizvi 等对接受帕博利珠单抗的肿瘤进行了全基因组测序[34]。发现非同义突变负荷较高的、体现出吸烟分子突变特征的以及 DNA 修复通路突变较多的患者表现出更高的缓解率和 PFS。此结果在应用伊匹木单抗治疗的恶性黑色素瘤中也得到证实[35]。在其他一些瘤种中,微卫星不稳定性(MSI)可以预测免疫检查点抑制的疗效[36]。非同义突变负荷与新抗原负荷相关,可能导致 T 细胞的良好应答。但是,在免疫检查点抑制中,可能很难找到类似于 EGFR 突变作为 EGFR - TKI 的疗效预测因子那样的关联,因为免疫反应是一个过于复杂的过程。不仅仅是肿瘤方面因素,宿主因素如树突状细胞、T 淋巴细胞以及它们的激活过程同样参与免疫治疗的作用过程。

14.5　未来方向

免疫检查点抑制剂在 NSCLC 中显示了疗效。下一步的动向之一是与其他免疫治疗、分子靶向治疗和化疗的联合。Checkmate 223,一项在 NSCLC 中对比纳武单抗联合或不联合伊匹单抗或含铂双药化疗的临床研究正在进行中(NCT02477826)。对于 ALK 阳性的晚期 NSCLC,联合克唑替尼和帕博利珠单抗的 I 期研究已经开始(NCT02511184)。

其他方面的临床试验也在进行中。在辅助治疗领域,一项观察 IB ~ ⅢA 期患者术后、辅助化疗后接受 1 年纳武单抗或观察的Ⅲ期临床试验正在进行中(NCT02595944)。在不可切除的Ⅲ期 NSCLC 中,一项同步化放疗后进行帕博利珠单抗巩固治疗的Ⅱ期试验也在进行中(NCT02343952)。免疫治疗与其他治疗方式联合的机制和疗效尚不清楚。这些研究给了我们洞察这些问题的机会。免疫检查点并不只有 CTLA - 4 和 PD - 1,还包括 LAG - 3、TIM - 3 和 TIGIT 等[37-39]。正向检查点的激活和负向检查点的阻滞的联合,可能是未来发展的方向。

14.6　小结

在肺癌中,免疫治疗尤其是免疫检查点抑制剂有确切的疗效并在迅速发展之中。新药物的疗效和不同药物之间的组合在未来会被继续阐明。同时,对于疗效预测因子仍需进一步探寻。

参考文献

1. Siegel RL,Miller KD,Jemal A(2015) Cancer statistics. CA Cancer J Clin 65:5-29

2. Noda K,Nishiwaki Y,Kawahara M et al(2002) Irinotecan plus cisplatin compared with etoposide plus cisplatin for extensive small-cell lung cancer. N Engl J Med 346:85-91

3. von Pawel J,Jotte R,Spigel DR et al(2014) Randomized phase Ⅲ trial of amrubicin versus topotecan as second-line treatment for patients with small-cell lung cancer. J Clin Oncol 32:4012-4019

4. Schiller JH,Harrington D,Belani CP et al(2002) Comparison of four chemotherapy regimens for advanced non-small-cell lung cancer. N Engl J Med 346:92-98

5. Scagliotti GV,Parikh P,von Pawel J et al(2008) Phase Ⅲ study comparing cisplatin plus gemcitabine with cisplatin plus pemetrexed in chemotherapy-naive patients with advanced-stage non-small-cell lung cancer. J Clin Oncol 26:3543-3551

6. Paz-Ares LG,de Marinis F,Dediu M et al(2013) PARAMOUNT: final overall survival results of the phase Ⅲ study of maintenance pemetrexed versus placebo immediately after induction treatment with pemetrexed plus cisplatin for advanced nonsquamous non-small-cell lung cancer. J Clin Oncol 31:2895-2902

7. Sandler A,Gray R,Perry MC et al(2006) Paclitaxel-carboplatin alone or with bevacizumab for non-small-cell lung cancer. N Engl J Med 355:2542-2550

8. Maemondo M,Inoue A,Kobayashi K et al(2010) Gefitinib or chemotherapy for non-small-cell lung cancer with mutated EGFR. N Engl J Med 362:2380-2388

9. Rosell R,Carcereny E,Gervais R et al(2012) Erlotinib versus standard chemotherapy as first-line treatment for European patients with advanced EGFR mutation-positive non-small-cell lung cancer(EURTAC): a multicentre,open-label,randomised phase 3 trial. Lancet Oncol 13:239-246

10. Solomon BJ,Mok T,Kim DW et al(2014) First-line crizotinib versus chemotherapy in ALK-positive lung cancer. N Engl J Med 371:2167-2177

11. Shepherd FA,Dancey J,Ramlau R et al(2000) Prospective randomized trial of docetaxel versus best supportive care in patients with non-small-cell lung cancer previously treated with platinum-based chemotherapy. J Clin Oncol 18(10):2095-2103

12. Fossella FV,DeVore R,Kerr RN et al(2000) Randomized phase Ⅲ trial of docetaxel versus vinorelbine or ifosfamide in patients with advanced non-small-cell lung cancer previously treated with platinum-containing chemotherapy regimens. The TAX 320 Non-Small Cell Lung Cancer Study Group. J Clin Oncol 18(12):2354-2362

13. Hanna N,Shepherd FA,Fossella FV et al(2004) Randomized phase Ⅲ trial of pemetrexed versus docetaxel in patients with non-small-cell lung cancer previously treated with chemotherapy. J Clin Oncol 22:1589-1597

14. Shepherd FA, Rodrigues Pereira J et al(2005) Erlotinib in previously treated non – small – cell lung cancer. N Engl J Med 353:123 – 132

15. Robert C, Thomas L, Bondarenko I et al(2011) Ipilimumab plus dacarbazine for previously untreated metastatic melanoma. N Engl J Med 364:2517 – 2526

16. Ishida Y, Agata Y, Shibahara K et al(1992) Induced expression of PD – 1, a novel member of the immunoglobulin gene superfamily, upon programmed cell death. EMBO J 11:3887 – 3895

17. Dong H, Strome SE, Salomao DR et al(2002) Tumor – associated B7 – H1 promotes T – cell apoptosis: a potential mechanism of immune evasion. Nat Med 8:793 – 800

18. Hino R, Kabashima K, Kato Y et al(2010) Tumor cell expression of programmed cell death – 1 ligand 1 is a prognostic factor for malignant melanoma. Cancer 116:1757 – 1766

19. Ohigashi Y, Sho M, Yamada Y et al(2005) Clinical significance of programmed death – 1 ligand – 1 and programmed death – 1 ligand – 2 expression in human esophageal cancer. Clin Cancer Res 11:2947 – 2953

20. Hamanishi J, Mandai M, Iwasaki M et al(2007) Programmed cell death 1 ligand 1 and tumor – infiltrating CD8 + T lymphocytes are prognostic factors of human ovarian cancer. Proc Natl Acad Sci U S A 104:3360 – 3365

21. Mu CY, Huang JA, Chen Y et al(2011) High expression of PD – L1 in lung cancer may contribute to poor prognosis and tumor cells immune escape through suppressing tumor infiltrating dendritic cells maturation. Med Oncol 28:682 – 688

22. Robert C, Long GV, Brady B et al(2015) Nivolumab in previously untreated melanoma without BRAF mutation. N Engl J Med 372:320 – 330

23. Topalian SL, Hodi FS, Brahmer JR et al(2012) Safety, activity, and immune correlates of anti – PD – 1 antibody in cancer. N Engl J Med 366(26):2443 – 2454

24. Brahmer JR, Tykodi SS, Chow LQ et al(2012) Safety and activity of anti – PD – L1 antibody in patients with advanced cancer. N Engl J Med 366(26):2455 – 2465

25. Rizvi NA, Mazieres J, Planchard D et al(2015) Activity and safety of nivolumab, an anti – PD – 1 immune checkpoint inhibitor, for patients with advanced, refractory squamous non – small – cell lung cancer(CheckMate 063): a phase 2, single – arm trial. Lancet Oncol 16:257 – 265

26. Brahmer J, Reckamp KL, Baas P et al(2015) Nivolumab versus docetaxel in advanced squamous – cell non – small – cell lung cancer. N Engl J Med 373:123 – 135

27. Borghaei H, Paz – Ares L, Horn L et al(2015) Nivolumab versus docetaxel in advanced non – squamous non – small – cell lung cancer. N Engl J Med 373:1627 – 1639

28. Garon EB, Rizvi NA, Hui R et al(2015) Pembrolizumab for the treatment of non – small – cell lung cancer. N Engl J Med 372:2018 – 2028

29. Antonia SJ, Bendell JC, Taylor MH et al(2015) Phase Ⅰ/Ⅱ study of nivolumab with or without ipilimumab for treatment of recurrent small cell lung cancer(SCLC): CA209 – 032. ASCO Meet Abstr 33:7503

30. Ott PA, Fernandez MEE, Hiret S et al(2015) Pembrolizumab(MK – 3475) in patients(pts) with extensive –

stage small cell lung cancer(SCLC): preliminary safety and efficacy results from KEYNOTE – 028. ASCO Meet Abstr 33:7502

31. Hodi FS, O'Day SJ, McDermott DF et al(2010) Improved survival with ipilimumab in patients with metastatic melanoma. N Engl J Med 363:711 – 723

32. Bohnsack O, Hoos A, Ludajic K(2014) 1070p adaptation of the immune related response criteria: irRECIST. Ann Oncol 25:iv369

33. Ilie M, Long – Mira E, Bence C et al(2015) Comparative study of the PD – L1 status between surgically resected specimens and matched biopsies of NSCLC patients reveal major discordances: a potential issue for anti – PD – L1 therapeutic strategies. Ann Oncol. doi:10. 1093/annonc/mdv489

34. Rizvi NA, Hellmann MD, Snyder A et al(2015) Cancer immunology. Mutational landscape determines sensitivity to PD – 1 blockade in non – small cell lung cancer. Science 348(6230):124 – 128

35. Snyder A, Makarov V, Merghoub T et al(2014) Genetic basis for clinical response to CTLA – 4 blockade in melanoma. N Engl J Med 371:2189 – 2199

36. Le DT, Uram JN, Wang H et al(2015) PD – 1 blockade in tumors with mismatch – repair deficiency. N Engl J Med 372:2509 – 2520

37. Shin DS, Ribas A(2015) The evolution of checkpoint blockade as a cancer therapy: what's here, what's next? Curr Opin Immunol 33:23 – 35

38. Anderson AC(2012) Tim – 3, a negative regulator of anti – tumor immunity. Curr Opin Immunol 24(2):213 – 216

39. Chan CJ, Andrews DM, Smyth MJ(2012) Receptors that interact with nectin and nectin – like proteins in the immunosurveillance and immunotherapy of cancer. Curr Opin Immunol 24(2):246 – 251

第 15 章

肺癌合并间质性肺病

Yuji Minegishi

摘要

　　慢性间质性肺病(ILD)是肺癌患者最常见的并发症之一。在日本合并有 ILD 的肺癌患者中,最严重的毒性是由抗肿瘤治疗引起的 ILD 急性恶化。然而,到目前为止,对于合并有 ILD 的晚期肺癌患者的最佳化疗方案还没有达成共识。另一方面,分子靶向药物的引进,尤其是靶向驱动基因突变的特异性抑制剂,已经极大地改变了晚期非小细胞肺癌(NSCLC)的治疗模式。然而,对于已存在 ILD 的肺癌患者,在应用分子靶向药物时应谨慎考虑。一些报道表明,对于接受表皮生长因子受体(EGFR)酪氨酸激酶抑制剂(TKI)治疗的患者,先前存在的 ILD 是治疗后严重急性肺损伤的重要危险因素。就 EGFR - TKI 以外的分子靶向药物而言,已报道了严重的药物相关 ILD。需要进一步研究评价合并慢性 ILD 的肺癌患者使用分子靶向药物的获益和安全性。

关键词

肺癌;间质性肺病;急性加重;化疗;分子靶向治疗

15.1　肺癌与慢性间质性肺病的共存

　　合并间质性肺病(ILD)是肺癌临床实践中最具挑战性的并发症。迄今为止的证据表明,

Y. Minegishi(✉)

Department of Pulmonary Medicine and Oncology, Graduate School of Medicine, Nippon Medical School, 1 - 1 - 5 Sendagi, Bunkyo - ku, Tokyo 113 - 8602, Japan.

e - mail:yminegis@ nms. ac. jp

特发性肺纤维化(IPF)是慢性 ILD 中最常见的亚型,与肺癌发生的风险增加有关。据报道,在日本,在 IPF 发病过程中肺癌导致的死亡是第三大常见原因(11%),因 IPF 急性发作(AE)和慢性呼吸衰竭分别占导致 IPF 患者死亡的第一位(40%)和第二位(24%)[1]。Turner-Warwick 及其同事研究发现,IPF 患者肺癌患病率高达 9.8%,与普通人群相比,IPF 患者肺癌相对风险增加 14.1 倍[2]。一项基于人群的大型队列研究显示,与对照组(0.9%)相比,IPF 患者肺癌发病率显著增加(4.4%)。这些研究还表明,IPF 是肺癌发生的独立危险因素[3]。IPF 患者肺癌的累积发生率随着随访时间的延长而增加(1 年,5 年和 10 年分别为 3.3%、15.4% 和 54.7%)[4]。在一项包括 83 例寻常型间质性肺炎(UIP)尸检病例的研究中发现,UIP 患者中肺癌患病率(48.2%)显著高于无 UIP 的对照人群(9.1%);此外,UIP 患者多发肺癌的患病率(20.0%)显著增加[5]。Kawasaki 及其同事报道了 711 例手术切除的肺癌病例中 53 例(7.5%)包含 UIP 在背景肺组织中的证据。此外,UIP 患者中多发肺癌的发生率(17%)也明显高于无 UIP 患者[6]。

因此,纤维化病变,尤其是与 UIP 相关的纤维化病变,具有显著的发展成肺癌的趋势。然而,与此现象有关的致癌机制尚未阐明。UIP 导致细支气管和肺泡上皮的慢性损伤,其特征在于纤维化和周围肺组织的重塑。这种慢性炎症可能通过累积的 DNA 损伤增加癌症发生的风险。据报道,在 IPF 和(或)肺癌患者的蜂窝状病变内的细支气管和肺泡上皮中,经常发现几种肿瘤抑制基因的突变或缺失,如 p53、K-ras 和 FHIT(脆性组氨酸三联体)[7-12]。这些发现表明,在 IPF 患者中,肺癌可能来自这些上皮细胞。

15.2　慢性间质性肺病(ILD)和化疗相关的 ILD 的急性发作

对于与慢性 ILD 共存或并发的肺癌的研究在日本尤其重要。在这里,我们将参考日本这部分人群患者的治疗现状和相关问题。

特发性间质性肺炎(IIP)通常以缓慢进行性呼吸功能不全为特征。特别是,IPF 是一种无情的进展和致命疾病,没有有效的治疗方法。此外,一些 IIP 患者经历的急性发作(AE),通常以突然进行性和严重的呼吸衰竭为特征,具有新的肺部浸润和弥漫性肺泡损伤(DAD)的病理特征。最初由日本提出的急性发作(AE)概念最近在全球得到了认可。确定 AEIPF 的标准包括无法解释的呼吸困难的快速恶化,严重受损的气体交换,影像学上新的弥漫性肺泡浸润,以及没有特定原因,如感染性肺炎、肺栓塞、气胸和心力衰竭[13]。这种临床状况是致命的,并且显著影响慢性 ILD 患者的预后,因为没有特定的 IPF 急性加重的治疗方法。

由各种抗癌治疗(例如手术切除、胸部放疗和化疗)引发的 ILD 的医源性恶化是最常见的致命并发症。此外,据报道,ILDs 急性加重和有 DAD 病理学特征的严重药物相关 ILD (DILD)在日本人群中比其他种族更具特色。因此,在胸部计算机断层扫描(CT)扫描中预先存在的间质和(或)纤维化外观的证据在日本引起了较多关注。然而,在 ILD 急性发作方面,对于最佳治疗策略尚未达成共识。换句话说,尚未阐明用于抗癌治疗相关的 AE 治疗和预防的最佳方法。自 20 世纪 80 年代以来,在日本有学者提出抗肿瘤治疗引起的急性呼吸系统疾病与慢性 ILD(如 IPF)有关。日本报道了用表皮生长因子受体(EGFR)酪氨酸激酶抑制剂(TKI)吉非替尼治疗后发生 ILD,化疗药物引起的 ILD 恶化引起了人们的关注。另外,CT 扫描分辨率的改进使得能够更好地检测 ILD。

慢性 ILD 的急性发作似乎也经常出现在蒙古族人和日本人中。种族因素可以解释一些 DILD 的高发病率。例如,3166 名患有晚期/复发性 NSCLC 的日本患者参加了队列和巢式病例对照研究,吉非替尼诱导的 ILD 约占患者的 4.0%,比在美国观察到的患者中高出约 13 倍(美国发病率为 0.3%)(FDA Approval letter for Iressa)。此外,该研究表明,先前存在间质性肺炎的诱发背景是发生急性 ILD 的独立危险因素,不仅在吉非替尼队列中,而且在常规细胞毒性化学疗法的对照组中也是如此[14]。同样,在日本,来氟米特诱发的 ILD 的发病率比美国高出约 100 倍(1.8% vs 0.017%)[Arava Periodic Safety Update Report]。根据博来霉素的制造商报道,日本博来霉素诱发的 ILD 的发生率比其他国家高约 60 倍(0.66% vs 0.01%)。

15.2.1 抗癌治疗引起的 ILDs 急性加重

肺切除术可引起与肺癌合并 ILDs 患者术后高发病率和死亡率相关的失代偿性急性呼吸衰竭。日本胸外科协会 2007 年年度报告指出,ILDs 的急性发作是肺癌患者肺切除术后死亡的主要原因。在报告的 26 092 例肺癌手术中,有 945 例(3.6%)出现了 ILDs 的并发症。术后 ILDs 急性发作发生率为 16.2%,术后 AE 引起的死亡率为 42%。与所有患者的 30 天手术和住院死亡率相比,这些患者的手术风险显著增高(分别为 0.46% 和 1.0%)[15]。然而,在可手术阶段,手术是这些患者最有效的治疗方式,这与那些没有 ILDs 的患者相似。据报道,ILDs 术后 AE 的发生率在 7% ~25%[16-19]。日本胸外科协会回顾性分析了 1763 例在 61 家医院进行肺切除并诊断为 ILD 的非小细胞肺癌患者[20]。术后 30 天内 AE 发生率约为 9.3%,死亡率为 43.9%。多变量分析确定了以下 7 个因素为 AE 的危险因素:男性,血清 KL-6 水平升高(≥1000 U/ml),预测肺活量百分比降低(<80%),CT 扫描 UIP 表现,AE 病史,术前使用类固醇,以及与切除肺体积成比例增加 AE 风险的外科手术。围手术期预防药物如类固醇和西维来司他的积极作用在本研究中未得到证实。然而,这项研究有几点局限

性:首先,由于入选标准仅依赖于 CT 外观,不可能知道究竟是哪种 ILD 类型。ILDs 包括各种相对 AE 风险不同的基础疾病,如 IIPS、CVD - IP、结节病和职业性肺病。其次,UIP 征象和 AE 的临床诊断是由相关各个医疗机构进行的。因此,尽管使用基于指南的相同标准,但UIP 和 AE 的诊断在不同机构之间可能不完全一致。

在无法切除的局部晚期肺癌中,化放疗被认为是标准治疗。然而,一些报道表明 ILD 是导致严重放射性肺炎的危险因素。因此,必须慎重考虑是否进行胸部放疗。在临床实践中,大多数医生避免对患有 ILDs 的肺癌患者进行胸部放疗。

一些回顾性研究报道,与细胞毒性化疗相关的 AE 的累积发生率为 20% ~ 28%[21 - 23]。此外,我们之前的报告显示,AE 仅在接受最佳支持治疗的患者中表现出高发病率(30% 的发生率和死亡率)[21]。我们对日本 19 家医院接受化疗的 396 例肺癌合并 IIPs 患者(日本卫生、劳动和福利部弥漫性肺病研究小组 2009 年年度报告)进行回顾性分析,结果显示,该队列的 52 名患者(13.1%)发生了与化疗相关的早期 AE。

很少有证据表明仅接受化疗的肺癌患者可以被治愈。化疗这种高风险的方案是否适用于患有 ILDs 的无法治愈的肺癌患者仍然存在争议。因此,综合考虑 ILDs 的活动性、预后、预期疗效和包括化疗导致的 AE 在内的不良反应,确定最合适的治疗策略是非常必要的。

15.2.2　慢性 ILDs 的自然史

AE 也是未患有肺癌的慢性 ILD 患者的难题。尤其是对于 IPF,AE 在临床过程中经常出现并且是导致死亡的主要原因。在日本,关于吡非尼酮的随机 Ⅱ 期[24] 和 Ⅲ 期[25] 研究表明,安慰剂组在 9 个月和 52 周的 AE 发生率分别为 13.9% 和 4.8%。在关于尼达尼布的 INPUL-SIS - 1 和 INPULSIS - 2 研究的 52 周观察期内(汇总数据),Richeldi 及其同事报告说,安慰剂组中判定 AE 的发生率为 5.4%,研究者报告的在日本患者中 AE 的发生率为 12%[26]。对IPF 以外的 ILDs 进行回顾性研究表明,非特异性间质性肺炎(NSIP)和胶原血管病相关性间质性肺炎(CVD - IP)的 AE 发生率在第 1 年分别为 4.2% 和 1.3% ~ 3.3%[27,28]。虽然已经在其他 ILDs 中证实了 AE 的表现,但我们认为在 IPF 的情况下更容易发生 AE。

明确诊断已存在的 ILDs 是评估化疗相关 AE 风险的关键。然而,在临床实践中,大多数机构优先诊断肺癌,对 ILDs 的治疗前诊断不足。

15.3 晚期肺癌合并慢性 ILDs 患者的化疗

目前尚不清楚化疗对有不同临床背景的各个患者是有益的还是有害的,因此很难决定是否对患有慢性 ILDs 的晚期肺癌患者中采用化疗方案。显然,与非 ILDs 患者相比,慢性 ILDs 患者化疗致死性呼吸衰竭更为常见。尽管如此,肺癌患者不应仅仅因为预先存在肺间质阴影而被排除在化疗的应用范围之外,理由是没有合并 ILDs 的晚期肺癌患者的化疗疗效随着时间的推移逐渐改善。此外,未接受化疗的 ILDs 患者也无法避免发生 AE 的风险。

由上述可见,医生必须意识到 ILDs 的 AE 有高致死率,并且有必要对先前存在的间质肺阴影进行仔细监测。

如果怀疑合并 ILD,应进行系统检查,包括胸部高分辨率 CT 扫描、肺功能检查、动脉血气和血清 KL – 6 检测,以确定风险因素、管理风险。

表 15.1 一线化疗方案相关的特发性间质性肺炎急性加重的发生率

方案	总例数	占比(%)	AE(发生例数)	AE(%)
卡铂 + 紫杉醇	140	35.4	12	8.6
卡铂 + 依托泊苷	82	20.7	3	3.7
顺铂 + 依托泊苷	38	9.6	4	10.5
长春瑞滨	30	7.6	8	26.7
顺铂 + UFT	17	4.3	5	29.4
卡铂 + 长春瑞滨	10	2.5	0	0
顺铂 + 长春瑞滨	9	2.3	2	2
多西他赛	7	1.8	1	14.3
卡铂 + 多西他赛	6	1.5	4	66.7
顺铂 + 多西他赛	6	1.5	1	1.7
吉非替尼	6	1.5	5	83.3
其他	51		10	19.6
总计	396		52	13.1

AE:特发性间质性肺炎急性加重;UFT:尿嘧啶和替加氟

15. 3. 1　细胞毒性化疗药物

对合并 ILDs 的肺癌患者的最佳化疗方案尚不清楚,因为现有证据是基于对单个机构中相对较少的患者进行的一些研究。用于肺癌治疗的最佳化疗药物对 ILDs 有使用限制。在弥漫性肺疾病研究组进行的一项调查中,ILDs 与每种化疗方案相关的 AE 发生率如表 15. 1 所示。据报道,卡铂联合紫杉醇治疗合并 ILDs 的 NSCLC 患者与铂类药物联合依托泊苷治疗合并 ILDs 的小细胞肺癌(SCLC)患者已作为一线治疗方案在日本得到广泛应用;该调查显示,这两种方案与其他化疗方案相比,AE 的发生率较低。

在我们针对肺癌合并 IIPs 一线治疗的前瞻性研究中,18 名接受卡铂与每周紫杉醇治疗的患者中的 1 名(5.6%)和 17 名接受卡铂与依托泊苷治疗的患者中的 1 名(5.9%)发生了化疗相关的 IIPs 急性发作[29,30]。此外,这些研究中的客观缓解率(ORR)和无进展生存期(PFS)与先前对没有 ILDs 的 NSCLC 和 SCLC 患者的研究中观察到的相当(ORR 分别为61%和88%;中位 PFS 分别为 5.3 个月和 5.5 个月)。然而,没有 ILDs 患者的总生存期(OS)较差(中位 OS 分别为10.6 个月和8.7 个月)。Kenmotsu 及其同事对 104 例接受铂类化疗治疗的非小细胞肺癌患者进行了回顾性分析。在所有患者中,ILDs 一线化疗相关 AE 的发生率为9%,而 ORR、PFS 和 OS 分别为38%、4.8 和9.9 个月。在 63 例接受卡铂联合紫杉醇治疗的患者中,有 5 例(8%)发生了化疗相关的 ILDs 的恶化[31]。

对于 SCLC 治疗的情况,Yoshida 及其同事报告,接受铂类药物及依托泊苷治疗的 52 例 SCLC 患者中有 1 例(1.9%)发生化疗相关的 ILDs 恶化,PFS 和 OS 分别为 4.5 和9.4 个月[32]。卡铂联合紫杉醇治疗非小细胞肺癌和卡铂联合依托泊苷治疗小细胞肺癌是没有 ILDs 的晚期肺癌标准治疗方案中应用最广泛的一种。此外,这两种方案也都最常用于患有慢性 ILDs 的肺癌患者,具有相对允许的安全性。因此,卡铂联合紫杉醇和卡铂联合依托泊苷目前是具有慢性 ILDs 的肺癌患者的最佳治疗方案。然而,其他研究报道了这两种方案的 AE 发生率为 16% ~27%,具有高风险性[33-35]。

关于二线或后续处理的依据尚不充分。大多数医生对后续化疗的使用犹豫不决,认为生存获益不能与 ILDs 的 AE 风险相平衡。由此可见,尽管 ORR 和 PFS 相对较好,但 OS 不能令人满意的可能原因之一是 ILDs 患者较少接受二线化疗。因此,对以前治疗过的慢性 ILDs 肺癌患者给予最佳化疗方案对于改善 OS 也是至关重要的。

弥漫性肺疾病研究小组回顾性分析了二线化疗对肺癌合并 IIPs 患者化疗导致的 AE 及预后的影响(日本卫生、劳动和福利部弥漫性肺病研究小组 2012 和 2013 年年度报告)。

根据每种化疗方案,ILDs 的 AE 发生率如表 15.2 所示。在 278 例受检患者中,与二线化疗相关的 AE 发生率为 45 例(16.2%),与一线化疗相当。多西他赛(25.9%)是后续化疗中最常用的药物。然而,当多西他赛、培美曲塞、拓扑替康和氨柔比星被用作先前治疗的 NSCLC 和 SCLC 的标准药物时,可引起化疗诱导的 ILDs 急性发作(AE 率分别为 15.3%,28.6%,23.1% 和 33.3%)。另一方面,卡铂联合紫杉醇(9.7%)、卡铂联合依托泊苷(0%)或 S－1 单一疗法(0%)似乎在 ILDs 的 AE 方面具有较低的风险。尚未确定这些治疗作为先前治疗过的 NSCLC 或 SCLC 的标准治疗。这项回顾性分析的一个主要局限是只有少数患者接受了每种方案。在本研究的生存分析方面,NSCLC 患者的二线和一线治疗 OS 分别为 8.6 和 15.7 个月,SCLC 患者分别为 9.0 和 17.3 个月。这些结果与以往无 ILDs 患者的报告相当,表明二线治疗可能有助于改善合并 ILDs 的晚期肺癌患者的预后。

表 15.2　与每种二线化疗方案相关的特发性间质性肺炎急性加重的发生率

方案	总例数	占比(%)	AE(发生例数)	AE(%)
多西他赛	72	25.9	11	15.3
卡铂＋紫杉醇	31	11.1	3	9.7
卡铂＋依托泊苷	15	5.4	0	0
长春瑞滨	24	8.6	6	25
培美曲塞	21	7.6	6	28.6
氨柔比星	18	6.5	6	33.3
托泊替康	13	4.9	3	23.1
S－1	14	5.3	0	0
EGFR－TKIs	9	3.2	4	44.4
紫杉醇	7	2.5	1	14.3
顺铂＋长春瑞滨	6	2.2	0	0
伊立替康	6	2.2	0	0
其他	42		5	12.5
总计	278		45	16.2

AE:特发性间质性肺炎急性加重;EGFR:表皮生长因子受体;TKI:酪氨酸激酶抑制剂

15.3.2　分子靶向药物

在过去的十年里,分子靶向药物的使用极大地改变了 NSCLC 的治疗模式,靶向于各种驱动基因突变的特异性抑制剂比基于铂类双药的细胞毒性化疗方案有着更好的缓解率和更长的 PFS。日本肺癌患者可用的分子靶向药物包括针对 *EGFR* 激活突变的 EGFR - TKI、针对 *ALK* 重排的 ALK - TKI 以及针对 VEGF 活性的血管生成抑制剂贝伐单抗。与分子靶向药物相关的药物不良反应通常不如细胞毒性药物的严重,但罕见却可能致命的不良反应弥漫性间质性肺病(DILD)曾在接受了 EGFR - TKI 和 ALK - TKI 等分子靶向药物的日本患者中被报道[36-38]。此外,据报道,与高加索人相比,日本人发生 DILD 的概率更高。

相比于不伴有 ILDs 的肺癌患者,伴有慢性 ILDs 的人群中罕见驱动基因突变,其他的明确特征还包括男性、当前吸烟或戒烟者以及组织病理类型为腺癌。因此,预计很少有合并 ILDs 的肺癌患者可以从分子靶向药物中获得生存获益。

15.3.2.1　EGFR - TKIs

EGFR - TKI 是治疗 *EGFR* 基因突变的 NSCLC 的标准治疗,目前日本可用的 EGFR - TKIs 包括吉非替尼、厄洛替尼和阿法替尼。日本在未行 *EGFR* 突变选择的人群中进行了 3 项与使用 EGFR - TKI 相关的 ILD 的大规模研究,这些研究均提示既往存在 ILDs 和吸烟是发生 ILD 的危险预测因素(表 15.3)。在 Kudoh 及其同事的前瞻性队列和巢式病例对照研究中,吉非替尼诱导的 ILD 在 12 周治疗中的累积发生率为 4.0%,与常规的细胞毒性药物化疗相比,吉非替尼显著增加了 DILD 的风险。这些研究者还表示,既往存在的 ILD 是发生 DILD 的独立危险因素,不管是使用吉非替尼还是使用其他的化疗方案(OR,4.8~5.6)[17]。关于厄洛替尼,日本上市后的 POLARSTAR 检测研究中报道,在 9907 名患者中有 426 名(4.3%)发生了所有等级的 ILD,ILD 造成的死亡率是 1.5%[39]。目前患有或既往患有 ILD 及吸烟史也被认为是发生 ILD 的重要危险因素(OR 分别为 3.19 和 2.23)。此外,伴有蜂窝织炎的间质性肺炎被确定为 ILD 死亡的不良预后因素(OR:6.67)。

因此,数个大规模研究已经指出,EGFR - TKI 的使用对于伴有慢性 ILDs 的肺癌患者格外有风险。弥漫性肺病研究组对于检测数据的汇总分析表明,接受 EGFR - TKI 治疗的 15 例 IIP 患者有 9 例(60%)发生了 ILDs 相关性 AE。这表明伴有 ILD 的 *EGFR* 突变患者可能原则上应该避免使用 EGFR - TKI。

表 15.3 日本患者使用 EGFR – TKI 相关的 ILD

	Ando et al. [a]	Kudoh et al. [b][14]	Gemma et al. [39]
试验设计	回顾性	前瞻性	回顾性
患者总数	1976	1482	9909
ILD(所有等级)	70(3.5%)	59(4.0%)	429(4.3%)
ILD(5级)	31(1.6%)	25(1.7%)	153(1.5%)
ILD 的危险因素	吸烟史	吸烟史	吸烟史
	既往存在 ILD	既往存在 ILD	既往存在 ILD
	男性	差 PS	肺部感染
		老年人心脏病	肺气肿或 COPD

ILD:间质性肺炎;EGFR:表皮生长因子;TKI:酪氨酸激酶抑制剂;COPD:慢性阻塞性肺疾病

[a]Ando,et al. J Clin Oncol. 2006;24:2549 – 56

[b] 分析危险因素包括了吉非替尼和化疗

15.3.2.2 ALK – TKIs

临床上能用到的 ALK – TKIs,如克唑替尼和艾乐替尼,也已确定可诱发严重的 DILD[36 – 38]。然而,由于在日本缺乏相关的大规模研究,在这种情况下发生 IDLs 的患者的临床特征尚未被详细表述。对于多靶点 ALK 抑制剂克唑替尼,ILD 已经被报道为最严重的不良反应之一[40,41]。在所有临床试验中共有 1225 名患者接受了克唑替尼治疗,其中 31 名(2.5%)发生了不同等级的 ILD,ILD 患者中有 11 名(0.5%)发生了致死性事件(美国食品和药品管理局)。Watanabe 及其同事报道了既往存在 ILD 的 ALK 阳性 NSCLC 患者,由克唑替尼诱发了急性致死性 ILD[42]。而作为高选择性的二代 ALK 抑制剂艾乐替尼,也有发生急性重度 ILD 的报道[43]。在日本,接受艾乐替尼治疗的 354 名患者中有 13 名(3.7%)发生了 DILD(日本中外制药株式会社临床数据库)。

艾乐替尼作为一种选择性的 ALK – TKI,对其他蛋白激酶几乎没有抑制作用,而克唑替尼还抑制 MET 和 ROS1,尚不确定这种差异是否会影响 ALK – TKI 诱导的 ILD 的患病率和严重程度。因此,EGFR – TKI 的风险鉴定因素是否也适用于 ALK – TKI 诱导的 ILD 目前还不能确定。目前,建议像 EGFR – TKI 一样,应尽可能多地去关注 ALK – TKI 诱发的 ILD 的情况。

15.3.2.3　贝伐单抗

贝伐单抗是针对 VEGF 的重组人源化单克隆抗体,贝伐单抗联合卡铂/紫杉醇的化疗方案显著延长了晚期非鳞 NSCLC 患者的 OS 和 PFS,提高了 ORR[44]。然而,这种包含了贝伐单抗的联合化疗方案在治疗合并有 ILD 患者的安全性尚有待确定。有一些回顾性研究证明,在患有 ILD 的非鳞 NSCLC 患者中将贝伐单抗加入卡铂、紫杉醇联合化疗并未增加 ILD 急性发作的发生率,而且还有令人满意的抗肿瘤效果。Enomoto 及其同事和 Shimizu 及其同事关于该疗法的相关发现分别如下:ORR,72% 和 40%;中位 PFS,7.2 个月和 5.3 个月;中位 OS,8.5 个月和 16.1 个月;AE 的发生率,12% 和 10%[45,46]。在上市后调查中,即使是在与细胞毒性药物化疗相结合的情况下,贝伐单抗相关 ILD 的发生率也非常低,为 0.2%(日本中外制药株式会社临床数据库)。抑制 VEGF 可抑制对于肿瘤维持生长至关重要的血运重建和新血管生成。尽管新血管生成也是组织损伤修复的基本过程,但在对肺损伤做出反应的情况下,贝伐单抗抑制 VEGF 的活性可能也不受影响。因此,对于既往存在 ILD 的患者,卡铂和紫杉醇联合贝伐单抗也可作为有效且可行的治疗选择。

15.3.2.4　吡非尼酮和尼达尼布

最近,两种抗纤维化分子药物,吡非尼酮和尼达尼布已被批准用于治疗 IPF,显示出了延缓功能退化和疾病进展的功效,已在 Ⅲ 期试验 ASCEND[47] 和系列 Ⅲ 期试验 INPULSIS – 1 和 INPULSIS – 2 中被证实[26]。关于对 AE 的预防效果,在日本患者使用吡非尼酮的 Ⅱ 期[24] 和 Ⅲ 期[25] 试验结果与 INPULSIS 中的结果不一致,虽然在 Ⅱ 期试验中,所有表现出 IPF 急性发作(9 个月内发生率为 14.3%)的患者均属于安慰剂组,但这一观察结果未在 Ⅲ 期试验中得到证实。在 INPULSIS 试验的汇总分析中,吡非尼酮组 AE 的发生率为 1.9%,而安慰剂组为 5.6%,尽管吡非尼酮组 AE 发生率相对较低,但结果没有统计学意义。

血管生成抑制剂也已发展为包括 NSCLC 在内的实体瘤的潜在疗法。尼达尼布是一种多靶点 TKI,可抑制由 VEGF、血小板衍生生长因子(PDGF)和成纤维细胞生长因子受体(FG-FR)介导的促血管生成途径。一项 Ⅲ 期试验 LUME – lung 1[48] 显示,尼达尼布联合多西他赛可作为使用含铂化疗方案进展后的 NSCLC 的一个有效二线治疗选择。将来,尼达尼布可能成为治疗伴有 ILD 的晚期 NSCLC 的关键药物。这些药物对于 AE 的潜在预防作用仍需大规模前瞻性试验来进一步证实。

无论使用何种类型的分子靶向药物,该领域的研究都受到以下两个主要问题的限制。

首先,可与肺癌共存的 ILD 是一个异质性疾病的集合,包括了不同的发病机制、时相、严重程度和活动度,对于治疗相关 AE 来说有不同的固有风险。此外,研究者无法根据 AE 风险进行分层,因为 ILDs 的鉴别诊断通常很困难。其次,尽管接受最佳支持治疗的伴有 ILD 的肺癌患者的预后和 AE 发生率尚不明确,但由于仅有少量患者被分为 ILD 型,且没有多中心控制审查的 ILD 和 AE 的诊断,要进行安慰剂对照试验还是极富挑战的。

参考文献

1. Natsuizaka M,Chiba H,Kuronuma K et al(2014) Epidemiologic survey of Japanese patients with idiopathic pulmonary fibrosis and investigation of ethnic difference. Am J Respir Crit Care Med 190:773 – 779

2. Turner – Warwick M,Lebowitz M,Burrows B et al(1980) Cryptogenic fibrosing alveolitis and lung cancer. Thorax 35:496 – 499

3. Hubbard R,Venn A,Lewis S,Britton J(2000) Lung cancer and cryptogenic fibrosing alveolitis. A population – based cohort study. Am J Respir Crit Care Med 161:5 – 8

4. Ozawa Y,Suda T,Naito T et al(2009) Cumulative incidence of and predictive factors for lung cancer in IPF. Respirology 14:723 – 728

5. Matsushita H,Tanaka S,Saiki Y et al(1995) Lung cancer associated with usual interstitial pneumonia. Pathol Int 45:925 – 932

6. Kawasaki H,Nagai K,Yokose T et al(2001) Clinicopathological characteristics of surgically resected lung cancer associated with idiopathic pulmonary fibrosis. Surg Oncol 76:53 – 57

7. Samet JM(2000) Does idiopathic pulmonary fibrosis increase lung cancer risk? Am J Respir Crit Care Med 161:1 – 2

8. Takahashi T,Munakata M,Ohtsuka Y et al(2002) Expression and alteration of ras and p53 proteins in patients with lung carcinoma accompanied by idiopathic pulmonary fibrosis. Cancer 95:624 – 633

9. Vassilakis DA,Sourvinos G,Spandidos DA et al(2000) Frequent genetic alterations at the microsatellite level in cytologic sputum samples of patients with idiopathic pulmonary fibrosis. Am J RespirCrit Care Med 162:1115 1119

10. Hojo S,Fujita J,Yamadori I et al(1998) Heterogeneous point mutations of the p53 gene in pulmonary fibrosis. Eur Respir J 12:1404 – 1408

11. Kuwano K,Kunitake R,Kawasaki M et al(1996) P21 Waf1/Cip1/Sdi1 and p53 expression in association with DNA strand breaks in idiopathic pulmonary fibrosis. Am J Respir Crit Care Med 154:477 – 483

12. Uematsu K,Yoshimura A,Gemma A et al(2001) Aberrations in the fragile histidine triad(FHIT) gene in idiopathic pulmonary fibrosis. Cancer Res 61:8527 – 8533

13. Kondoh Y,Taniguchi H,Kawabata Y et al(1993) Acute exacerbation in findings in three cases. Chest 103：1808 – 1812

14. Kudoh S,Kato H,Nishiwaki Y et al(2008) Interstitial lung disease in Japanese patients with lung cancer：a cohort and nested case – control study. Am J Respir Crit Care Med 177：1348 – 1357

15. Ueda Y,Fujii Y,Kuwano H(2009) thoracic and cardiovascular surgery in Japan during 2007. Gen Thorac Cardiovasc Surg 57：488 – 513

16. Koizumi K,Hirata T,Hirai K et al(2004) Surgical treatment of lung cancer combined with interstitial pneumonia：the effect of surgical approach on postoperative acute exacerbation. Ann Thorac Cardiovasc Surg 10：340 – 346

17. Chiyo M,Sekine Y,Iwata T et al(2003) Impact of interstitial lung disease on surgical morbidity and mortality for lung cancer：analyses of short – term and long – term outcomes. J Thorac Cardiovasc Surg 126：1141 – 1146

18. Watanabe A,Higami T,Ohori S,Koyanagi T,Nakashima S,Mawatari T(2008) Is lung cancer resection indicated in patients with idiopathic pulmonary fibrosis? J Thoracic Surg 136：1357 – 1363

19. Chida M,Ono S,Hoshikawa Y et al(2008) Subclinical idiopathic pulmonary fibrosis is also a risk factor of postoperative acute respiratory distress syndrome following thoracic surgery. Eur J Cardiothorac Surg 34：878 – 881

20. Sato T,Teramukai S,Kondo H et al(2014) Impact and predictors of acute exacerbation of interstitial lung diseases after pulmonary resection for lung cancer. J Thorac Cardiovasc Surg 147：1604 – 1611

21. Minegishi Y,Takenaka K,Mizutani H et al(2009) Exacerbation of idiopathic interstitial pneumonias associated with lung cancer therapy. Intern Med 48：665 – 672

22. Isobe K,Hata Y,Sakamoto S et al(2010) Clinical characteristics of acute respiratory deterioration in pulmonary fibrosis associated with lung cancer following anti – cancer therapy. Respirology 15：88 – 92

23. Kenmotsu K,Naito T,Kimura M et al(2011) The risk of cytotoxic chemotherapy – related exacerbation of interstitial lung disease with lung cancer. J Thorac Oncol 6：1242 – 1246

24. Azuma A,Nukiwa T,Tsuboi E et al(2005) Double – blind,placebo – controlled trial of pirfenidone in patients with idiopathic pulmonary fibrosis. Am J Respir Crit Care Med 171：1040 – 1047

25. Taniguchi H,Ebina M,Kondoh Y et al(2010) Pirfenidone in idiopathic pulmonary fibrosis. Eur Respir J 35：821 – 829

26. Richeldi L,du Bois RM,Raghu G et al(2014) Efficacy and safety of nintedanib in idiopathic pulmonary fibrosis. N Engl J Med 370：2071 – 2082

27. Park IN,Kim DS,Shim TS et al(2007) Acute exacerbation of interstitial pneumonia other than idiopathic pulmonary fibrosis. Chest 132：214 – 220

28. Suda T,Kaida Y,Nakamura Y,Enomoto N et al(2009) Acute exacerbation of interstitial pneumonia associated with collagen vascular diseases. Respir Med 103：846 – 853

29. Minegishi Y,Sudoh J,Kuribayashi H et al(2011) The safety and efficacy of weekly paclitaxel in combination

with carboplatin for advanced non – small cell lung cancer with idiopathic interstitial pneumonias. Lung Cancer 71:70 – 74

30. Minegishi Y,Kuribayashi H,Kitamura K et al(2011) The feasibility study of carboplatin plus etoposide for advance small cell lung cancer with idiopathic interstitial pneumonias. J Thorac Oncol 6:801 – 807

31. Kenmotsu H,Naito T,Mori K et al(2015) Effect of platinum – based chemotherapy for non – small cell lung cancer patients with interstitial lung disease. Cancer Chemother Pharmacol 75:521 – 526

32. Yoshida T,Yoh K,Goto K et al(2013) Safety and efficacy of platinum agents plus etoposide for patients with small cell lung cancer with interstitial lung disease. Anticancer Res 33:1175 – 1180

33. Shukuya T,Ishiwata T,Hara K et al(2010) Carboplatin plus weekly paclitaxel treatment in non – small cell lung cancer patients with interstitial lung disease. Anticancer Res 30:4357 – 4361

34. Kinoshita T,Azuma K,Sasada T et al(2012) Chemotherapy for non – small cell lung cancer complicated by idiopathic interstitial pneumonia. Oncol Lett 4:477 – 482

35. Watanabe N,Taniguchi H,Kondoh Y et al(2014) Chemotherapy for extensive – stage small – cell lung cancer with idiopathic pulmonary fibrosis. Int J Clin Oncol 19:260 – 265

36. Tamiya A,Okamoto I,Miyazaki M et al(2013) Severe acute interstitial lung disease after crizotinib therapy in a patient with EML4 – ALK – positive non – small cell lung cancer. J Clin Oncol 31:E15 – E17

37. Maka VV,Krishnaswamy UM,Anil Kumar N et al(2014) Acute interstitial lung disease in a patient with anaplastic lymphoma kinase – positive non – small cell lung cancer after crizotinib therapy. Oxf Med Case Rep 2014:11 – 12

38. Shaw AT,Kim D – W,Nakagawa K et al(2013) Crizotinib versus chemotherapy in advanced ALK – positive lung cancer. N Engl J Med 368:2385 – 2394

39. Gemma A,Kudoh S,Ando M et al(2014) Final safety and efficacy of erlotinib in the phase 4 POLARSTAR surveillance study of 10 708 Japanese patients with non – small – cell lung cancer. Cancer Sci 105:1584 – 1590

40. Kwak EL,Bang YJ,Camidge DR et al(2010) Anaplastic lymphoma kinase inhibition in non – small cell lung cancer. N Engl J Med 363:1693 – 1703

41. Camidge DR,Bahg YJ,Kwak EL et al(2012) Activity and safety of crizotinib in patients with ALK – positive non – small cell lung cancer:update results from a phase I study. Lancet Oncol 13:1011 – 1019

42. Watanabe N,Nakahara Y,Taniguchi H et al(2014) Crizotinib – induced acute interstitial lung disease in a patient with EML4 – ALK positive non – small cell lung cancer and chronic interstitial pneumonia. Acta Oncol 53:158 – 160

43. Yamamoto Y,Okamoto I,Otsubo K et al(2015) Severe acute interstitial lung disease in a patient with anaplastic lymphoma kinase rearrangement – positive non – small cell lung cancer treated with alectinib. Investig New Drugs 33:1148 – 1150

44. Sandler A,Gray R,Perry MC et al(2006) Paclitaxel – carboplatin alone or with bevacizumab for non – small –

cell lung cancer. N Engl J Med 355:2542 - 2550

45. Enomoto Y,Kenmotsu H,Watanabe N et al(2015) Efficacy and safety of combined carboplatin,paclitaxel,and bevacizumab for patients with advanced non – squamous non – small cell lung cancer with pre – existing inter-stitial lung disease: a retrospective multi – institutional study. Anticancer Res 35:4259 – 4263

46. Shimizu R,Fujimoto D,Kato R et al(2014) The safety and efficacy of paclitaxel and carboplatin with or with-out bevacizumab for treating patients with advanced nonsquamous non – small cell lung cancer with interstitial lung disease. Cancer Chemother Pharmacol 74:1159 – 1166

47. King TE Jr,Bradford WZ,Castro – Bernardini S et al(2014) A phase 3 trial of pirfenidone in patients with idi-opathic pulmonary fibrosis. N Engl J Med 370:2083 – 2092

48. Reck M,Kaiser R,Mellemgaard A et al(2014) Docetaxel plus nintedanib versus docetaxel plus placebo in pa-tients with previously treated non – small – cell lung cancer(LUME – Lung 1): a phase 3,double – blind,ran-domised controlled trial. Lancet Oncol 15:143 – 155

第 16 章

分子靶向治疗及免疫治疗的不良反应管理

Toshimichi Miya

摘要

虽然分子靶向治疗已经发展为针对癌症特定分子改变的靶向性药物,但其特殊的不良反应不容忽视,包括皮炎、腹泻、黏膜炎和间质性肺病等。重要的是评估风险和收益,最大限度地提高抗癌药物的治疗获益。近年来创新研发的免疫检查点抑制剂,已经在黑色素瘤和肺癌中展示了非常好的疗效和应用前景。当然,免疫治疗也具有特殊的不良反应,包括间质性肺病、肝损伤和皮疹。值得注意的是,这些药物可能会产生与免疫相关不良事件(ir-AEs)有关的自身免疫性疾病,如甲状腺功能减退、系统性红斑狼疮、关节炎和肠道疾病。

大多数分子靶向治疗和免疫治疗的不良反应管理尚未获得确凿的循证医学证据;但是,精准治疗模式下的癌症治疗必须包括药物不良反应管理。而这种不良反应管理并不是一个肿瘤内科专家所能把握的,因此,多学科团队的诊疗模式对于恶性肿瘤患者精准治疗至关重要。

关键词

不良反应;皮肤毒性;间质性肺病;肝损伤

16.1 引言

分子靶向治疗已经被证实为靶向癌症特异性分子病变的药物;因此,理论上,正常组织

T. Miya (⊠)

Department of Pulmonary medicine/Medical Oncology, Nippon Medical School,
Tamanagayama Hospital, 1-7-1 Nagayama, Tama, Tokyo 206-8512, Japan
e-mail: tmiya@ nms. ac. jp

不受治疗的影响。但实际上,靶向治疗有一些特殊的不良反应,包括皮炎、腹泻、黏膜炎和间质性肺病等,需要细致的监测和多学科参与,以便妥善处理药物毒性。由一些分子靶向药物(比如表皮生长因子受体酪氨酸激酶抑制剂,EGFR – TKI)所引起的不良反应,如皮炎,可能也是药物出现临床反应的替代指标[1]。对于临床医生来说,重要的是评估风险 – 收益平衡,最大限度地提高抗癌药物的疗效。

在免疫治疗领域近些年也取得了较多进展,使用针对细胞毒性 T 淋巴细胞相关抗原 4 (CTLA – 4)、程序性细胞死亡受体 – 1(PD – 1)及其配体 PD – L1 的免疫检查点阻断在恶性黑色素瘤[2]和肺癌[3]中已经显示出非常好的疗效和应用前景。免疫治疗也具有特殊的不良作用,包括间质性肺病、肝损伤和皮疹。值得注意的是,这些药物可能会产生与免疫相关不良事件(ir – AEs)相关的自身免疫性紊乱,如甲状腺功能减退、系统性红斑狼疮、关节炎和肠道疾病。

大多数分子靶向治疗和免疫治疗的不良反应管理尚未获得充分的循证医学证据;然而,对于肿瘤患者而言,特定的靶向药物对于他们的治疗必不可少。应鼓励患者告知医生治疗后出现任何不良反应及严重程度,以尽量减少治疗的不利条件、提高疗效。

16.2　皮肤毒性的处理方法

在 EGRF – TKI 治疗的患者中经常观察到皮肤病的不良事件,包括吉非替尼[5]、厄洛替尼[6]和阿法替尼[7]。多激酶抑制剂和免疫检查点治疗也具有相似的皮肤毒性[4]。皮肤毒性的处理很重要,因为它们还会引起疼痛和不适,降低治疗的依从性。痤疮样皮疹最常见,接受 EGFR – TKI 的患者有 2/3 都会出现此类皮疹,出现皮疹的中位时间为治疗开始后约 8 天[8]。在治疗期间也观察到瘙痒、干燥、甲沟炎和脱发。这些毒性通常是可逆的,并在停药后顺利消失;然而,在长期服用相关药物人群中,皮肤的不良反应是需要进行处理的,因为皮肤反应是药物治疗疗效的预测标志[9,10]。处理皮肤不良反应的关键是控制皮肤毒性,以避免不必要的药物减量。皮肤反应的最佳处理对于使分子靶向治疗药物的疗效最大化是十分必要的。

首先,医生必须告知患者皮肤不良反应的预防措施。应建议患者使用刺激性较小的肥皂清洁皮肤和头发,充分剪除指甲,并在外出时尽量减少阳光照射。由 EGFR – TKI 引起的皮肤不良反应通常是复杂类型,应根据治疗相关的皮肤不良反应的类型和严重程度采取各种管理。用药过程中在皮脂腺分布密度高的皮肤处(头皮、面部、上胸部和背部)会出现瘙痒和柔嫩的红斑丘疹和脓疱[11]。经常可观察到干性皮肤或干燥症,并且需要诸如类肝素、硫酸软骨素、白凡士林(凡士林)和尿素等皮肤病药剂来保持皮肤水分。虽然指甲变化或甲沟炎通常较轻微,但在严重的情况下需要手术治疗,例如部分切除或拔除指甲。由 EGFR – TKI

引起的痤疮样皮疹由被认为无感染性的滤泡性丘疹组成,是由于 EGFR－TKI 抑制了正常皮肤细胞表达 EGFR 而出现皮肤毒性。因此,类固醇软膏从一开始就要使用[12]。美国国家癌症研究所常见毒性标准(4.0 版)对皮肤毒性的分级列于表 16.1 [13],表 16.2 显示了 MD 安德森癌症中心[14]对 EGFR－TKI 相关皮肤毒性管理方案的建议。医生应根据患者的身体状况和分级确定最佳治疗方案。建议使用强力霉素和米诺环素治疗 2 级或更高级别的皮疹。

表 16.1　国家癌症研究所常见皮肤毒性标准(4.0 版)[13]

不良反应	1 级	2 级	3 级	5 级
皮疹,痤疮	覆盖 <10% BSA 的丘疹和(或)脓疱,可能与瘙痒或压痛症状有关,也可能与之无关	丘疹和(或)脓疱覆盖 10% ~30% 的 BSA,其可能与瘙痒或压痛的症状有关,也可能无关;与心理社会影响有关;限制工具性 ADL	丘疹和(或)脓疱覆盖 >30% BSA,可能与瘙痒或压痛症状有关,也可能与之无关;限制自我护理 ADL;与口服抗生素局部重复感染相关	丘疹和(或)脓疱覆盖任何% BSA,其可能与瘙痒或压痛症状有关,也可能与之无关,并与静脉抗生素的广泛重复感染有关;危及生命的后果
皮疹,斑丘疹	覆盖 <10% BSA 的斑疹/丘疹,有或没有症状(例如,瘙痒、灼热、紧绷)	覆盖 10% ~30% BSA 的斑疹/丘疹,有或没有症状(例如,瘙痒,灼热,紧绷);限制工具性 ADL	覆盖 >30% BSA 的斑疹/丘疹,有或没有症状;限制自我护理 ADL	—

BSA:体表面积;ADL:日常生活活动

表 16.2　德克萨斯大学安德森分校癌症中心对 EGFR－TKI 相关皮肤毒性的管理方案[14]

毒性等级	黄斑疹	脓疱疹	干性皮肤	瘙痒症	溃疡病变
1 级	外用氢化可的松乳膏/乳液	克林霉素凝胶(用于孤立性病变)或洗剂(用于散在的病变)	—	—	—
2 级	若有 2 处以上病灶,则口服甲泼尼龙,若病灶不到 2 处,则用氢化可的松	米诺环素 100mg 或强力霉素 100mg,每天口服 2 次,持续 10 ~14 天	每天涂抹两次润肤剂	根据需要每 6 小时口服 25 ~50mg 局部抗组胺药或苯海拉明	—
3 级	口服甲泼尼龙	米诺环素 100mg 或强力霉素 100mg,每天口服 2 次,持续 10 ~14 天	每天涂抹两次润肤剂	根据需要,每 6 小时口服苯海拉明 25 ~50mg 或羟嗪 25 ~50mg	磺胺嘧啶银软膏或皮肤科咨询
	皮肤科咨询				
4 级	皮肤科咨询				

Yamazaki 等根据日本的观点,验证了皮肤毒性反应治疗的方案(表 16.3)[12]。他们建议将中性或强力类固醇乳液涂抹在面部和头部的痤疮皮疹上,因为与软膏相比,乳液的皮肤渗透性更好。

表 16.3 诱发 EGFR - TKI 的皮肤毒性临床管理:日本观点[12]

痤疮样皮疹	脂溢性皮炎	干性皮肤	指甲病变	指甲变化(甲沟炎)
外用药剂	外用药剂	外用药剂	清洗剂	手术治疗
非甾体类	非甾体类	保湿剂	冷敷	部分切除/拔除
皮考布洛芬	皮考布洛芬	黏多糖		指甲
甾体类	甾体类	聚硫酸酯		
温和到非常强力				
抗生素	温和到非常强力	尿素		
	作用于全身的药物			
四环素盐酸盐	维生素	甾体类		去除指甲
诺氟沙星	核黄素四丁酸酯			
作用于全身的药物	5 - 磷酸吡哆醛			
维生素				
核黄素四丁酸酯				
5 - 磷酸吡哆醛				
抗生素				
米诺环素盐酸盐				
在严重瘙痒的情况下	在继发感染的情况下			
抗过敏药物	抗生素			
抗组胺药	米诺环素盐酸盐			
甾体类药物				

16.3 间质性肺病的管理

所有药物都有可能诱导严重程度不一的间质性肺病(ILD)。多年来,化疗药物引起的 ILD 的发展已有相关报道,使用标准细胞毒性药物治疗 NSCLC 与 ILD 相关,患病率高达 5%[15]。与细胞毒性药物相比,ILD 是分子靶向药物最严重的副作用,并且具有相对较高的发病率。日本由吉非替尼引发的 ILD 的发生率高于西方高加索人,这可能与遗传易感性增加有关[16]。在 2002 年 7 月引入日本许可的吉非替尼治疗不能手术或复发的非小细胞肺癌后,许多危及生命的 ILD 被报道并成为社会关注的对象。尽管 EGFR - TKIs 引起的轻度或中度皮肤反应、胃肠道紊乱和肝酶升高通常可以耐受,但患者的 ILD 发生率为 5.8%,死亡率为 38.8%,此数据来源于 Iressa Tablets 250 所报告的前瞻性研究[17]。EGFR 相关 ILD 的患病率一般估计为 3% ~ 5%,所有患者的死亡率为 1% ~ 2%[18]。

应首先评估 ILD 的风险因素和预测因素。体能状况(PS)为 2 或更高,有吸烟史,首次给药时预先存在的间质性肺炎以及既往化疗史的患者,其 ILD 发病率增加。以下为预测 ILD 致命预后的影响因素:男性,PS 为 2 或更高,年龄大,吸烟史,既往 ILD,肺容量减少以及广泛贴近胸膜区域受累的患者可能死亡率更高[17]。

厄洛替尼是 2007 年在日本被批准的另一种 EGFR - TKI。批准后进行的全病例监测研究显示,ILD 发生率为 4.5%(158/3488 例),ILD 死亡率为 34.8%(55/158 例)[20]。ILD 在开始厄洛替尼给药后的前 2 周内最常发生。ILD 的危险因素与吉非替尼相似。多变量分析显示,之前存在 ILD、吸烟史、伴随或既往肺部感染以及 2 或更高的 PS 是发生 ILD 的重要危险因素[20,21]。携带 EGRF 受体突变被认为是 EGRF - TKI 的适应人群。不适合细胞毒性化学治疗的 PS 较差或老年患者可能能够接受分子靶向治疗;然而,应该注意的是,这些患者可能处于诱发 ILD 的高风险中。

吉非替尼诱导的 ILD 的患病率根据性别和吸烟状况而有显著不同,从无吸烟史女性的 0.4% 到男性吸烟者的 6.6%[16]。女性和没有吸烟史都是 ILD 风险较低的预后因素,响应率较高,生存期较长。这一研究为个人风险 - 收益评估提供了重要见解。基于该有利特征的患者选择不但可以增加吉非替尼治疗的临床获益,而且还会降低这种危及生命的毒性的发展风险。

在肺癌患者中诊断药物诱导的 ILD 通常是困难的。患有晚期肺癌的患者往往预先已存在肺部疾病和呼吸道感染以及具有高患病率的癌性淋巴管炎等进行性恶性疾病。ILD 没有特定的生物标志物、影像学表现或病理学模式。药物诱导的 ILD 的诊断依赖于严格排除所有其他鉴别诊断。至于 ILD 的治疗,主要是早期检测和停止诱因药物,如果需要,应予以皮质类固醇治疗。特殊情况下,mTOR 抑制剂通常可以在无症状 ILD 患者表现出 ILD 后继续用药[22]。应警告所有接受分子靶向治疗的患者及时报告咳嗽和呼吸困难等症状。

是否选择用皮质类固醇治疗取决于 ILD 的病理类型。医生应该熟记特发性间质性肺炎的分类,包括特发性肺纤维化(IPF)、非特异性间质性肺炎(NSIP)、隐源性机化性肺炎(COP)、脱屑性间质性肺炎(DIP)和急性间质性肺炎(AIP)[23]。类似 IPF 型在药物诱导的

ILD 中相对罕见。AIP 是一种弥漫性肺泡损伤(DAD),病理进展迅速,预后不良。在间质性肺炎的分类中,机化性肺炎(OP)、嗜酸性粒细胞性肺炎和过敏性肺炎对皮质类固醇有良好的反应[24]。

由于与分子靶向药物相关的 ILD 通常在治疗开始后 4 周内出现,因此在此期间需要进行细致的监测。当由分子靶向药物治疗的患者胸部 CT 上出现由 ILD 组成的磨玻璃样不透明阴影时,建议停用除 mTOR 抑制剂外的药物。由 EGFR - TKI 诱导的 ILD 经常发展为 AIP(DAD)型,并且很少在停药后恢复。一旦患者出现 DAD 模式,动脉血氧分压(PaO₂)低于 80mmHg 的低氧状态,建议使用皮质类固醇治疗。在严重缺氧(<60mmHg)或进展迅速的情况下,建议类固醇冲击疗法,包括甲泼尼龙 500 ~ 1000mg/d,连续 3 天,然后使用 0.5 ~ 1.0kg/d 的泼尼松龙。临床管理方案见表 16.4。没有关于免疫抑制药物(如环孢菌素)对皮质类固醇治疗无反应的患者是否有疗效的证据。通常不推荐在治愈 ILD 后再给予有可能导致 ILD 的药物。

表 16.4　除 mTOR 抑制剂以外的分子靶向药物相关的间质性肺病的治疗[25]

等级	治疗方案	重新给药
轻度:PaO₂ >80mmHg,无症状	中止药物	除特殊情况外,在 ILD 解决后不建议使用有可能导致 ILD 的药物
	必要时,细致观察和应用皮质类固醇	
中度:PaO₂ <60mmHg,有症状	中止药物	
	泼尼松龙 0.5 ~ 1.0g(kg · d)	
重度:PaO₂ <60mmHg,DAD 模式	中止药物	在解决 ILD 后不建议给予有可能导致 ILD 的药物
	甲泼尼龙 500 ~ 1000mg/d	

16.4　肝损害的管理

抗癌药物与药物性肝功能损害及乙肝病毒(HBV)的再激活相关,偶尔造成严重的肝损害甚至危及生命[26]。其中对抗癌药物所致的肝损伤的鉴别诊断包括肝肿瘤进展、梗阻性黄疸、病毒性肝炎和其他药物性肝损害。与细胞毒性药物相比,分子靶向药物所造成的严重肝功能损害是罕见的,但在使用格非替尼和埃罗替尼治疗的患者常常会观察到无症状性转氨酶增高[27]。患者要定期监测肝功能(如转氨酶、胆红素、碱性磷酸酶)的变化。肝功能通常在减少剂量或停药后得到恢复。除少数情况下,一般不需要对其采取干预措施[28]。有一个报道称,对于分子靶向药物所造成的变态反应性肝损害,皮质醇类药物治疗有效[29]。

目前对于肝损害患者尚无药物减量的具体方案。通常情况下,经验性减少每日给药量或者隔日给药。

HBV 再激活主要见于抗 CD20 单抗药物,如利妥昔单抗、伊马替尼等,在其他分子靶向药物中少见。在治疗基线时,医生应评估其肝功能并进行 HBV 筛查。对于 HBsAg(+),或 HBsAg(-)而 HBcAb 和(或)HBsAb(+)患者,HBV 再激活的风险高,应按照日本国际肝病学会制定的防止 HBV 再激活指南进行管理[30]。

16.5　恶心、呕吐的管理

恶心、呕吐是抗癌药物常见的不良反应,分子靶向药物也是如此,但程度相对较轻。根据美国国家癌症综合网络指南,除伊马替尼和克列佐替尼属于中度代谢类药物,其余分子靶向药大多属于低代谢类药物[31]。甲氧氯普胺、异丙嗪、组胺 2 受体拮抗剂或质子泵抑制剂等药物用于预防和治疗恶心、呕吐。

16.6　胃肠道毒性的管理

胃肠道毒性也是分子靶向药物治疗中常见的不良反应。在大多数非小细胞肺癌患者口服 EGFR - TKI 药物治疗中出现等级不高的胃肠道反应时无须中断治疗。在使用埃克替尼、吉非替尼及阿法替尼治疗时,分别有 83% 、27% 及 76% 的患者中有不同程度的腹泻,此外,分别有 14.5% 、6% 及 17% 的患者出现黏膜炎和口腔炎。EGFR - TKI 引起腹泻的机制尚不清楚,一般认为是由 EGFR 所在的胃肠道细胞受损,再加上多重因素造成了肠道运动的改变、结肠隐窝破坏、肠道菌群失调及结肠运输紊乱[33]。在重度胃肠道反应患者中可见到水钠丢失、脱水、电解质失衡以及腹泻引起的肾功能不全,影响患者的生活质量。

根据腹泻的等级进行缓解或消除腹泻的处理措施(表 16.5),以免减少分子靶向药物的剂量。为了避免 EGFR - TKI 治疗中药物减量或者中断,对腹泻的早期认知及处理是至关重要的。

表 16.5　美国国家癌症研究所常见胃肠道毒性标准腹泻分级(3.0 版)[13]

不良反应	1 级	2 级	3 级	4 级
无结肠造口患者	腹泻 <4 次/天	腹泻 4~6 次/天 夜间大便次数增加	腹泻 ≥7 次/天 尿失禁 需要肠外支持治疗脱水	需要重症护理以维持正常生理需求,否则会出现血流动力学紊乱
结肠造口患者	结肠造口水样排泄物与治疗前相比略有增加	与治疗前相比,结肠造口水样排泄物中度增加,但不影响正常活动	结肠造口水样排泄物较治疗前明显增加,影响正常活动	需要特别护理维持正常生理需求;否则出现血流动力学紊乱

　　患者教育是必不可少的。医生应该鼓励患者了解腹泻的多发性、治疗的意义以及腹泻管理策略的目的,并建议患者在腹泻初始时服用洛哌丁胺。目前尚无可靠数据支持预防性治疗的使用。在药理学层面,洛哌丁胺是治疗腹泻的金标准,它能够延长内容物的转运时间,减少每日排泄量,增加黏度和体积密度以及减少液体和电解质的流失。Bensen 等发表的治疗癌症所致腹泻的推荐指南对分子靶向药物所致的腹泻有参考价值[33]。初始管理应包括饮食调整(例如不使用所有含乳糖产品和高渗膳食补充剂)。洛哌丁胺推荐初始剂量为4mg,之后再 2mg,每 4 小时一次,或在每次未成形大便后服用 2mg(不超过 16mg/d)。如果轻中度腹泻患者通过洛哌丁胺得到了解决,患者可继续在指导下进行饮食调整,并逐步添加固体食物。如果超过 12 小时患者不再腹泻,可以停用洛哌丁胺。如果腹泻持续超过 24 小时,应将洛哌丁胺剂量提高至每 2 小时 2mg。如果持续超过 48 小时,医生应作进一步的评估,包括大便全套检查以血液学检查,按需补充液体和电解质,并开始使用二线止泻药,如鸦片酊。

16.7　抗 VEGF 治疗毒性的管理

　　抗 VEGF 治疗(如贝伐单抗)与各种毒性有关。高血压是抗 VEGF 药物的常见毒性[34]。贝伐单抗的临床研究报告了 3~4 级高血压,正确评估高血压水平至关重要。所有患者都需要进行基础评估和血压随访监测。医生应指导患者在家测量血压,以此来监测高血压。

　　不同的恶性肿瘤类型和药物剂量之间高血压发病率差异很大,低剂量贝伐单抗为 2.7%~32%,高剂量贝伐单抗为 17.6%~36%[35]。发病率和癌症患者高血压的严重程度因药物类型、使用的剂量和时间表、患者的年龄以及共存的心血管疾病的存在而各异。既往高血压可能是最大的危险因素。接受贝伐单抗治疗的患者在第一次给药后 4 ~ 6 周出现高血压,如果贝伐单抗停药,血压则恢复到以前的值[35]。以往的临床研究表明,高血压很容易通过普通的医学方法来治疗;然而,高达 15% 的患者经历了需要多药治疗的严重高血压,少数患者可能经历了恶性高血压[36,37]。目前尚无针对抗血管内皮生长因子诱导的高血压的合适降压药物的循证推荐。在获得临床研究的明确数据之前,日本高血压学会的高血压管理指南可用于高血压管理[38]。

关于抗 VEGF 相关高血压药物,哪种降压药是最优的尚无循证推荐。大量临床试验表明,噻嗪类利尿药、受体阻滞药、钙化剂、血管紧张素转化酶阻滞剂(ACE)和血管紧张素受体阻滞剂(ARBs)降压的疗效相同[39,40]。特定的抗高血压类药物治疗抗血管内皮生长因子诱导的高血压机制尚不清楚,据报道,给予 ARBs 的小鼠 VEGF 介导的血管通透性过高,这意味着 ARB 可能对 VEGF 诱导的蛋白尿有影响。也有研究表明,ACEs 会在糖尿病肾病中诱导肾素的表达,改善内皮功能和微循环密度[35,39]。这些数据支持 ACEs 或者 ARBs 可能适用于 VEGF 抑制相关高血压的治疗。也有一项研究指出,钙通道阻滞药,如氨氯地平是有用的[40]。硝苯地平具有 VEGF 分泌功能,应尽量避免。

16.8 蛋白尿和肾损伤的管理

在用 VEGFR 抑制剂治疗的患者中经常观察到蛋白尿和肾损伤[41],通常伴有高血压。在 VEGF 治疗期间需要定期进行尿液检查。尿蛋白通常在停药后即消失。在持续性蛋白尿或肾病综合征的情况下,医生应咨询肾病专家,了解肾损伤的治疗方法。

16.9 胃肠道穿孔的管理

贝伐单抗的重要并发症之一是自发性肠穿孔,可能导致腹膜炎、瘘管形成或腹腔脓肿,导致癌症患者发病率和死亡率增高,需要紧急手术干预。临床试验中贝伐单抗治疗肺癌患者肠穿孔的发生率低于 1% ,与结直肠癌[42]相比较为少见。值得注意的是,贝伐单抗诱导的肠穿孔可发生在胃肠道的任何位置,而不仅仅是肿瘤部位。

肠穿孔的处理比较复杂,应该由多学科的专家共同参与,包括医学肿瘤学家、外科医生和介入放射学家。

16.10 肺出血的处理

抗 VEGF 药物引起出血的机制尚不清楚,可能是由于 VEGF[43] 介导的生理内皮修复过程受到抑制所致。

在Ⅱ期试验中,使用贝伐单抗治疗的 NSCLC 患者发生危及生命的肺出血的发生率为 9.0%[44]。虽然Ⅱ期资料提示中心位置靠近大血管、腔或肿瘤坏死、鳞状细胞组织的肺癌与出血有关,但后续研究并不支持这一结论[45]。目前尚不清楚肿瘤的位置、组织学、大小、已经存在的空洞、贝伐单抗使用后出现的空洞以及血管受累是否与肺出血有关。其他报告显示支气管内受累是一个显著的危险因素[46]。虽然风险因素尚不明确,但医生应与患者讨论风险/获益比,不能仅仅因为肿瘤的中心位置、年龄、PS、抗凝药物的使用而将患者排除在贝伐珠单抗治疗之外。目前,组织学类型为鳞状细胞肺癌的患者和(或)有肺出血史不应接受贝伐单抗治疗,因为这些组患者被排除在关键试验之外。

由于没有可用于治疗与贝伐单抗相关的肺出血的具体建议,所以肺出血的一般管理指南尚适用于此。需要进行胸部 CT 扫描以确定出血部位。常规和介入性内支气管镜治疗被认为是有用的,包括在某些情况下的激光凝固。支气管动脉栓塞治疗肺出血具有重要的作用,但只有有限的资料可用于肺癌患者。因无法切除的肺癌引起的非大面积肺出血推荐放射治疗;但分子靶向药物引起的肺出血的具体最佳放疗方法尚未明确。

16.11 免疫治疗不良反应的管理

CTLA - 4、PD - 1、PD - L1 等免疫检查点抑制剂具有较好的临床疗效,为肺癌的治疗开辟了一个新的时代。在日本,于 2015 年批准使用纳武单抗治疗晚期非小细胞肺癌。虽然免疫治疗的不良反应一般被认为是轻微的,但在临床试验中已报道了多起不同类型的不良事件。在日本进行的Ⅱ期研究表明,16.2% 的患者出现 3 ~ 4 级毒性。应特别注意出现的间质性肺炎(ILD)、结肠炎、肝损伤、神经疾病、肾上腺功能不全、皮肤病、肌无力、糖尿病、甲状腺功能不全、肾功能不全、脑病、血栓形成及输液反应等。表 16.6 总结了在一项Ⅱ期临床试验中应用纳武单抗治疗 111 例日本患者出现的不良反应的情况。

免疫检查点抑制剂有多种甚至是严重的不良反应;因此必须要详细监测患者情况,包括生命体征、心电图、血样检查、胸部 X 线检查和一般情况。要定期检查免疫和内分泌功能,如类风湿因子、抗核抗体、SP－D、KL－6以及甲状腺功能试验(TSH、FT3、FT4)。免疫检查点抑制剂的不良反应常与以免疫相关不良事件出现的药物免疫激活机制相关。如果出现ILD、肌无力、结肠炎、甲状腺功能障碍,则要考虑皮质类固醇替代治疗。当出现不良反应时应停止用药,并咨询医生。

表16.6 纳武单抗治疗日本肺癌患者的Ⅱ期临床试验的不良反应总结[4]

患者总数		111
有任何级别药物不良反应的患者人数		88
不良反应	所有级别	3~4级
总计	79.8%	16.9%
贫血	2.7%	
心律失常	1.8%	
眩晕	0.9%	
甲状腺功能减退或亢进	8.1%	
结肠炎	0.9%	0.9%
便秘	5.4%	
恶心	9.9%	
呕吐	4.5%	
疲劳乏力	23.4%	0.9%
输血反应	2.7%	
肝酶异常	6.3%	
淋巴细胞减少	8.1%	0.9%
低钠血症	3.6%	1.8%
食欲不振	14.4%	0.9%
关节痛,肌痛	8.1%	0.9%
周围神经病变	1.8%	
间质性肺病	4.5%	1.8%
皮肤毒性	32.4%	0.9%

16.12 其他毒性

综上所述,分子靶向治疗会伴随着各种不良反应。在临床实践中,克唑替尼治疗肺癌患者常出现视力障碍。分子靶向治疗不良反应的管理被认为已超出了肿瘤医生的专业范围，因此，对于恶性肿瘤患者的合理治疗，多学科诊疗团队的介入和专家咨询是必不可少的。

参考文献

1. Wacker B, Nagrani T, Weinberg J et al(2007) Correlation between development of rash and efficacy in patients treated with the epidermal growth factor receptor tyrosine kinase inhibitorerlotinib in two large phase Ⅲ studies. Clin Cancer Res 13:3913 – 3921. doi:10. 1158/1078 – 0432. ccr – 06 – 2610.

2. Zhu A Liu W, Gotlieb V, et al. (2015) The rapidly evolving therapies for advanced melanoma – towards immunotherapy. Molecular targeted therapy, and beyond. Crit Rev Oncol Hematol. pii:S1040 – 8428(15)30091 – 3. doi:016/j. critrevonc. 2015. 12. 002.

3. Garon EB(2015) Current perspectives in immunotherapy for non – small cell lung cancer. Semin Oncol 42 (Suppl 2):S11 – 8. doi:10. 1053/j. seminoncol. 2015. 09. 019 Epub 2015 Sep 11

4. Ataka S, Nishio M, Hida T, et al(2015) Phase Ⅱ study of anti – PD – 1 antibody nivolumab for Japanese patients with non small cell lung cancer. The 56th annual meeting of lung cancer (abstract) http:// www. haigan. gr. jp/journal/am/2015a/15a_ws040WS4 – 1. html.

5. Herbst RS, LoRusso PM, Purdom M et al(2003) Dermatologic side effects associated with gefitinib therapy: clinical experience and management. Clin Lung Cancer 4:366 – 369

6. Tsimboukis S, Merikas I, Karapanagiotou EM et al(2009) Erlotinib – induced skin rash in patients with non – small – cell lung cancer: pathogenesis, clinical significance, and management. Clin Lung Cancer 10:106 – 111.

7. Lacouture ME, Schadendorg D, Chu CY et al(2013) Dermatologic adverse events associated with afatinib: an oral ErbB family blocker. Expert Rev Anticancer Ther 13(6):721 – 728. doi:10. 1586/era. 13. 30 Epub 2013 Mar 18.

8. Lacouture ME, Anadkat MJ, RJ E et al(2011) Clinical practice guidelines for the prevention and treatment of EGFR inhibitor associated dermatologic toxicities. Support Care Cancer 19:1079 – 1095.

9. Acharyya S, Sau S, Dasgupta P et al(2012) Skin rash as a surrogate marker of clinical response of targeted therapy using gefitinib in advanced or metastatic non – small – cell lung cancer – a retrospective study. J Indian Med Assoc 110:474 – 493.

10. Perez – Soler R, Chachoua A, Hammond LA et al(2004) Determinants of tumor response and survival with erlotinib in patients with non – small – cell lung cancer. J Clin Oncol 22:3238 – 3247.

11. Li T, Perez – Soler R(2009) Skin toxicities associated with epidermal growth factor receptor inhibitor. Target Oncol 4:107 – 119.

12. Yamazaki N,Muro K(2007) Clinical management of EGFRI dermatologic toxicities：the Japanese perspective. Oncology 21(11Suppl 5)：27 – 28.

13. Common terminology Criteria for Adverse Events(Version 4. 0). National Cancer Institute Web site. https：// ctep. cancer,gov/frms/CTCAE – Index. pdf.

14. Rhee J,Oishi K,Garey J et al(2001) Management of rash and other toxicities in patients treated with epidermal growth factor receptor – targeted agents. Clin Colorectal Cancer 5(suppl2)：S101 – S106.

15. Cooper JA,White DA,Matthay RA et al(1986) Drug induced pulmonary disease. Part 1：cytotoxic drugs. Am Rev Respir Dis 133：321 – 340.

16. Ando M,Okamoto I,Yamamoto N et al(2006) Predictive factors for interstitial lung disease,antitumor response,and survival in non – small – cell lung cancer patients treated with gefitinib. J Clin Oncol 24：2549 – 2556

17. Kudo S,Kato H,Nishiwaki Y et al(2008) Interstitial lung disease in Japanese patient with lung cancer. Am J Respir Crit Care Med 177：1348 – 1357.

18. Pharmaceuticals and Meical Devices Agency(2004),Reports on Iressa Tablets 250 retrospective study(special intervention). In：Pharmaceuticals and Medical Devices Safety Information. No. 206 October 2004. https：// pmda. go. jp. /english/service/pdf/precautions/PMDSI – 206. pdf

19. Saito Y,Gemma A(2012) Current status of DILD in molecular targeted therapies. Int J Clin Oncol 17：534 – 541.

20. Nakagawa K,Kudo S,Ohe Y et al(2012) Postmarketing surveillance study of erlotinib in Japanese patients with non – small – cell lung cancer(NSCLC)：an interim analysis of 3488 patients(POLARSTAR). J Thorac Oncol 7：1296 – 1303.

21. Kubota K,Nishiwaki Y,Tamura T et al(2008) Efficacy and safety of erlotinib monotherapy for Japanese patients with advanced non – small – cell lung cancer：a phase Ⅱ study. J Thorac Oncol 3：1439 – 1445.

22. Willemsen AE,Grutters JC,Gerritsen WR et al(2015) mTOR inhibitor – induced interstitial lung disease in cancer patients：comprehensive review and a practical management algorithm. Int J Cancer. doi：10. 1002/ ijc. 29887.

23. Travis WD,Costabel U,Hansell DM et al(2013) An official American thoracic Society/European Respiratory Society statement：update of the international multidiscip linary classification on the idiopathic interstitial pneumonia. Am J Repir Crit Care Med 188：733 – 748.

24. Muller NL,White DA,Jiang H et al(2004) Diagnosis and management of drug – associated interstitial lung disease. Br J Cancer Suppl 2：S24 – S30.

25. Kubo K,Azuma A,Kanazawa M et al(2013) Consensus statement for the diagnosis and treatment of drug – induced lung injury. Respir Investig 51：260 – 277.

26. Perrillo RP,Gish R,Falck – Ytter YT et al(2015) American gastroenterological association institute technical review on prevention and treatment of hepatitis B virus reactivation during immunosuppressive drug therapy.

Gastroenterology 148：221 – 244.

27. Shah NT，Kris MG，Pao W et al（2005）Practical management of patients with non – small – cell lung cancer treated with gefitinib. J Clin Oncol 23：165 – 174.

28. Sandler AB（2006）Nondermatologic adverse events associated with anti – EGFR therapy. Oncology Suppl 20：35 – 40

29. Oonuma H，Kato J，Koyama K et al（2015）Corticosteroid therapy for crizotinib – induced，allergy – mediated liver injury：a case report. JJLC 55：48 – 52.

30. JSH Guidelines for the Management of Hepatitis B Virus Infection（2014）Drafting Committee for Hepatitis Management Guidelines and the Japan Society of Hepatology. https：//www. jsh. or. jp/medical/guidelines/jsh _guidlines/hepatitis_b. doi：10. 1111/hepr. 1226

31. NCCN Clinical Pactice Gidelines in oncology Antiemesis. – Ver. 2 2013. http：//www. nccn. org/professionals/ physician_gls/f_guidelines. asp

32. Yang JC，Reguart N，Barinoff J et al（2013）Diarrhea associated with afatinib：an oral ErbB family blocker. Expert Rev Anticancer Ther 13：729 – 736.

33. Bensen AB，Ajani JA，Catalano RB et al（2004）Recommended guide lines for the treatment of cancer treatment – induced diarrhea. J Clin Oncol 22：2918 – 2916.

34. Chen HX，Cleck JN（2009）Adverse effects of anticancer agents that target the VEGF pathway. Nat Rev Clin Oncol 6：465 – 477.

35. Syrigos KN，Karapanagiotou E，Boura P et al（2011）Bevacizumab – induced hypertension：pathogenesis and management. BioDrugs 25：159 – 169.

36. Yang JC，Haworth L，Sherry RM et al（2003）A randomized trial of bevacizumab，an anti – vascular endothelial growth factor antibody，for metastatic renal cancer. N Engl J Med 349：427 – 434 T.

37. Ranpura V，Pulipati B，Chu D et al（2010）Increased risk of high – grade hypertension with bevacizumab in cancer patients：a meta – analysis. Am J Hypertens 23：460 – 468.

38. Guideline for management of hypertension 2014. The Japanese Society of Hypertension. https：// www. jpnsh. jp.

39. Izzedine H，Ederhy S，Goldwassser F et al（2009）Management of hypertension in angiogenesis inhibitor – related patients. Ann Oncol 20：807 – 8115.

40. Mir O，Coriat R，Ropert S et al（2012）Treatment of bevacizumab – induced hypertension by amlodipine. Investig New Drugs 30：702 – 707.

41. Niho S，Kunitoh H，Nokihara H et al（2012）Randomized phase Ⅱ study of first – line carboplatin – paclitaxel with or without bevacizumab in Japanese patients with advanced non – squamous non – small – cell lung cancer. Lung Cancer 76：362 – 367.

42. Abu – Hejleh T，Mezhir JJ，Googheart MJ et al（2012）Incidence and management of gastrointestinal perforation from bevacizumab in advanced cancers. Curr Oncol Rep 14：277 284 43. Kamba T，McDonald DM（2007）

Mechanisms of adverse effects of anti – VEGF therapy for cancer. Br J Cancer 96:1788 – 1795.

44. Johnson DH,Fehrenbacher L,Novotnt WF et al(2004) Randomized phase Ⅱ trial comparing bevacizumab plus carboplatin and paclitaxel with carboplatin and paclitaxel alone in previously untreated locally advanced or metastatic non – small – cell lung cancer. J Clin Oncol 2:2184 – 2191.

45. Reck M,Barlesi F et al(2012) Predicting and managing the risk of pulmonary haemorrhage in patients with NSCLC treated with bevacizumab: a consensus report from a panel of experts. Ann Oncol 23:1111 – 1120.

46. Sandler AB,Schiller JH,Gray R et al(2009) Retrospective evaluation of the clinical and radiographic risk factors associated with severe pulmonary hemorrhage in first – line advanced,unresectable non – small – cell lung cancer treated with carboplatin and paclitaxel plus bevacizumab. J Clin Oncol 27:1405 – 1412.

第 3 篇

评 估

第 17 章

分子靶向治疗患者的健康相关生活质量

Shinji Nakamichi,Kaoru Kubota

摘要

生活质量(quality of life,QOL)在医学中被评价为健康相关 QOL(health - related QOL,HRQOL)。HRQOL 是患者报告结果(patient - reported outcomes,PROs)的一个组成部分。使用经过验证值得信任的 QOL 工具评估,HRQOL 可以是一个真实的临床研究终点。临床试验通常将 HRQOL 作为次要终点。HRQOL 的改善对于延长无疾病进展生存时间(PFS)具有临床意义。近来,多项随机对照临床试验甚至以 QOL 为主要研究终点。一项转移性非小细胞肺癌(NSCLC)的随机对照研究中,患者早期姑息治疗(early palliative care,EPC)联合标准肿瘤治疗对比单纯标准肿瘤治疗,结果显示 EPC 能显著改善患者的 QOL 和情绪,中位总生存期(OS)也更长。数据表明,生活质量与 OS 高度相关,晚期肺癌患者应将生活质量评价纳入肿瘤临床中。为了优化患者管理,有效的沟通是必要的。基于共享协议的沟通技能培训(communication skill training,CST)方案对肿瘤医生和癌症患者而言都是有用的。由于医生往往专注于与癌症相关的结果,往往忽视了对患者 QOL 的评估,所以评估 QOL 的工具将有助于提高晚期肺癌患者的护理质量。

关键词

生活质量(QOL);健康相关生活质量(HRQOL);患者报告结果(PROs);早期姑息治疗(EPC);沟通技能培训(CST)

S. Nakamichi, M. D. · K. Kubota, M. D., Ph. D. (⊠)

Department of Pulmonary Medicine and Oncology, Graduate School of Medicine,

Nippon Medical School, 1 - 1 - 5 Sendagi, Bunkyo - ku, Tokyo 113 - 8603, Japan

e - mail: kkubota@ nms. ac. jp

17.1　QOL 和 HRQOL 的定义

生活质量(QOL)是指一个人或一个社会的总体幸福感,在字典里的解释是指在健康和幸福方面,而不是财富。另一本教科书描述了生活质量是一个普遍存在的概念,有不同的哲学、政治和健康相关的定义。由于 QOL 的概念涉及很多领域,所以肺癌患者 QOL 的评价应该局限于健康方面,即健康相关 QOL(HRQOL)。

健康被定义为是一种包括身体、精神和社交都幸福的状态,并不仅仅是指没有疾病。自1948 年以来,世界卫生组织未对健康的定义进行过修订。因此,健康相关生活质量包括个体的身体、功能、社交和情绪健康。HRQOL 是一种患者报告结果(PRO),通常通过精心设计和验证的工具(如问卷或半结构化访谈问卷)进行评估。

当我们评估 QOL 时,应该使用经过验证的 QOL 工具。

17.2　肺癌化疗与生活质量

本文将回顾肺癌化疗和生活质量的临床试验简史。在泰国[1]进行的一项前瞻性随机研究中,287 名 ECOG 评分(PS)0 ~ 1 或 2 分的晚期非小细胞肺癌患者被随机分配接受最佳支持治疗(best supportive care,BSC)或 BSC 加含顺铂联合化疗(IEP 方案:异环磷酰胺、表柔比星、顺铂;或 MVP 方案:丝裂霉素 C、顺铂、长春地辛)。卡氏评分(Karnofsky Performance Status,KPS)、泰国修订的癌症患者生活功能指数(T - FLIC)和生活质量指数(T - QLI)被用于评估 QOL。这个研究表明,含顺铂方案化疗可改善晚期 NSCLC 患者的生活质量、延长生存时间。

日本的一项 TAX JP 301 研究[2],Ⅳ期 NSCLC 患者被随机分为多西他赛 60mg/m² 联合顺铂或长春新联合顺铂两组,多西他赛联合顺铂组 OS 和客观有效率(ORR)明显优于对照组,QOL 也更好。

四臂合作研究(FACS)是日本的一项随机非劣效性临床试验[3],在初治的晚期 NSCLC 患者中,对比 3 种铂类联合治疗方案(卡铂联合紫杉醇、顺铂联合吉西他滨、顺铂联合长春瑞滨)与顺铂联合伊立替康(IP)方案的疗效和毒性,研究的主要终点是 OS。虽然 4 种治疗方案耐受性都很好,但并没有达到研究想要的主要结果。QOL - ACD 开始是在日本应用发展起来的,研究发现,所有实验组患者体能上均优于 IP 组(对照组)。QOL 数据的差异可能是由于毒性的差异造成的。

另一项日本Ⅲ期 LETS 研究[4]比较口服 S－1 联合卡铂与紫杉醇联合卡铂治疗晚期非小细胞肺癌患者的疗效,结果显示 S－1 联合卡铂在 OS 方面不劣于紫杉醇联合卡铂。虽然两组患者在肺癌治疗功能评价量表(Functional Assessment of Cancer Therapy－Lung,FACT－L)方面没有差异,但 S－1＋卡铂治疗组在 FACT/GOG NTX(11 项 FACT/妇科肿瘤组－神经毒性)量表评分中更好一些。

一项随机、开放、Ⅲ期、非劣效性临床试验(CATS 研究)中,对比 S－1 联合顺铂与多西他赛联合顺铂在晚期 NSCLC 患者中 OS 的差异[5]。QOL 也作为次要终点进行评估。结果显示S－1＋顺铂的 OS 不劣于多西他赛＋顺铂。QOL 数据采用欧洲癌症研究与治疗组织生活质量调查问卷(EORTC QLQ－C30)和 13 项肺癌专题问卷模块(EORTC QLQ－LC13)进行评估。在 EORTC QLQ－C30 表中,顺铂首次剂量后 1 周整体健康状况/QOL 评估倾向于 S－1＋顺铂。EORTC QLQ－LC 评估表中显示 S－1 加顺铂在第一次给药后 1 周,及在第二次给药结束时都更好一些(图 17.1)。

Iressa 泛亚研究(IPASS)也评估了患者生活质量[6]。研究使用 FACT－L 问卷和试验结果指数(Trial Outcome Index,TOI)评估 QOL,TOI 是身体健康、功能健康和 FACT－L 肺癌亚量表(LCS)得分的总和,并使用 LCS 评分评估患者症状。在 *EGFR* 基因突变患者中,吉非替尼 QOL 明显更好,而 *EGFR* 突变阴性患者的情况则相反。

NEJ002 研究也证实了吉非替尼在 *EGFR* 基因突变阳性患者的生活质量优势[7]。研究分析 148 例患者(吉非替尼组 72 例,卡铂＋紫杉醇组 76 例)的生活质量数据,吉非替尼相对化疗更能延缓患者身体和生活质量的恶化。

LUX－lung 3 研究表明[8],与顺铂联合培美曲塞治疗 *EGFR* 基因突变阳性的 NSCLC 患者相比,PRO 数据更倾向于推荐使用阿法替尼。肺癌症状及健康相关生活质量采用 EORTC QLQC30 和 EORTC QLQ－LC 13 问卷进行评估。对咳嗽、呼吸困难和疼痛的分析是预先设计好的,包括患者在治疗中症状改善的百分比、症状恶化的时间以及症状随时间的变化情况。与化疗相比,一线阿法替尼能更好地控制咳嗽和呼吸困难,但腹泻、吞咽困难和口腔疼痛更严重。与化疗相比,阿法替尼也能改善患者整体健康状况/生活质量。这些数据表明,分子靶向治疗明显改善了具有驱动癌基因的患者的生活质量。

目前,QOL 已经作为研究次要终点的重要评估数据。甚至,最近的一些研究将生活质量作为主要终点。ERACLE 研究[9]是一项随机试验,比较顺铂联合培美曲塞与卡铂、紫杉醇联合贝伐单抗的疗效。主要终点为维持 12 周治疗后两组间的生活质量差异,采用 EuroQoL 5维指数(EQ5D－I)和 EQ5D－I 视觉模拟量表(EQ5D－VAS)进行测量。虽然两组在 EQ5D－VAS 量表评估上没有差异,但 EQ5D－I 量表数据更倾向于顺铂联合培美曲塞方案。

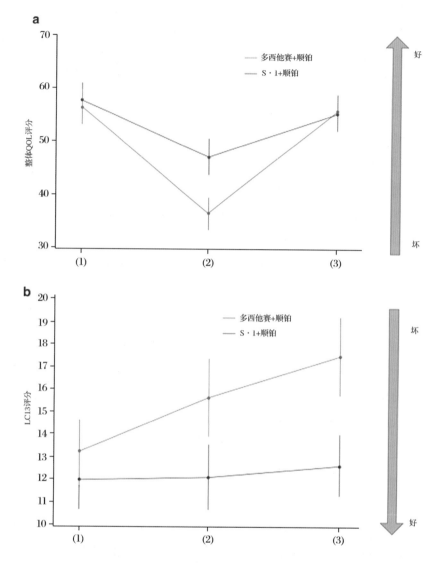

图 17.1　生活质量评估。患者三次的反应:(1)每次治疗前;(2)第一剂顺铂给药后 1 周;(3)第二次疗程结束。(a) EORTC QLQ - C30 整体健康状况/生活质量评分变化(29 和 30 项)。(b) EORTC QLQ - LC 13 的评分变化(根据参考文献[5]进行修改)

17.3　晚期肺癌患者的姑息治疗

Temel 及其同事设计了一项著名的随机试验[10],在晚期 NSCLC 患者中将早期姑息治疗(early palliative care,EPC)联合标准肿瘤学治疗,与标准肿瘤学治疗相比较。研究的主要终点是随机后 12 周的 QOL。本研究发现 EPC 显著改善了患者的生活质量。EPC 组抑郁程度较低,晚期护理质量也较好。EPC 组中位 OS 明显更长(11.6 个月 *vs* 8.9 个月,P = 0.02)。

姑息治疗团队对患者的身心症状进行控制,确立护理目标,协助患者决策。EPC 组患者对预后的判断较标准治疗组更为准确[11]。选择入组 EPC 组的患者死亡前 60 天内接受的细胞毒性化疗少于标准治疗组。患者的这些数据表明,对 EPC 组患者可以做出更合适的决策(图 17.2)。

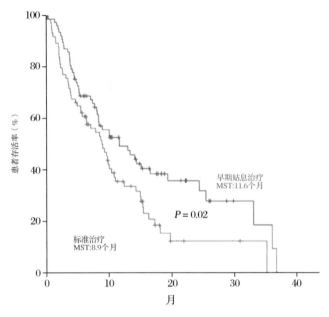

图 17.2　早期姑息治疗可以改善生活质量(根据文献[10]修改)

另一项随机研究是在标准肿瘤治疗基础上对比早期和晚期(3 个月后)接受姑息治疗的效果[12]。结果显示,早期参与的患者的报告结果和医疗资源使用在统计学上没有差异,但是,与 3 个月后才开始进行姑息治疗的患者相比,早期入组者的 1 年存活率有所提高。

EPC 研究表明,应将有心理社会支持的早期症状管理、对患者早期疾病的了解和辅助决策作为循证证据支持的患者管理内容。

17.4　沟通技能培训

为了改善患者的管理,有效的沟通至关重要。在日本,基于患者对突发坏消息的接受程度,开发了一种名为"SHARE 协议"的沟通技能培训项目。SHARE 协议包括 4 个部分:建立一个支持性的访谈环境,考虑如何传达坏消息,讨论患者想要知道的其他信息,提供安慰和处理患者的情绪与移情反应。SHARE 协议强调基于患者喜好的安慰和情感支持。采用 SHARE 协议,开展了一项为在日本国家癌症中心工作的肿瘤医生进行交流技能培训(communication skill training, CST) 的随机试验[13]。肿瘤医生被随机分为 CST 组和对照组,两组均由专家及本人进行交流技能培训前、后评估。研究人员还对他们的患者进行了抑郁、焦虑、沟通满意度和对肿瘤医生信任度的评估。CST 项目包括 1 小时的讲座、30 分钟的演示视频、1 小时的模拟患者角色扮演,共 8 次,2 天 10 小时的时间。30 名肿瘤医生参与了这项研究,两组医生在年龄、临床经验、性别、专科等方面相似。通过自我评价和专家评价,显著提高了医师的工作绩效。总共 601 例患者接受了评估,两组患者年龄、性别相似。在 CST 组中,更多的患者接受外科肿瘤治疗和目前的治疗。HADS 是一种自我管理和评估患者痛苦情绪的标准工具。经在 CST 组接受过培训的肿瘤医生治疗的患者,对 HADS 抑制评分和对肿瘤医生的信任,都非常满意。有趣的是,在接受 CST 组培训后,医生的会诊时间并无明显差异。这是第一个证实 CST 改善患者预后的研究。基于患者偏好的 CST 方案对肿瘤医生和癌症患者均有效(表 17.1)。

表 17.1 沟通技能培训的 SHARE 模型

组成	描述
S	建立支持性访谈环境(如亲切问候、注视患者的眼睛和面部)
H	考虑如何传达坏消息(例如,在没有开场白的情况下不要开始谈坏消息,检查谈话的节奏是否太快)
A	讨论患者想知道的其他信息(例如,全面回答患者的问题,解释可以选择的其他方法)
RE	为患者提供安慰,用移情反应来处理患者的情绪(例如,出于对患者情绪的关心而保持沉默,接受患者情绪的表达)

17.5 小结

2011 年,美国临床肿瘤学会(American Society of Clinical Oncology, ASCO)建议,在晚期癌症护理过程中,QOL 应成为明确的优先事项,这包括癌症结局和患者预后[14]。癌症结局包括治疗反应、治疗反应的持续时间和复发时间。患者预后包括生存率和生活质量。这些都是真实的终点。

不幸的是,医生往往专注于癌症相关的结果,往往忽视了对生活质量的评估。事实上,在繁忙的临床工作中,对患者的多维生活质量进行评估是相当困难的。

为了评估日常肿瘤治疗中采用 QOL 的效果,我们研究小组已经开始了一项随机试验,利用目前使用的护理记录,分使用或不使用 QOL 工具两组。主要研究结果是患者与沟通者相互间沟通的内容。

　　治疗的选择必须由患者的意愿、患病状态、社会背景如家庭、工作、生活方式等,以及医疗状况来决定,因为生活质量和日常生活都会被治疗显著改变。未来的方向将开发更多新的工具,在临床实践中更多地了解患者和帮助医生。

参考文献

1. Thongprasert S,Sanguanmitra P,Juthapan W et al(1999) Relationship between quality of life and clinical outcomes in advanced non – small cell lung cancer:best supportive care(BSC) versus BSC plus chemotherapy. Lung Cancer 24:17 – 24

2. Kubota K,Watanabe K,Kunitoh H et al(2004) Phase Ⅲ randomized trial of docetaxel plus cisplatin versus vindesine plus cisplatin in patients with stage IV non – small – cell lung cancer:the Japanese Taxotere Lung Cancer Study Group. J Clin Oncol 22:254 – 261

3. Ohe Y,Ohashi Y,Kubota K et al(2007) Randomized phase Ⅲ study of cisplatin plus irinotecan versus carboplatin plus paclitaxel,cisplatin plus gemcitabine,and cisplatin plus vinorelbine for advanced non – small – cell lung cancer:Four – Arm Cooperative Study in Japan. Ann Oncol 18:317 – 323

4. Okamoto I,Yoshioka H,Morita S et al(2010) Phase Ⅲ trial comparing oral S – 1 plus carboplatin with paclitaxel plus carboplatin in chemotherapy – naïve patients with advanced non – smallcell lung cancer:results of a west Japan oncology group study. J Clin Oncol 28:5240 – 5246

5. Kubota K,Sakai H,Katakami N et al(2015) A randomized phase Ⅲ trial of oral S – 1 plus cisplatin versus docetaxel plus cisplatin in Japanese patients with advanced non – small – cell lung cancer:TCOG0701 CATS trial. Ann Oncol 26:1401 – 1408

6. Mok TS,Wu YL,Thongprasert S et al(2009) Geftinib or carboplatin – paclitaxel in pulmonary adenocarcinoma. N Engl J Med 361:947 – 957

7. Oizumi S,Kobayashi K,Inoue A et al(2012) Quality of life with geftinib in patients with EGFR – mutated non – small cell lung cancer:quality of life analysis of North East Japan Study Group 002 Trial. Oncologist 17:863 – 870

8. Yang JC,Hirsh V,Schuler M et al(2013) Symptom control and quality of life in LUX – Lung 3:a phase Ⅲ study of afatinib or cisplatin/pemetrexed in patients with advanced lung adenocarcinoma with EGFR mutations. J Clin Oncol 31:3342 – 3350

9. Galetta D,Cinieri S,Pisconti S et al(2015) Cisplatin/pemetrexed followed by maintenance pemetrexed versus carboplatin/paclitaxel/bevacizumab followed by maintenance bevacizumab in advanced nonsquamous lung cancer:the GOIM(Gruppo Oncologico Italia Meridionale) ERACLE Phase Ⅲ randomized trial. Clin Lung

Cancer 16：262 – 273

10. Temel JS，Greer JA，Muzikansky A et al（2010）Early palliative care for patients with metastatic non – small – cell lung cancer. N Engl J Med 363：733 – 742

11. Temel JS，Greer JA，Admane S et al（2011）Longitudinal perceptions of prognosis and goals of therapy in patients with metastatic non – small – cell lung cancer：results of a randomized study of early palliative care. J Clin Oncol 29：2319 – 2326

12. Bakitas MA，Tosteson TD，Li Z et al（2015）Early versus delayed initiation of concurrent palliative oncology care：patient outcomes in the enable iii randomized controlled trial. J Clin Oncol 33：1438 – 1445

13. Fujimori M，Shirai Y，Asai M et al（2014）Effect of communication skills training program for oncologists based on patient preferences for communication when receiving bad news：a randomized controlled trial. J Clin Oncol 32：2166 – 2172

14. DeVita VT Jr，Lawrence TS，Rosenberg SA（2011）DeVita，Hellman，and Rosenberg's cancer：principles and practice of oncology，9th edn. Wolters Kluwer Health/Lippincott Williams & Wilkins，Philadelphia

第 18 章

基因标记

Hideki Ujiie, Daiyoon Lee, Tatsuya Kato, and Kazuhiro Yasufuku

摘要

　　在过去的十年中,以限制原发和转移性肿瘤的扩散和进展为目的的癌症疗法数量有所增加。这些疗法的共同特征是通过不同通路靶向肿瘤的进展通路,这对于防止肿瘤扩散和传播是至关重要的。基因表达谱分析的最新进展已经成为鉴定新的癌症靶点的基础,因此,已经出现了新的靶向治疗方法,如基因表达阵列、DNA测序等,这些方法加强了我们对癌症遗传学的理解。可以从分子水平理解和研究现代肿瘤病理学,从免疫组织化学(IHC)生物标志物到基因标记分类和基因突变,所有这些都为我们提供了重要的提示,即哪些患者会对靶向治疗方案有相应反应。本文简要讨论目前临床上常用的靶向治疗类型,并介绍免疫组织化学、基因表达和DNA测序技术的简要背景,进一步探讨如何指导治疗,并关注适当的靶向治疗及其抑制的途径。已有许多通过预后基因表达标记来预测非小细胞肺癌(NSCLC)存活率的报道。我们专注于基因表达谱作为预测和预后生物标志物在非小细胞肺癌中的作用,及其在未来几年中在个性化治疗中的潜在用途。

关键词

　　基因标记;非小细胞肺癌;二代测序;免疫组织化学;基因表达;基因扩增

H. Ujiie, M. D., Ph. D. (✉)
Division of Thoracic Surgery, Toronto General Hospital, University Health Network,
University of Toronto, Toronto, ON, Canada

Latner Thoracic Surgery Research Laboratories, University Health Network, University of
Toronto, Toronto, ON, Canada
e – mail: Hideki. Ujiie@ uhn. ca; Hideki_Ujiie@ hotmail. com

D. Lee, MSc ・T. Kato, M. D., Ph. D. ・K. Yasufuku, M. D., Ph. D.
Division of Thoracic Surgery, Toronto General Hospital, University Health Network,
University of Toronto, Toronto, ON, Canada

18.1　引言

肺癌是全球癌症相关死亡的主要原因[1]。随着美国肺部筛查试验结果和医疗保险和医疗补助服务中心最近批准的 CT 筛查,我们预计能够检测和治疗早期肺癌[2-4]。尽管手术切除具有治疗意义,但是肿瘤的复发和转移仍然是早期肺癌患者癌症相关死亡的主要原因[5,6]。而且,肺癌常常至进展期时才被发现,由于其潜在的转移而使治疗更具挑战性。特别是存在区域淋巴结转移的患者,5 年生存率低,预后差[7]。尽管手术、化学疗法和放射疗法取得了进展,但肺癌存活率并未产生明显改善,这也促使人们寻求治疗肺癌的其他策略。这需要更好地了解肺癌的发病机制,并确定新的治疗靶点。

Hanahan 和 Weinberg 在 2011 年定义的癌症特征详细概述了肿瘤细胞成功定植原发性和转移性肿瘤部位的生物学特征[8]。无数错综复杂的信号转导途径构成了肿瘤这些生物学特性的基础,对肿瘤的生长和转移极为关键,因此,它们也成为开发癌症靶向疗法的基本框架。当考虑到为每个确定的癌症靶点开发治疗方案时这一点最为明显[8]。尽管有这种可观的进展,研究人员和临床医生仍然试图了解何时、如何以及向谁提供特定的治疗方法,特别是当患者对靶向治疗耐药时需寻找其他的替代治疗方案[9]。

在本世纪来临之前,癌症治疗方案仅限于化疗、放疗、手术和内分泌治疗。内分泌治疗是第一种癌症靶向治疗,起源于乔治·托马斯·比森在 1896 年的开创性研究[10]。虽然他对雌激素抑制的机制没有广泛的了解,但他在 1896 年对患有复发性乳腺癌的女性患者进行了双侧卵巢切除术,随后达到完全缓解并在术后存活了 4 年。在过去 15~20 年间,靶向治疗的数量大大增加,并且已开发出 3 种主要类别的药物用于临床:单克隆抗体[11]、小分子抑制剂[12]和融合蛋白[13]。这些疗法有多种形式,但可以根据其作用机制或生物学靶标进一步分组,包括激素疗法,信号转导抑制剂,基因表达调节剂,血管生成抑制剂,免疫疗法,单克隆抗体和诱导凋亡的药物。然而这些并不完整,由于大规模基因组分析的贡献,靶向治疗的类别和形式在不断扩大[14]。

尽管开发了大规模的基因组分析平台,通过免疫组化对肿瘤生物标志物染色(及其随后的病理学表现)仍然在为癌症患者选择正确的治疗方法中起关键作用。固定后,将肿瘤浸入液体石蜡中,使其硬化以便于切片。切割薄的组织切片(直径 4~5μm)并与一抗和标记的二抗一起温育,之后评估所得的组织染色,然后通过染色的强度和数量来确定某种疗法是否适合患者。在过去的 10~15 年中已经证明,在某些情况下,蛋白质生物标志物提供的预后信息与基于 RNA 的基因表达特征提供的信息相当甚至更差[15]。1995 年,第一项利用 cDNA

微阵列的研究调查了基因表达模式[16],标志着在接下来的 20 年中一项改变科学研究界的技术的到来。从那以后,表达式阵列的使用和常规应用呈指数级增长。通常微阵列分析研究需要用新鲜的冷冻肿瘤样本,但由于石蜡包埋材料会导致 RNA 的质量有差异[17],现有分离技术和分析的改进已经在试图缓解这一问题[18]。在 RNA 分离(并转化为 cDNA)后,将肿瘤样品应用于基因芯片阵列,其中结合的 cDNA 的荧光强度反映基因转录物的表达。通过微阵列扫描仪在数学上理解这种强度,并且在数据标准化之后,生物信息学家使用 3 种主要策略之一来定义基因标记:自上而下,自下而上和候选基因方法[19]。

与基因表达阵列类似,DNA 测序技术的使用在过去十年中急剧增加。从 1977 年噬菌体 DNA 的最初测序到整个人类 2005 年基因组注释,DNA 测序对我们理解肿瘤生物学产生了深远的影响[20]。对于癌症标本的测序,从肿瘤和生殖细胞中提取 DNA 以确定哪些突变是肿瘤特异性的[21]。一旦获得,通过扩增 DNA,并通过测序仪确定单个 DNA 碱基的身份[22]。在对参考基因组进行排列后,使用肿瘤 DNA 特异性突变来了解哪些基因或通路发生了变化,并通过无进展生存期(PFS)和总生存期(OS)的分析来解释它们与患者预后的关系。微阵列和测序技术的基本目标是确定患者亚组①可以不必选择有毒化学治疗或靶向药物治疗方案;②需要更积极或有针对性的治疗策略;最重要的是,③基于其肿瘤的遗传特征对特定药物敏感或耐受。如果药物的特定目标未知或表征不明确,终将会发生临床问题。因此更好地了解药物的作用机制及其相关的生物学效应是必需的。这也证明了评估所管理的临床试验药物效果的重要性,应该是包括基因组学、蛋白质组学和功能图像分析在内的现代分析策略的目标。预计到 2025 年,全球癌症将从 1410 万(2012 年)增加到每年超过 2000 万新病例[23,24]。根据目前的死亡率统计数据估计,2012 年癌症是导致 820 万人死亡的原因。此外,肺癌、前列腺癌和结肠直肠癌是男性中最常见的癌症,而乳腺癌、结直肠癌和子宫颈癌是女性中最常见的癌症。

最近,有几篇文章提到了肺癌的基因标记[25]。

在本章中,我们将概述靶向疗法在非小细胞肺癌治疗中的使用和发展;阐述目前如何进行治疗决策,相关的靶向治疗,以及在可能的情况下,如何将最近的大规模基因组分析检测结果纳入当前和未来的治疗决策。

18.2　非小细胞肺癌

18.2.1　背景

肺癌是世界上最常见的癌症,占男性癌症的首位,是女性第三常见的癌症。就死亡率而言,肺癌是全球癌症相关死亡的首要原因[24]。超过50%的肺癌患者在诊断时已经有远处转移,并且仅25%的患者是局限期病变且适合采用手术治疗。对淋巴结阳性(Ⅱ期和Ⅲ期)的患者进行基于顺铂的辅助化疗,5年生存率仅增加4%。即使在转移性疾病中,铂类也是肺癌治疗的核心药物,临床实践中,其中位和5年OS分别为10个月和<5%。从组织学的角度来看,大约85%的肺癌患者为非小细胞表型,如腺癌(ADC),占病例的50%以上,鳞状细胞癌(SqCC)或非小细胞肺癌(NSCLC)也属于此类型。

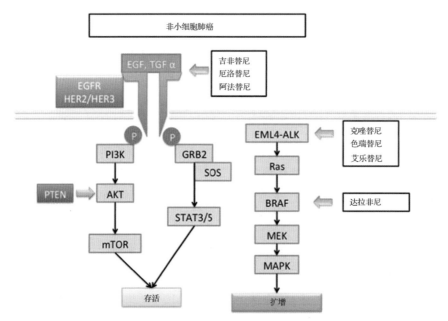

图18.1 肺癌靶向治疗中各类靶向治疗途径及靶向药的作用通路。EFG:表皮生长因子;TGF‐α:转移生长因子;EGFR:表皮生长因子受体;HER2/3:人表皮生长因子受体2/3;PI3K:磷脂酰肌醇‐4,5‐双磷酸3‐激酶;SOS:七子少鸟嘌呤核酸交换因子;GRB2:生长因子受体‐结合蛋白2;PTEN:磷酸酶和张力蛋白基因;mTOR:哺乳动物雷帕霉素靶点;STAT3/5:信号转导和转录活化因子3/5;EML4‐ALK:EML4‐间变性淋巴瘤激酶;BRAF:B‐Raf原癌基因,丝氨酸/苏氨酸激酶;MEK:MAPK/Erk激酶;MAPK:促分裂原激活蛋白激酶

虽然肺癌的主要病因是吸烟,但大约15%的肺癌患者从未接受或只是间歇性地接触过烟草烟雾。在这一特定主题组中,需常规检测可靶向治疗的突变,如表皮生长因子受体(EGFR)基因的突变和间变性淋巴瘤激酶(ALK)基因的重排(图18.1)。由于这些突变很少(<1%)发生在纯鳞癌中,因此建议在非鳞NSCLC的常规诊断检查中进行靶向分子检测[26]。此外,评估所有分子靶向药物可用于转移性肺癌。即使存在可靶向的基因改变,最近的证据也不支持在辅助治疗中使用特异性抑制剂,这主要是由于缺乏设计具有足够能力来检测显著存活差异的试验。表18.1列出了用于治疗NSCLC患者的靶向治疗的总结。

表 18.1 非小细胞肺癌非特指型(NSCLC – NOS)的靶向治疗

治疗类型	治疗药物	分型	靶标	证据
抗 – EGFR 治疗	吉非替尼	小分子抑制剂	EGFR 蛋白	与单独化疗相比,厄洛替尼[28,52],吉非替尼[30-32],阿法替尼[33,34] 可提高 EGFR 突变患者 PFS 而非 OS
	厄洛替尼	小分子抑制剂	EGFR 蛋白	
	阿法替尼	小分子抑制剂	EGFR 和其他 ERBB 家族成员	
ALK 抑制剂	克唑替尼	小分子抑制剂	EML4 – ALK 激酶活性	与一线和二线化疗相比,克唑替尼可提高 ALK 重排患者的 RR 和 PFS,但 OS 无差异[38,39]
多激酶抑制剂	达拉菲尼	小分子抑制剂	BRAF V600E 突变	达拉菲尼可提高 BRAF V600E 突变肺癌患者的 RR 和 PFS[44]
	凡德他尼	小分子抑制剂	RET 激酶活性	凡德他尼有显著的抗肿瘤活性[46]
免疫检查点抑制剂	纳武单抗	单克隆抗体	PD1	与二线多西他赛化疗相比,Nivolumab 可提高鳞癌患者 OS[47]

NSCLC:非小细胞肺癌;RR:缓解率;PFS:无进展生存期;OS:总生存期;EGFR:表皮生长因子受体,PD1:程序性细胞死亡受体 – 1;EML4 – ALK:EML4 – 间变性淋巴瘤激酶;RET:转染重排

18.3 靶向治疗

18.3.1 抗 EGFR

EGFR 途径的激活影响几种致癌过程,包括细胞增殖、抗凋亡、迁移、侵袭和血管生成。EGFR 蛋白在大约 85% 的 NSCLC 中表达,并且由于小分子酪氨酸激酶抑制剂(TKI)吉非替

尼、厄洛替尼和阿法替尼的发展,EGFR 已成为肺癌治疗的重要靶标。吉非替尼和厄洛替尼是特异性靶向 EGFR 蛋白的可逆性抑制剂,而阿法替尼是一种不可逆的抑制剂,与 EGFR 和 ERBB 家族的其他成员共价结合,包括 HER2、ERBB3 和 ERBB4。研究表明,编码酪氨酸激酶结构域的外显子中存在突变,促使其翻译的蛋白质具有肿瘤驱动因子的功能,但对 TKI 敏感。已经在 EGFR 基因中鉴定了 40 多个不同的突变位点,最常见的是第 19 号外显子(Del19)的缺失和第 21 号外显子的点突变(L858R),这些占所有检测到的突变的 85% 以上[27]。*EGFR* 突变可见于大约 17% 的高加索人和 40% 的东亚肺腺癌患者,并且在非吸烟者中更常见。基于 PCR 的 *EGFR* 突变检测常规用于非鳞 NSCLC 的诊断中[26]。EGFR – TKI 在携带 *EGFR* 突变的进展期肺癌患者中显著的临床疗效已在多项临床试验中被证实,超过 1800 例患者被随机分配接受 EGFR – TKI(厄洛替尼[28,29]、吉非替尼[30-32]或阿法替尼[3])或传统的以铂类为基础的化疗。与单独化疗相比,TKI 在所有研究中的 PFS 都具有相当大的优势,TKI 和化疗的中位 PFS 分别为 9.2 ~ 13.6 和 4.6 ~ 6.9 个月。最后,就 OS 而言,所有试验都表现出 TKI 和化疗的结果相似,可能是由于大量患者在化疗进展后交叉到 TKI 组。然而,值得注意的是,综合分析两项比较阿法替尼与化疗的临床试验,在伴有 EGFR 最常见突变(Del19 和 L858R)的患者中(89%),阿法替尼组中位 OS 有 3 个月微弱而有统计学意义的优势[34]。为了改善一线化疗中 TKI 的活性,还研究了组合策略。在最近的一项研究中,厄洛替尼单独使用或与抗血管内皮生长因子(VEGF)抗体贝伐单抗联合使用作为 *EGFR* 突变肺腺癌患者的一线化疗[35]。厄洛替尼联合贝伐单抗的中位 PFS 与单独使用厄洛替尼相比几乎翻倍(16.0 个月 *vs* 9.7 个月)。OS 数据在发布时尚未达到。正在进行进一步探讨该方案潜力的临床试验。尽管 EGFR – TKI 表现出高水平的活性,但肿瘤最终在接近 10 个月的中位 PFS 后进展。目前大量研究集中于了解 EGFR – TKI 耐药的机制。主要机制是第 20 号外显子获得另一个突变(T790M),其调节 ATP 结合域并显著降低 TKI 的抑制活性。在超过 50% 的 TKI 进展的患者中检测到 T790M 突变。TKI 耐药的其他潜在分子变化是 *MET* 扩增、*HER2* 扩增、*PIK3CA* 突变和组织学转化为小细胞肺癌。

最近,第三代 EGFR 抑制剂 AZD9291、rociletinib 和 HM61713 具有极其显著的疗效。这些药物专门针对 T790M 突变而设计,但对其他常见的 *EGFR* 突变也有效。目前正在进行扩展试验以及该化学物质的随机试验[36]。

18.3.2　抗 ALK

ALK 重排的发现是 NSCLC 靶向治疗领域的另一重大突破。虽然仅在 3% ~ 5% 的肺腺

癌患者中检测到这种分子变化,但是大量研究致力于有效和特异性 ALK 抑制剂的临床开发,导致第一种肺癌 ALK 抑制剂从研发(2007 年)到 2011 年美国食品和药物管理局(FDA)批准仅仅使用 4 年时间。*ALK* 基因表达为与另一基因融合的结果,最常见的是肺癌中的 *EML4*。这种融合产生具有高致癌潜力的激酶的表达,其主要参与细胞增殖(图 18.1)。用于检测肺癌中 *ALK* 改变的金标准并获得 FDA 批准的方法是分裂荧光原位杂交(FISH)测定。然而,FISH 相对昂贵并且需要训练有素的病理学家,因为可能难以识别和正确解释同一染色体内分裂信号的存在,这通常与 *ALK* 基因一起发生。最近,针对效应蛋白的 IHC 测定已经开发并大规模验证,并且可能取代 FISH 作为肺癌中 ALK 表达的标准诊断方法[37]。就临床活性而言,与一线和二线单药化疗相比,克唑替尼拥有更好的 RR 和 PFS[38,39](10.9 和 7.0 个月,PFS 7.7 和 3.0 个月)。又一次观察到克唑替尼组和化疗组之间 OS 没有差异,这可能归因于化疗组患者进展后频繁交叉到克唑替尼组。

如对 *EGFR* 突变所述,具有 *ALK* 重排的患者第一代抑制剂的耐药是一个值得关注的问题。最常见的耐药机制是发展出其他的 *ALK* 突变、*ALK* 扩增、*EGFR* 信号转导的激活和 *KIT* 扩增[40]。此外,由于克唑替尼对中枢神经系统(CNS)的渗透性差,通常观察到唯独 CNS 进展,而其他部位的肿瘤在缩小。第二代抑制剂,如色瑞替尼、艾乐替尼和 AP2613,已显示出有抗多种 *ALK* 突变的活性,可用于克唑替尼进展后的临床效应。到目前为止,除了克唑替尼外,色瑞替尼是唯一被批准的 ALK 抑制剂[41]。一些比较第二代抑制剂与化学疗法以及 ALK 抑制剂之间相邻关联的临床试验正在进行,以评估 ALK 阳性肺癌患者全身治疗的最佳顺序。

大约 1% 的肺腺癌病例有另一融合基因 *ROS1* 的重排。*ALK* 和 *ROS1* 具有 70% 的同源性,对克唑替尼具有相似的反应谱,具有相似的反应谱[42]。其他 ALK 抑制剂的开发很可能会为 *ROS1* 阳性肺癌患者的治疗带来可观的益处。

18.4 其他靶点

使用高度敏感的方法,高达 5% 的肺癌患者可检测到 *BRAF* 突变[43]。使用特异性抑制剂治疗可能是该亚组患者的有效选择,如达拉菲尼的疗效已被有 *BRAF V600E* 突变(32% RR 和 PFS 为 5.5 个月)的肺癌患者中的早期试验所证实[44]。

在肺癌中也报道存在 *RET* 重排[45]。这些是非常罕见的遗传突变(<2%),但特异性抑制剂凡德他尼对此类突变有显著的抗肿瘤活性[46]。

最后,值得强调的是,基于免疫疗法的检查点抑制剂最近在肺癌中取得了突破。靶向程序性细胞死亡受体 1(PD-1) 及其配体 PD-L1 的几种单克隆抗体目前正在临床开发中。尽管尚未确定强有力的生物标志物作为最佳患者选择的伴随诊断，但这些药物在肺癌患者中显示出独特的疗效反应和长期存活率。纳武单抗是一种抗 PD-1 抗体，最近已被 FDA 批准用于治疗肺鳞癌。批准是基于Ⅲ期试验的初步结果，其中纳武单抗在二线治疗中与多西他赛相比显示出 OS 改善[47]。

18.5　抗癌药物的开发和靶向治疗成功的策略

尽管靶向治疗确实提高了癌症患者的生存率，但转移性患者的预后仍然极差。这使人们关注开发抗癌药物的最佳方式，同时保持积极的效益-风险比。其中一种方法是确保肿瘤活检是必需的，尤其在探索性临床研究中[48]。这一发现与在肿瘤中存在的多种突变过程密切相关[49,50]，其中一个具有原发肿瘤异质性的小克隆可能获得转移能力，这在周围多数肿瘤细胞中是看不到的[51]，因此可能使得 IHC 分析不够充分。

另一种方法是确保来自临床试验的患者基线样本被正确存档和编目，从而可使这些可能在长达 4~5 年试验期中出现的具有对新特征的肿瘤生物标志物进行无计划的回顾性分析，并用于交叉验证[48]。这对于基于新发现和有用的生物标志物/突变的亚组分析有额外的益处，就像帕尼单抗和吉非替尼的验证情况一样，如果结论是获益则可以被批准为新药，否则将被拒绝。

靶向治疗成功的最终验证方法是在临床试验开始之前增加转化研究阶段。这不像采样和交付给研究人员那么简单，必须涉及多学科团队讨论，首先要强调一线或二线耐药性的潜在机制，其次，如何在基础研究方面对这些进行分析。此外，这些基因类型之间的相互作用可以采取预测分类的方法，采用某些方法识别出哪些患者可能对治疗无反应。例如，可以对有反应者与无反应者的基因表达特征或 DNA 进行测序分析，以确定哪些特定基因突变的患者对治疗无反应。

总之，这些基本思路突出了患者选择和用于治疗预测的生物标志物的确认在靶向治疗[52]方面的重要性，并标志着个体化治疗的新时代的到来[52]。作为其中的一部分，临床研究未来的方向可能包括在进行组织病理学诊断分型之前，先进行基于共同分子特征和突变类型或基于功能特性的患者亚组分类。

18.6　小结

在本章中,我们首先强调了如何检查分子标记,其次是如何将数据应用于 NSCLC 患者的临床研究和常规临床管理。分子标志物对于 NSCLC 接下来的辅助治疗选择至关重要。这些标志物还用于晚期肺癌患者的治疗指导。目前在肺癌的辅助治疗中不建议使用靶向治疗;然而,目前许多靶向药已用于转移病例。在开始进行抗 EGFR 治疗之前,建议检测 *KRAS* 基因的突变状态,因为该基因突变的患者对抗 EGFR 治疗无反应。血管生成抑制剂贝伐单抗也已被批准用于肿瘤患者治疗。然而,药物缺乏预测生物标志物意味着不可能选择更有可能对治疗有反应的患者。当贝伐单抗与最好的化疗药配伍用于几种恶性肿瘤后,并没有改善几种恶性肿瘤的 OS,因此其使用价值令人怀疑。EGFR 和 ALK 抑制剂通常用于治疗 NSCLC 患者,这意味着在开始靶向治疗之前确定患者存在基因突变和遗传变异的诊断测试(例如 qPCR 和 FISH/免疫组织化学)已经成为临床必需做的工作。

这一有力证据表明,在不久的将来,临床诊断将使用 IHC 和 RNA 以及基于 DNA 的方法来选择可能从靶向治疗方案中获益最多的患者。

参考文献

1. Siegel R, Ma J, Zou Z, Jemal A(2014) Cancer statistics, 2014. CA Cancer J Clin 64(1):9 – 29. doi:10. 3322/caac. 21208

2. National Lung Screening Trial Research, Aberle DR et al(2011) Reduced lung – cancer mortality with low – dose computed tomographic screening. N Engl J Med 365(5):395 – 409. doi:10. 1056/NEJMoa1102873 – 18 Gene Signature 289

3. Kovalchik SA, Tammemagi M, Berg CD, Caporaso NE, Riley TL, Korch M, Silvestri GA, Chaturvedi AK, Katki HA(2013) Targeting of low – dose CT screening according to the risk of lung – cancer death. N Engl J Med 369(3):245 – 254. doi:10. 1056/NEJMoa1301851

4. Black WC, Gareen IF, Soneji SS, Sicks JD, Keeler EB, Aberle DR, Naeim A, Church TR, Silvestri GA, Gorelick J, Gatsonis C, National Lung Screening Trial Research Team. (2014) Cost – effectiveness of CT screening in the National Lung Screening Trial. N Engl J Med 371(19):1793 – 1802. doi:10. 1056/NEJ-Moa1312547

5. Martini N, Bains MS, Burt ME, Zakowski MF, McCormack P, Rusch VW, Ginsberg RJ(1995) Incidence of

local recurrence and second primary tumors in resected stage I lung cancer. J Thorac Cardiovasc Surg 109(1): 120 – 129

6. Ujiie H, Kadota K, Chaft JE, Buitrago D, Sima CS, Lee MC, Huang J, Travis WD, Rizk NP, Rudin CM, Jones DR, Adusumilli PS(2015) Solid predominant histologic subtype in resected stage I lung adenocarcinoma is an independent predictor of early, extrathoracic, multisite recurrence and of poor postrecurrence survival. J Clin Oncol 33(26):2877 – 2884. doi:10. 1200/ jco. 2015. 60. 9818

7. Surveillance, Epidemiology, and End Results Program http://seer. cancer. gov/statfacts/html/ lungb. html

8. Hanahan D, Weinberg RA(2011) Hallmarks of cancer: the next generation. Cell 144(5):646 – 674. doi: http://dx. doi. org/10. 1016/j. cell. 2011. 02. 013

9. Holohan C, Van Schaeybroeck S, Longley DB, Johnston PG(2013) Cancer drug resistance: an evolving paradigm. Nat Rev Cancer 13(10):714 – 726. doi:10. 1038/nrc3599

10. Beatson G(1896) On the treatment of inoperable cases of carcinoma of the mamma: sugges – tions for a new method of treatment, with illustrative cases. Lancet 148 (3803): 162 – 165. doi: http://dx. doi. org/ 10. 1016/S0140 – 6736(01)72384 – 7

11. Weiner LM, Surana R, Wang S(2010) Monoclonal antibodies: versatile platforms for cancer immunotherapy. Nat Rev Immunol 10(5):317 – 327. doi:10. 1038/nri2744

12. Zhang J, Yang PL, Gray NS(2009) Targeting cancer with small molecule kinase inhibitors. Nat Rev Cancer 9 (1):28 – 39. doi:10. 1038/nrc2559

13. Czajkowsky DM, Hu J, Shao ZF, Pleass RJ(2012) Fc – fusion proteins: new developments and future perspectives. EMBO Mol Med 4(10):1015 – 1028. doi:10. 1002/emmm. 201201379

14. Hoadley KA, Yau C, Wolf DM, Cherniack AD, Tamborero D, Ng S, Leiserson MD, Niu B, McLellan MD, Uzunangelov V, Zhang J, Kandoth C, Akbani R, Shen H, Omberg L, Chu A, Margolin AA, Van't Veer LJ, Lopez – Bigas N, Laird PW, Raphael BJ, Ding L, Robertson AG, Byers LA, Mills GB, Weinstein JN, Van Waes C, Chen Z, Collisson EA, Benz CC, Perou CM, Stuart JM(2014) Multiplatform analysis of 12 cancer types reveals molecular classification within and across tissues of origin. Cell 158 (4): 929 – 944. doi: 10. 1016/j. cell. 2014. 06. 049

15. Dowsett M, Sestak I, Lopez – Knowles E, Sidhu K, Dunbier AK, Cowens JW, Ferree S, Storhoff J, Schaper C, Cuzick J(2013) Comparison of PAM50 risk of recurrence score with oncotype DX and IHC4 for predicting risk of distant recurrence after endocrine therapy. J Clin Oncol 31 (22): 2783 – 2790. doi: 10. 1200/ jco. 2012. 46. 1558

16. Schena M, Shalon D, Davis RW, Brown PO(1995) Quantitative monitoring of gene expression patterns with a complementary DNA microarray. Science 270(5235):467 – 470

17. Oberli A, Popovici V, Delorenzi M, Baltzer A, Antonov J, Matthey S, Aebi S, Altermatt HJ, Jaggi R(2008) Expression profiling with RNA from formalin – fixed, paraffin – embedded mate – rial. BMC Med Genomics 1: 9. doi:10. 1186/1755 – 8794 – 1 – 9

18. Mittempergher L, de Ronde JJ, Nieuwland M, Kerkhoven RM, Simon I, Rutgers EJ, Wessels LF, Van't Veer LJ(2011) Gene expression profiles from formalin fixed paraffin embedded breast cancer tissue are largely comparable to fresh frozen matched tissue. PLoS One 6(2):e17163. doi:10. 1371/journal. pone. 0017163

19. Chibon F(2013) Cancer gene expression signatures – the rise and fall? Eur J Cancer 49(8):2000 – 2009. doi:10. 1016/j. ejca. 2013. 02. 021

20. Sanger F, Nicklen S, Coulson AR(1977) DNA sequencing with chain – terminating inhibitors. Proc Natl Acad Sci U S A 74(12):5463 – 5467

21. Chmielecki J, Meyerson M(2014) DNA sequencing of cancer: what have we learned? Annu Rev Med 65:63 – 79. doi:10. 1146/annurev – med – 060712 – 200152

22. Shendure J, Ji H(2008) Next – generation DNA sequencing. Nat Biotechnol 26(10):1135 – 1145. doi: 10. 1038/nbt1486

23. Bray F, Jemal A, Grey N, Ferlay J, Forman D(2012) Global cancer transitions according to the Human Development Index(2008 – 2030): a population – based study. Lancet Oncol 13(8):790 – 801. doi:10. 1016/ s1470 – 2045(12)70211 – 5

24. Ferlay J, Soerjomataram I, Dikshit R, Eser S, Mathers C, Rebelo M, Parkin DM, Forman D, Bray F(2015) Cancer incidence and mortality worldwide: sources, methods and major pat – terns in GLOBOCAN 2012. Int J Cancer 136(5):E359 – E386. doi:10. 1002/ijc. 29210

25. Tobin NP, Foukakis T, De Petris L, Bergh J(2015) The importance of molecular markers for diagnosis and selection of targeted treatments in patients with cancer. J Intern Med. doi:10. 1111/joim. 12429

26. Reck M, Popat S, Reinmuth N, De Ruysscher D, Kerr KM, Peters S(2014) Metastatic non – small – cell lung cancer(NSCLC): ESMO clinical practice guidelines for diagnosis, treatment and follow – up. Ann Oncol 25(Suppl 3):iii27 – iii39. doi:10. 1093/annonc/mdu199

27. Lynch TJ, Bell DW, Sordella R, Gurubhagavatula S, Okimoto RA, Brannigan BW, Harris PL, Haserlat SM, Supko JG, Haluska FG, Louis DN, Christiani DC, Settleman J, Haber DA(2004) Activating mutations in the epidermal growth factor receptor underlying responsiveness of non – small – cell lung cancer to gefitinib. N Engl J Med 350(21):2129 – 2139. doi:10. 1056/ NEJMoa040938 NEJMoa040938[pii]

28. Zhou C, Wu YL, Chen G, Feng J, Liu XQ, Wang C, Zhang S, Wang J, Zhou S, Ren S, Lu S, Zhang L, Hu C, Hu C, LuoY, Chen L, Ye M, Huang J, Zhi X, ZhangY, Xiu Q, Ma J, Zhang L, You C(2011) Erlotinib versus chemotherapy as first – line treatment for patients with advanced EGFR mutation – positive non – small – cell lung cancer(OPTIMAL, CTONG – 0802): a multicentre, open – label, randomised, phase 3 study. Lancet Oncol 12(8):735 – 742. doi:10. 1016/ S1470 – 2045(11)70184 – X

29. Rosell R, Carcereny E, Gervais R, Vergnenegre A, Massuti B, Felip E, Palmero R, Garcia – Gomez R, Pallares C, Sanchez JM, Porta R, Cobo M, Garrido P, Longo F, Moran T, Insa A, De Marinis F, Corre R, Bover I, Illiano A, Dansin E, de Castro J, Milella M, Reguart N, Altavilla G, Jimenez U, Provencio M, Moreno MA, Terrasa J, Munoz – Langa J, Valdivia J, Isla D, Domine M, Molinier O, Mazieres J, Baize N,

Garcia – Campelo R, Robinet G, Rodriguez – Abreu D, Lopez – Vivanco G, Gebbia V, Ferrera – Delgado L, Bombaron P, Bernabe R, Bearz A, Artal A, Cortesi E, Rolfo C, Sanchez – Ronco M, Drozdowskyj A, Queralt C, de Aguirre I, Ramirez JL, Sanchez JJ, Molina MA, Taron M, Paz – Ares L(2012) Erlotinib versus standard chemotherapy as first – line treatment for European patients with advanced EGFR mutation – positive non – small – cell lung cancer(EURTAC): a multicentre, open – label, randomised phase 3 trial. Lancet Oncol 13(3):239 – 246. doi:10. 1016/s1470 – 2045(11)70393 – x

30. Mok TS, Wu YL, Thongprasert S, Yang CH, Chu DT, Saijo N, Sunpaweravong P, Han B, Margono B, Ichinose Y, Nishiwaki Y, Ohe Y, Yang JJ, Chewaskulyong B, Jiang H, Duffield EL, Watkins CL, Armour AA, Fukuoka M(2009) Gefitinib or carboplatin – paclitaxel in pulmonary adenocarcinoma. N Engl J Med 361 (10):947 – 957. doi:10. 1056/NEJMoa0810699

31. Maemondo M, Inoue A, Kobayashi K, Sugawara S, Oizumi S, Isobe H, Gemma A, Harada M, Yoshizawa H, Kinoshita I, Fujita Y, Okinaga S, Hirano H, Yoshimori K, Harada T, Ogura T, Ando M, Miyazawa H, Tanaka T, Saijo Y, Hagiwara K, Morita S, Nukiwa T, North – East Japan Study Group(2010) Gefitinib or chemotherapy for non – small – cell lung cancer with mutated EGFR. N Engl J Med 362(25):2380 – 2388. doi:10. 1056/NEJMoa0909530

32. Mitsudomi T, Morita S, Yatabe Y, Negoro S, Okamoto I, Tsurutani J, Seto T, Satouchi M, Tada H, Hirashima T, Asami K, Katakami N, Takada M, Yoshioka H, Shibata K, Kudoh S, Shimizu E, Saito H, Toyooka S, Nakagawa K, Fukuoka M(2010) Gefitinib versus cisplatin plus docetaxel in patients with non – small – cell lung cancer harbouring mutations of the epidermal growth factor receptor(WJTOG3405): an open label, randomised phase 3 trial. Lancet Oncol 11(2):121 – 128. doi:10. 1016/s1470 – 2045(09)70364 – x

33. Sequist LV, Yang JC, Yamamoto N, O'Byrne K, Hirsh V, Mok T, Geater SL, Orlov S, Tsai CM, Boyer M, Su WC, Bennouna J, Kato T, Gorbunova V, Lee KH, Shah R, Massey D, Zazulina V, Shahidi M, Schuler M(2013) Phase III study of afatinib or cisplatin plus pemetrexed in patients with metastatic lung adenocarcinoma with EGFR mutations. J Clin Oncol 31(27):3327 – 3334. doi:10. 1200/jco. 2012. 44. 2806

34. Yang JC, Wu YL, Schuler M, Sebastian M, Popat S, Yamamoto N, Zhou C, Hu CP, O'Byrne K, Feng J, Lu S, Huang Y, Geater SL, Lee KY, Tsai CM, Gorbunova V, Hirsh V, Bennouna J, Orlov S, Mok T, Boyer M, Su WC, Lee KH, Kato T, Massey D, Shahidi M, Zazulina V, Sequist LV(2015) Afatinib versus cisplatin – based chemotherapy for EGFR mutation – positive lung adenocarcinoma(LUX – Lung 3 and LUX – Lung 6): analysis of overall survival data from two randomised, phase 3 trials. Lancet Oncol 16(2):141 – 151. doi:10. 1016/ s1470 – 2045(14)71173 – 8

35. Seto T, Kato T, Nishio M, Goto K, Atagi S, Hosomi Y, Yamamoto N, Hida T, Maemondo M, Nakagawa K, Nagase S, Okamoto I, Yamanaka T, Tajima K, Harada R, Fukuoka M, Yamamoto N(2014) Erlotinib alone or with bevacizumab as first – line therapy in patients with advanced non – squamous non – small – cell lung cancer harbouring EGFR mutations(JO25567): an open – label, randomised, multicentre, phase 2 study. Lancet Oncol 15(11):1236 – 1244. doi:10. 1016/ s1470 – 2045(14)70381 – x

36. Steuer CE, Khuri FR, Ramalingam SS(2015) The next generation of epidermal growth factor receptor tyrosine kinase inhibitors in the treatment of lung cancer. Cancer 121(8):E1 – E6. doi:10. 1002/cncr. 29139

37. Thunnissen E, Bubendorf L, Dietel M, Elmberger G, Kerr K, Lopez – Rios F, Moch H, Olszewski W, Pauwels P, Penault – Llorca F, Rossi G(2012) EML4 – ALK testing in non – small cell carcino – mas of the lung: a review with recommendations. Virchows Archiv 461(3):245 – 257. doi:10. 1007/s00428 – 012 – 1281 – 4

38. Shaw AT, Kim DW, Nakagawa K, Seto T, Crino L, Ahn MJ, De Pas T, Besse B, Solomon BJ, Blackhall F, Wu YL, Thomas M, O'Byrne KJ, Moro – Sibilot D, Camidge DR, Mok T, Hirsh V, Riely GJ, Iyer S, Tassell V, Polli A, Wilner KD, Janne PA(2013) Crizotinib versus chemotherapy in advanced ALK – positive lung cancer. N Engl J Med 368(25):2385 – 2394. doi:10. 1056/ NEJMoa1214886

39. Solomon BJ, Mok T, Kim DW, Wu YL, Nakagawa K, Mekhail T, Felip E, Cappuzzo F, Paolini J, Usari T, Iyer S, Reisman A, Wilner KD, Tursi J, Blackhall F(2014) First – line crizotinib versus chemotherapy in ALK – positive lung cancer. N Engl J Med 371(23):2167 – 2177. doi:10. 1056/NEJMoa1408440

40. Camidge DR, Pao W, Sequist LV(2014) Acquired resistance to TKIs in solid tumours: learn – ing from lung cancer. Nat Rev Clin Oncol 11(8):473 – 481. doi:10. 1038/nrclinonc. 2014. 104

41. Shaw AT, Kim DW, Mehra R, Tan DS, Felip E, Chow LQ, Camidge DR, Vansteenkiste J, Sharma S, De Pas T, Riely GJ, Solomon BJ, Wolf J, Thomas M, Schuler M, Liu G, Santoro A, Lau YY, Goldwasser M, Boral AL, Engelman JA(2014) Ceritinib in ALK – rearranged non – small – cell lung cancer. N Engl J Med 370(13):1189 – 1197. doi:10. 1056/NEJMoa1311107

42. Shaw AT, Ou SH, Bang YJ, Camidge DR, Solomon BJ, Salgia R, Riely GJ, Varella – Garcia M, Shapiro GI, Costa DB, Doebele RC, Le LP, Zheng Z, Tan W, Stephenson P, Shreeve SM, Tye LM, Christensen JG, Wilner KD, Clark JW, Iafrate AJ(2014) Crizotinib in ROS1 – rearranged non – small – cell lung cancer. N Engl J Med 371(21):1963 – 1971. doi:10. 1056/NEJMoa1406766

43. Marchetti A, Felicioni L, Malatesta S, Grazia Sciarrotta M, Guetti L, Chella A, Viola P, Pullara C, Mucilli F, Buttitta F(2011) Clinical features and outcome of patients with non – small – cell lung cancer harboring BRAF mutations. J Clin Oncol 29(26):3574 – 3579. doi:10. 1200/ jco. 2011. 35. 9638

44. Planchard D, Kim TM, Mazieres J, Quoix E, Riely GJ, Barlesi F, Souquet P, Smit EF, Groen HJM, Kelly RJ, Cho B, Socinski MA, Tucker C, Ma B, Mookerjee B, Curtis CM, Johnson BE(2014) LBA38_PR DABRAFENIB in patients with braf V600E – mutant advanced non – small cell lung cancer(NSCLC): a multicenter, open – label, phase II trial(BRF113928). Ann Oncol 25(suppl 4). doi:10. 1093/annonc/ mdu438. 46

45. Wang R, Hu H, Pan Y, Li Y, Ye T, Li C, Luo X, Wang L, Li H, Zhang Y, Li F, Lu Y, Lu Q, Xu J, Garfield D, Shen L, Ji H, Pao W, Sun Y, Chen H(2012) RET fusions define a unique molecular and clinicopathologic subtype of non – small – cell lung cancer. J Clin Oncol 30(35):4352 – 4359. doi:10. 1200/ jco. 2012. 44. 1477

46. Gautschi O, Zander T, Keller FA, Strobel K, Hirschmann A, Aebi S, Diebold J(2013) A patient with lung adenocarcinoma and RET fusion treated with vandetanib. J Thorac Oncol 8(5):e43 – e44. doi:10. 1097/ JTO. 0b013e31828a4d07

47. (2015) Nivolumab approved for lung cancer. Cancer Discov 5(5):OF1. doi:10. 1158/2159 – 8290. cd – nb2015 – 042

48. Jonsson B, Bergh J(2012) Hurdles in anticancer drug development from a regulatory perspec – tive. Nat Rev Clin Oncol 9(4):236 – 243. doi:10. 1038/nrclinonc. 2012. 14

49. Alexandrov LB, Nik – Zainal S, Wedge DC, Campbell PJ, Stratton MR(2013) Deciphering signatures of mu – tational processes operative in human cancer. Cell Rep 3(1):246 – 259. doi:10. 1016/j. celrep. 2012. 12. 008

50. Nik – Zainal S, Alexandrov LB, Wedge DC, Van Loo P, Greenman CD, Raine K, Jones D, Hinton J, Mar – shall J, Stebbings LA, Menzies A, Martin S, Leung K, Chen L, Leroy C, Ramakrishna M, Rance R, Lau KW, Mudie LJ, Varela I, McBride DJ, Bignell GR, Cooke SL, Shlien A, Gamble J, Whitmore I, Maddison M, Tarpey PS, Davies HR, Papaemmanuil E, Stephens PJ, McLaren S, Butler AP, Teague JW, Jonsson G, Garber JE, Silver D, Miron P, Fatima A, Boyault S, Langerod A, Tutt A, Martens JW, Aparicio SA, Borg A, Salomon AV, Thomas G, Borresen – Dale AL, Richardson AL, Neuberger MS, Futreal PA, Campbell PJ, Stratton MR(2012) Mutational processes molding the genomes of 21 breast cancers. Cell 149(5):979 – 993. doi:10. 1016/j. cell. 2012. 04. 024

51. Gerlinger M, Rowan AJ, Horswell S, Larkin J, Endesfelder D, Gronroos E, Martinez P, Matthews N, Stewart A, Tarpey P, Varela I, Phillimore B, Begum S, McDonald NQ, Butler A, Jones D, Raine K, Latimer C, Santos CR, Nohadani M, Eklund AC, Spencer – Dene B, Clark G, Pickering L, Stamp G, Gore M, Szallasi Z, Downward J, Futreal PA, Swanton C(2012) Intratumor heterogeneity and branched evolution revealed by multiregion sequencing. N Engl J Med 366(10):883 – 892. doi:10. 1056/NEJMoa1113205

52. Bergh J(2009) Quo vadis with targeted drugs in the 21st century? J Clin Oncol 27(1):2 – 5. doi:10. 1200/ jco. 2008. 18. 8342

第 4 篇

新方法

第 19 章

靶向上皮－间质转化与肿瘤干细胞

Ryota Kurimoto and Yuichi Takiguchi

摘要

　　尽管进行了标准的化疗,但许多肺癌患者仍会出现耐药细胞。虽然人们对化疗获得性耐药机制进行了深入研究,但要克服这种耐药仍困难重重。上皮－间质转化(EMT)是一种众所周知的可以促进肺癌细胞侵袭、转移和产生耐药的现象。人们已经研究了诱发和恢复EMT的潜在机制,并且有几种药物可以逆转EMT及其导致的耐药性。近年来,肿瘤干细胞(CSC)模型被认为是多种肿瘤发生及肿瘤异质性形成的机制。一些研究在肺癌中发现了肿瘤干细胞群。另有研究报道CSCs具有化疗耐药性。因此,靶向于标准化疗后残留肿瘤细胞的抗－EMT/CSC方法被认为是克服耐药的关键策略。

关键词

上皮－间质转化;肿瘤干细胞;肺癌;耐药

19.1　引言

　　世界范围内,肺癌是因病致死的主要原因之一[1]。确诊时已属晚期并需要接受化疗的患者为数众多。目前的化疗方案可以显著延长肺癌特别是非小细胞肺癌患者的生存期[2,3]。然而,对化疗药物产生耐药的情况时有发生。即使采取有效的化疗,仍有一些肿瘤细胞在没有基因突变的情况下迅速出现原发性耐药或获得性耐药[4]。并且,这些非基因突变导致的

R. Kurimoto, M. D. (⊠)　·　Y. Takiguchi, M. D. , Ph. D.
Department of Medical Oncology, Graduate School of Medicine,
Chiba University, Chiba, Japan
e–mail: rkurimoto. syst@ tmd. ac. jp

耐药机制尚不明确。有研究认为上皮－间质转化(EMT)和肿瘤干细胞(CSC)可能是引起这些肿瘤细胞耐药的主要原因[5]。

EMT 是恶性肿瘤侵袭、转移的主要发病机制。EMT 可导致多种肿瘤对细胞毒药物和分子靶向药物产生耐药[6,7]。在非小细胞肺癌中,EMT 同样与化疗耐药有关[8]。因此,逆转 EMT 可能是提高化疗应答率的有效策略。实际上,有报道表明,确有一些药物可以逆转 EMT 及由其导致的耐药。

肿瘤干细胞(CSC)最初是在血液系统肿瘤中被提出的。CSC 具有自我更新的能力,并在肿瘤细胞分化和生长方面起重要作用[9]。另外,研究也证实,在某些实体肿瘤,如乳腺癌[10]和脑肿瘤[11]中存在肿瘤干细胞群。然而,人们对肺肿瘤干细胞还知之甚少。近年来,一部分非小细胞肺癌细胞株被发现表达特异性 CSC 的表面标志并呈现出耐药性[12]。与 EMT 相似,靶向于标准化疗后残留癌细胞的 CSC 靶点有望成为克服非突变机制导致耐药的策略。

在这篇综述中,我们将重点讨论肺癌的 EMT 和 CSC 及其靶向治疗的可行性。

19.2　上皮－间质转化

19.2.1　上皮－间质转化的特征

EMT 在胚胎发育的生物学进程中被首次提出[7]。上皮细胞具有的某些表型能使其与周围细胞紧密结合形成"上皮屏障",从而隔离内脏器官。间质细胞具有的间质表型使其呈梭形并与周围细胞黏附性较差,这些具有间质表型的细胞具有高度的游走性和侵袭能力。EMT 是指上皮细胞向间充质细胞表型转化的过程[7]。上皮－间质转化导致上皮细胞的分子标记,如 E－钙黏蛋白(E－cadherin)、紧密连接蛋白－1(claudin－1)等表达下调,而间质细胞的分子标记,如波形蛋白(vimentin)、纤维连接蛋白(fbronectin)和 N－钙黏蛋白(N－cadherin)等表达水平增加。由于这些细胞的转化,EMT 在器官的发生形成中起着重要的作用。

19.2.2　上皮－间质转化与肿瘤的关系

EMT 参与肿瘤的侵袭和转移[13]。在体外、体内和临床研究中,多项证据支持 EMT 在肿瘤形成过程中的重要作用[7,13,14]。EMT 的发生涉及多个信号转导分子的诱导。在多种恶性肿瘤中,转化生长因子(TGF – β)均被认为是 EMT 的主要诱导因子[15]。TGF – β 可以根据不同的癌种通过不同的方式级联式激活包括 Smad3、PI3K/Akt/mTOR 和 MEK/Erk 信号通路[16 - 19]。这些激活的信号通路增加了锌指结构蛋白(ZEB1、ZEB2)、螺旋 – 环 – 螺旋蛋白(twist)和 snail 家族(snail、slug)等转录因子的表达。成纤维细胞生长因子(FGF)[20]、肝细胞生长因子(HGF)[21]以及白细胞介素 – 6(IL – 6)[22]在多种癌症中也被证实可以诱导 EMT。此外,高活性氧(ROS)[23]和低氧环境[24]也参与诱导 EMT。近年来,作为一种具有基因表达调控功能的非编码 RNA,小 RNAs 在 EMT 中也发挥着重要的作用。小 RNA – 200 家族可通过调控转录因子,如 ZEB1 和 ZEB2,恢复 E – 钙黏蛋白的表达从而参与 EMT 的调控[25](图 19.1)。

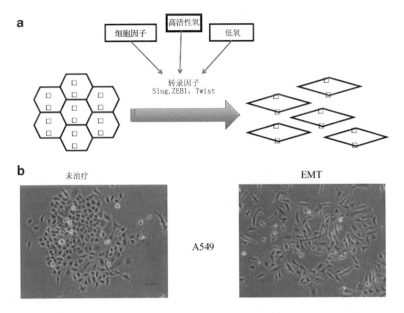

图 19.1　诱导 EMT 的方法。(a)多种细胞因子、高活性氧和低氧环境通过转录因子、slug、ZEB 1、twist 等诱导 EMT。(b)肺腺癌细胞系(A549)暴露于 TGF – β(10 ng/ml)48 小时后诱导 EMT

19.2.3　上皮 – 间质转化与肺癌的关系

与其他癌症相似,在肺癌的体外和体内试验中均发现 EMT 现象。在体外试验中,TGF – β[26]、IL – 6[22]及 HGF[27]可以诱导肺癌细胞发生 EMT。这些 EMT 细胞具有很强的游走性和侵袭性。并且,具有 EMT 的 NSCLC 已经被证实具有预后不良的临床病理特征。例如,高表达 E – 钙黏蛋白的 NSCLC 患者总生存期较长,转移率较低。然而,高表达可以诱导 EMT 发生的间质分子表型和转录因子的 NSCLC 患者总生存期较短且分化差[8]。

19.2.4　上皮－间质转化诱导耐药

　　研究已经表明,在没有基因突变的情况下 EMT 仍可以诱导肺癌细胞对化疗产生获得性耐药。研究发现,放化疗耐药(包括顺铂)的 NSCLC 患者低表达 E－钙黏蛋白而高表达 N－钙黏蛋白[28]。在 NSCLC 中,敲除转录因子 snail 可以抑制 EMT 的发生以及其诱导产生的顺铂耐药性[29]。这些发现均有力地支持了 EMT 可以诱导 NSCLC 产生细胞毒性药物耐药性。此外,亦有证据显示 EMT 与 EGFR－TKI 获得性耐药相关[5]。包括 ZEB1 和 Slug 在内的转录因子可能在耐药性产生中起关键作用。在体外,TGF－β 和 EGF 诱导的 EMT 细胞通过 mTOR 和 MEK/Erk 信号通路诱导 EGFR－TKIs 产生获得耐药性[27,30]。HGF 诱导的 EMT 细胞在 NSCLC 与吉非替尼获得性耐药有关,在 SCLC 与依托泊苷获得性耐药有关[21,31]。IL－6 诱导的 EMT 细胞在 NSCLC 与吉非替尼获得性耐药有关。Shien 等研究表明,将 NSCLC 细胞株持续暴露于吉非替尼中,在不伴随任何已知突变的情况下,可以诱导细胞株发生 EMT,并对 EGFR－TKIs 产生耐药性[32]。临床观察还表明,在一些 EGFR－TKIs 耐药的 NSCLC 表现出 *EGFR* 突变的 NSCLC 患者的 EMT 特征(图 19.2)。

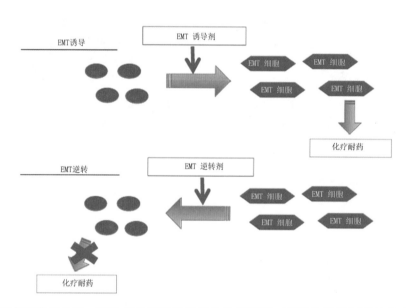

图 19.2　EMT 与耐药的关系。EMT 诱导可促进肺癌的化疗耐药。EMT 的恢复可逆转化疗耐药。靶向 EMT 是克服耐药性的一种有效策略

19.2.5　恢复 EMT 诱导的耐药性

关于恢复 EMT 诱导的耐药性的策略相继被报道[27,34-37]。MEK/Erk 抑制剂和 mTOR 抑制剂可以抑制肺癌细胞发生 EMT 并提高其对药物的敏感性。有研究表明,广泛用于治疗糖尿病的二甲双胍可以降低某些肿瘤的发生率[38,39],并且可以提高糖尿病合并 IV 期 NSCLC 患者的生存期[38]。体外实验表明,二甲双胍能抑制多种癌细胞的增殖并且可以逆转 TGF - β 诱导的乳腺癌细胞的 EMT[40-43]。在异种移植小鼠肺癌细胞模型体内,二甲双胍在停用吉非替尼治疗后能明显抑制肿瘤细胞的再生[44]。近年来,Li 等[22]表明二甲双胍通过抑制 JAK/STAT3 信号通路,恢复了 IL - 6 诱导的 EMT 和由此产生的耐药性。此外,NSCLC 中 ALK、MEK 通路抑制(TIF - 1[45]、克唑替尼[31])及真核启动因子抑制剂 GC7(N1 - 鸟苷酸 - 1,7 - 二氨基庚烷)[46]可以减少 EMT 诱导产生的肺癌细胞耐药性。在其他癌种中,一些药物如曲尼司特[47]、白藜芦醇[48]、蜂胶[49]和艾瑞布林[50]也被报道可影响 EMT 诱导的耐药性(图 19.2)。

19.3　肿瘤干细胞

19.3.1　肿瘤干细胞的特点

近年来,CSC 的概念被认为是肿瘤异质性形成的机制之一[51]。基于此假说,CSCs 群体具有自我更新和维持肿瘤生长的潜力。首先,白血病起始细胞在急性髓系白血病中被证实,其在重症联合免疫缺陷(SCID)小鼠中可以形成肿瘤[9]。这些细胞具有细胞表面抗原 CD34 阳性而 CD38 阴性表型[52]。随后,实体肿瘤起始细胞相继被成功分离。细胞表面分子标志物因癌症类型而异。乳腺癌起始细胞表面抗原 CD44 阳性,而 CD24 抗原阴性或弱阳性[10]。脑肿瘤起始细胞和结肠癌起始细胞表面抗原 CD133 阳性[11,53]。此外,在一些实体肿瘤中也报道了其他分子标志物。任何一种肿瘤起始细胞中都能够形成肿瘤,诱导细胞分化从而形成肿瘤的异质性[51](图 19.3)。

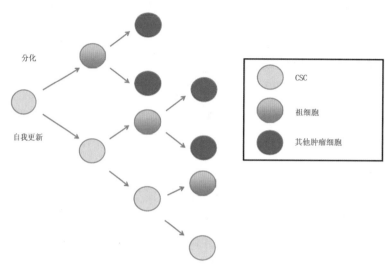

图 19.3　肿瘤干细胞模型。肿瘤干细胞具有自我更新和分化的能力。这一特征导致肿瘤的发生和肿瘤异质性的形成

19.3.2　EMT 与 CSC 的关系

有研究曾报道了 EMT 与 CSC 之间的关系。TGF－β 诱导形成的 EMT 细胞具有干细胞能力,可以促进乳腺癌细胞球的形成,同时表达特异性细胞表面标志物 CD44 阳性和 CD24 阴性或弱阳性[54]。CD44 参与 Wnt 通路,这一通路在乳腺癌细胞的 EMT 诱导过程中发挥重要作用[55]。在间质细胞组成的胰腺癌中,具有 CD133 及 CXCR4(趋化因子受体)表型的细胞具有较高的侵袭能力[56]。此外,也有证据表明,类似于 EMT,CSCs 在一些癌症中与耐药性有关。这些证据提示 EMT 和 CSCs 之间可能存在着潜在的联系。

19.3.3　CSC 与肺癌的关系

在肺癌细胞中,多项研究表明 CSCs 表达细胞表面分子标志物,如 CD133、CD44、醛脱氢酶(ALDH)、ABCB1 和 CXCR4 等[12,57-59]。关于这些分子标志物,各报道不尽相同。此外,也有研究认为肺癌的起始细胞与 EMT 表型有关。在多种癌症中,Oct4 和 Nanog 是可以维持细胞具有干细胞能力的转录因子,其异位表达诱导产生高比率的 CD133 阳性的细胞亚群,增强了耐药性,促进了 EMT 的发生以及 slug 在肺癌中的表达[60]。在原发性肺癌细胞系中,TGF－β 暴露后不仅能诱导肺癌细胞产生 EMT 和形成肺癌细胞球,而且还能诱导干细胞标志物如 Oct 4、Nanog 和 CD133 的表达[61]。

19.3.4　克服 CSC 诱导的耐药性

最近,有研究提出了一些针对 CSCs 的治疗策略。TGF－β Ⅰ型受体抑制剂联合紫杉醇疗法可以提高对乳腺癌 CSC 的抗肿瘤效应[62]。Nodal 及其受体 ALK4 和 ALK7 抑制剂能抑制 CSCs 并且增加胰腺癌对吉西他滨的药物敏感性[63]。BMP4 是结直肠癌的分化因子之一,它可以抑制大肠癌 CSCs 并提高大肠癌细胞对 5－氟尿嘧啶和奥沙利铂的药物敏感性[64]。有研究报道组蛋白去乙酰化酶(HDAC)可以将细胞分化为间充质细胞并诱导 CSCs[65,66]。前期临床研究发现 HDAC 抑制剂能抑制慢性粒细胞白血病和某些实体肿瘤的 CSCs[67]。在乳腺癌细胞中,Notch 信号转导和 cyclin D－1 信号通路通过调控细胞周期诱导乳腺癌细胞的 EMT,并与 CSCs 的形成相关[68,69]。在非小细胞肺癌细胞中,前期的临床研究表明 Notch 信号转导抑制剂[70,71]、检查点蛋白激酶(Chk1)[72]、抗凋亡因子(如 bcl－XL[73]) 、全反式维甲酸[74]及三氟拉嗪(一种抗精神病药物)[75]均可以抑制 CSC 的生长,并抑制获得性耐药的产生(图 19.4)。

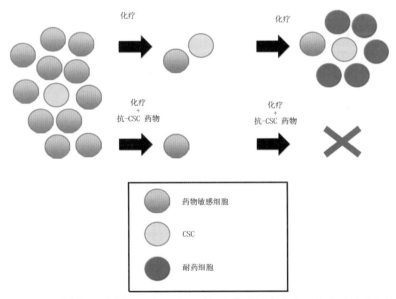

图 19.4　靶向肿瘤干细胞策略。肿瘤干细胞(CSCs)对标准化疗原发耐药。化疗后残留癌细胞对标准化疗获得性耐药。靶向 CSCs 有望克服这一难题

临床实践中,一些药物已经在肺癌患者的 Ⅰ 期或 Ⅱ 期临床试验中进行了研究(表 19.1)。一项 Ⅰ 期临床试验报道了组蛋白去乙酰化酶抑制剂罗米地辛联合厄洛替尼治疗

NSCLC 的研究[76]。同时,针对 NSCLC 的 HDAC 抑制剂地西他滨联合丙戊酸钠疗法也在 Ⅰ 期临床研究被报道[77]。2015 年 ASCO 年会报道了一项关于司美替尼联合卡铂和培美曲塞治疗非鳞状 NSCLC 的 Ⅰ 期临床试验[78]。另外,关于 demcizumab 的 Ⅱ 期临床试验已经启动。一项 Ⅱ 期临床试验开展了关于 MEK 抑制剂司美替尼(Selumetinib)联合多西他赛治疗 *KRAS* 突变的 NSCLC 的研究[79,80]。一项关于司美替尼用于 NSCLC 含铂双药治疗后维持治疗的研究在 2015 年 ASCO 年会上被报道[81]。同样在 2015 年 ASCO 年会上被报道的还有一项关于 Notch 信号通路抑制剂 Tarextumab 在 SCLC 患者中的研究[81]。另外,关于 Tarextumab 的 Ⅱ 期临床试验已经启动。此外,一些针对实体瘤的其他药物的 Ⅰ 期临床试验也正在开展。

表 19.1　针对肺癌的抗 - CSC 药物的临床试验

药物	靶点	组织类型	联合药物	临床试验类型	参考文献
罗米地辛	HDAC	NSCLC	厄洛替尼	1	[76]
地西他滨	HDAC	NSCLC	丙戊酸钠	1	[77]
Demcizumab	DLL4(Notch)	非鳞 NSCLC	卡铂 + 培美曲塞	1	[78]
司美替尼	MEK	NSCLC(*KRAS* 突变)	多西他赛	2	[79,80]
Tarextumab	Notch	SCLC	顺铂 + 依托泊苷	1	[81]

　　CSC:肿瘤干细胞;HDAC:组蛋白去乙酰化酶;DLL4:δ 样配体 - 4;CBDCA:卡铂;PEM:培美曲塞;DOC: 多西他赛;CDDP:顺铂;ETP:依托泊苷

19.4　免疫保护与 EMT 及 CSC 的关系

　　免疫检查点疗法是许多癌症治疗方案的热点问题。程序性死亡 - 1(PD - 1)受体是免疫治疗的靶点[82]。PD - 1 受体和 PD - L1 的表达在免疫逃逸机制中起重要作用[82]。然而,人们对肿瘤细胞对免疫检查点疗法的敏感性特点仍知之甚少。PD - L1 的表达成为目前关注的焦点。近期,一项研究报道了 PD - L1 过表达与 EMT 的关系。陈等报道称,ZEB1 通过抑制肺癌细胞小 RNA - 200 的表达促进肺癌细胞转移并上调 PD - L1 的表达[83]。Alsuliman 等的研究表明,在 TGF - β 驱动的 EMT 细胞中 PD - L1 表达增加,而在乳腺癌细胞中通过抑制 PI3K 或 Erk 可使 PD - L1 表达降低[84]。Ota 等的研究表明,在肺癌中,PI3K/Akt 和 MEK/ Erk 通路可以调节伴随 *ALK* 易位或 *EGFR* 突变的 NSCLC 细胞 PD - L1 水平的表达[85]。最近,我们通过一些药物也证实了 PD - L1 的表达与 EMT 的诱导/逆转密切相关[86]。这些研究结果可能为 EMT 相关免疫抑制和免疫检查点疗法的改进带来可行性。当然,还需要更多的研究探索证实。

19.5　小结

　　研究表明,EMT 和 CSCs 是化疗获得性耐药或原发耐药的关键环节。因此,抗 EMT/ CSCs 治疗联合化疗的新策略可能会减少化疗后癌细胞残留并克服获得性耐药的产生。通过深入的研究,我们有望攻克癌症!

参考文献

1. Ferlay J, Shin HR, Bray F et al(2010) Estimates of worldwide burden of cancer in 2008: GLOBOCAN 2008. Int J Cancer 127: 2893 - 2917.

2. Cappuzzo F, Ciuleanu T, Stelmakh L et al(2010) Erlotinib as maintenance treatment in advanced non - small - cell lung cancer: a multicentre, randomised, placebo - controlled phase 3 study. Lancet Oncol 11: 521 - 529.

3. Maemondo M, Inoue A, Kobayashi K et al(2010) Gefitinib or chemotherapy for non - small - cell lung cancer with mutated EGFR. N Engl J Med 362: 2380 - 2388.

4. Sharma SV, Lee DY, Li B et al(2010) A chromatin - mediated reversible drug - tolerant state in cancer cell subpopulations. Cell 141: 69 - 80.

5. Thomson S, Buck E, Petti F et al(2005) Epithelial to mesenchymal transition is a determinant of sensitivity of non - small - cell lung carcinoma cell lines and xenografts to epidermal growth factor receptor inhibition. Cancer Res 65: 9455 - 9462.

6. Kajiyama H, Shibata K, Terauchi M et al(2007) Chemoresistance to paclitaxel induces epithelial - mesenchymal transition and enhances metastatic potential for epithelial ovarian carcinoma cells. Int J Oncol 31: 277 - 283.

7. Thiery JP, Acloque H, Huang RY et al(2009) Epithelial - mesenchymal transitions in development and disease. Cell 139: 871 - 890.

8. Sato M, Shames DSHasegawa Y(2012) Emerging evidence of epithelial - to - mesenchymal transition in lung carcinogenesis. Respirology 17: 1048 - 1059.

9. Bonnet D, Dick JE(1997) Human acute myeloid leukemia is organized as a hierarchy that originates from a primitive hematopoietic cell. Nat Med 3: 730 - 737.

10. Al - Hajj M, Wicha MS, Benito - Hernandez A, et al(2003) Prospective identification of tumorigenic breast

cancer cells. Proc Natl Acad Sci U S A 100：3983 – 3988.

11. Singh SK, Hawkins C, Clarke ID et al（2004）Identification of human brain tumour initiating cells. Nature 432：396 – 401.

12. Liu J, Xiao Z, Wong SK et al（2013）Lung cancer tumorigenicity and drug resistance are maintained through ALDH（hi）CD44（hi）tumor initiating cells. Oncotarget 4：1698 – 1711.

13. Thiery JP（2002）Epithelial – mesenchymal transitions in tumour progression. Nat Rev Cancer 2：442 – 454.

14. Prall F（2007）Tumour budding in colorectal carcinoma. Histopathology 50：151 – 162.

15. Gavert N, Ben – Ze'ev A（2008）Epithelial – mesenchymal transition and the invasive potential of tumors. Trends Mol Med 14：199 – 209.

16. Grande M, Franzen A, Karlsson JO et al（2002）Transforming growth factor – beta and epidermal growth factor synergistically stimulate epithelial to mesenchymal transition（EMT）through a MEK – dependent mechanism in primary cultured pig thyrocytes. J Cell Sci 115：4227 – 4236.

17. Chen XF, Zhang HJ, Wang HB et al（2012）Transforming growth factor – beta1 induces epithelial – to – mesenchymal transition in human lung cancer cells via PI3K/Akt and MEK/Erk1/2 signaling pathways. Mol Biol Rep 39：3549 – 3556.

18. Shi Y, Massague J（2003）Mechanisms of TGF – beta signaling from cell membrane to the nucleus. Cell 113：685 – 700.

19. Derynck R, Zhang YE（2003）Smad – dependent and Smad – independent pathways in TGF – beta family signalling. Nature 425：577 – 584.

20. Shirakihara T, Horiguchi K, Miyazawa K et al（2011）TGF – beta regulates isoform switching of FGF receptors and epithelial – mesenchymal transition. EMBO J 30：783 – 795.

21. Ishikawa D, Takeuchi S, Nakagawa T et al（2013）mTOR inhibitors control the growth of EGFR mutant lung cancer even after acquiring resistance by HGF. PLoS One 8：e62104.

22. Li L, Han R, Xiao H et al（2014）Metformin sensitizes EGFR – TKI – resistant human lung cancer cells in vitro and in vivo through inhibition of IL – 6 signaling and EMT reversal. Clin Cancer Res 20：2714 – 2726.

23. Zhang KH, Tian HY, Gao X et al（2009）Ferritin heavy chain – mediated iron homeostasis and subsequent increased reactive oxygen species production are essential for epithelial – mesenchymal transition. Cancer Res 69：5340 – 5348.

24. Mimeault M, Batra SK（2013）Hypoxia – inducing factors as master regulators of stemness properties and altered metabolism of cancer – and metastasis – initiating cells. J Cell Mol Med 17：30 – 54.

25. Gibbons DL, Lin W, Creighton CJ et al（2009）Expression signatures of metastatic capacity in a genetic mouse model of lung adenocarcinoma. PLoS One 4：e5401.

26. Zhang HJ, Wang HY, Zhang HT et al（2011）Transforming growth factor – beta1 promotes lung adenocarcinoma invasion and metastasis by epithelial – to – mesenchymal transition. Mol Cell Biochem 355：309 – 314.

27. Buonato JM, Lazzara MJ（2014）ERK1/2 blockade prevents epithelial – mesenchymal transition in lung cancer

cells and promotes their sensitivity to EGFR inhibition. Cancer Res 74: 309 – 319.

28. Shintani Y, Okimura A, Sato K et al(2011) Epithelial to mesenchymal transition is a determinant of sensitivity to chemoradiotherapy in non – small cell lung cancer. Ann Thorac Surg 92: 1794 – 1804; discussion 1804.

29. Zhuo W, Wang Y, Zhuo X et al(2008) Knockdown of Snail, a novel zinc finger transcription factor, via RNA interference increases A549 cell sensitivity to cisplatin via JNK/mitochondrial pathway. Lung Cancer 62: 8 – 14.

30. Yu HG, Wei W, Xia LH et al(2013) FBW7 upregulation enhances cisplatin cytotoxicity in non – small cell lung cancer cells. Asian Pac J Cancer Prev 14: 6321 – 6326.

31. Canadas I, Rojo F, Taus A et al(2014) Targeting epithelial – to – mesenchymal transition with Met inhibitors reverts chemoresistance in small cell lung cancer. Clin Cancer Res 20: 938 – 950.

32. Shien K, Toyooka S, Yamamoto H et al(2013) Acquired resistance to EGFR inhibitors is associated with a manifestation of stem cell – like properties in cancer cells. Cancer Res 73: 3051 – 3061.

33. Sequist LV, Waltman BA, Dias – Santagata D et al(2011) Genotypic and histological evolution of lung cancers acquiring resistance to EGFR inhibitors. Sci Transl Med 3: 75ra26.

34. Lamouille S, Derynck R(2007) Cell size and invasion in TGF – beta – induced epithelial to mesenchymal transition is regulated by activation of the mTOR pathway. J Cell Biol 178: 437 – 451.

35. Lamouille S, Connolly E, Smyth JW, Akhurst RJDerynck R(2012) TGF – beta – induced activation of mTOR complex 2 drives epithelial – mesenchymal transition and cell invasion. J Cell Sci 125: 1259 – 1273.

36. Maru S, Ishigaki Y, Shinohara N et al(2013) Inhibition of mTORC2 but not mTORC1 up – regulates E – cadherin expression and inhibits cell motility by blocking HIF – 2alpha expression in human renal cell carcinoma. J Urol 189: 1921 – 1929.

37. Kim EY, Kim A, Kim SK et al(2014) Inhibition of mTORC1 induces loss of E – cadherin through AKT/GSK – 3beta signaling – mediated upregulation of E – cadherin repressor complexes in non – small cell lung cancer cells. Respir Res 15: 26.

38. Lin JJ, Gallagher EJ, Sigel K et al(2015) Survival of patients with stage IV lung cancer with diabetes treated with metformin. Am J Respir Crit Care Med 191: 448 – 454.

39. Evans JM, Donnelly LA, Emslie – Smith AM, Alessi DRMorris AD(2005) Metformin and reduced risk of cancer in diabetic patients. BMJ 330: 1304 – 1305.

40. Gotlieb WH, Saumet J, Beauchamp MC et al(2008) In vitro metformin anti – neoplastic activity in epithelial ovarian cancer. Gynecol Oncol 110: 246 – 250.

41. Rocha GZ, Dias MM, Ropelle ER et al(2011) Metformin amplifies chemotherapy – induced AMPK activation and antitumoral growth. Clin Cancer Res 17: 3993 – 4005.

42. Ben Sahra I, Laurent K, Loubat A et al(2008) The antidiabetic drug metformin exerts an antitumoral effect in vitro and in vivo through a decrease of cyclin D1 level. Oncogene 27: 3576 – 3586.

43. Cufi S, Vazquez – Martin A, Oliveras – Ferraros C et al(2010) Metformin against TGF beta – induced epithe-

lial – to – mesenchymal transition(EMT): from cancer stem cells to aging – associated fibrosis. Cell Cycle 9: 4461 – 4468.

44. Kitazono S, Takiguchi Y, Ashinuma H et al(2013) Effect of metformin on residual cells after chemotherapy in a human lung adenocarcinoma cell line. Int J Oncol 43: 1846 – 1854.

45. Saito RA, Watabe T, Horiguchi K et al(2009) Thyroid transcription factor – 1 inhibits transforming growth factor – beta – mediated epithelial – to – mesenchymal transition in lung adenocarcinoma cells. Cancer Res 69: 2783 – 2791.

46. Xu G, Yu H, Shi X et al(2014) Cisplatin sensitivity is enhanced in non – small cell lung cancer cells by regulating epithelial – mesenchymal transition through inhibition of eukaryotic translation initiation factor 5A2. BMC Pulm Med 14: 174.

47. Darakhshan S, Ghanbari A(2013) Tranilast enhances the anti – tumor effects of tamoxifen on human breast cancer cells in vitro. J Biomed Sci 20: 76.

48. Shi XP, Miao S, Wu Y et al(2013) Resveratrol sensitizes tamoxifen in antiestrogen – resistant breast cancer cells with epithelial – mesenchymal transition features. Int J Mol Sci 14: 15655 – 15668.

49. Kao HF, Chang – Chien PW, Chang WT, et al(2013) Propolis inhibits TGF – beta1 – induced epithelial – mesenchymal transition in human alveolar epithelial cells via PPARgamma activation. Int Immunopharmacol 15: 565 – 574.

50. Yoshida T, Ozawa Y, Kimura T et al(2014) Eribulin mesilate suppresses experimental metastasis of breast cancer cells by reversing phenotype from epithelial – mesenchymal transition(EMT) to mesenchymal – epithelial transition(MET) states. Br J Cancer 110: 1497 – 1505.

51. Nguyen LV, Vanner R, Dirks PEaves CJ(2012) Cancer stem cells: an evolving concept. Nat Rev Cancer 12: 133 – 143.

52. Lapidot T, Sirard C, Vormoor J et al(1994) A cell initiating human acute myeloid leukaemia after transplantation into SCID mice. Nature 367: 645 – 648.

53. Todaro M, Alea MP, Di Stefano AB et al(2007) Colon cancer stem cells dictate tumor growth and resist cell death by production of interleukin – 4. Cell Stem Cell 1: 389 – 402.

54. Mani SA, Guo W, Liao MJ et al(2008) The epithelial – mesenchymal transition generates cells with properties of stem cells. Cell 133: 704 – 715.

55. Wielenga VJ, Smits R, Korinek V et al(1999) Expression of CD44 in Apc and Tcf mutant mice implies regulation by the WNT pathway. Am J Pathol 154: 515 – 523.

56. Hermann PC, Huber SL, Herrler T et al(2007) Distinct populations of cancer stem cells determine tumor growth and metastatic activity in human pancreatic cancer. Cell Stem Cell 1: 313 – 323.

57. Freitas DP, Teixeira CA, Santos – Silva F, et al(2014) Therapy – induced enrichment of putative lung cancer stem – like cells. Int J Cancer 134: 1270 – 1278.

58. Sugano T, Seike M, Noro R et al(2015) Inhibition of ABCB1 Overcomes Cancer Stem Cell – like Properties

and Acquired Resistance to MET Inhibitors in Non － Small Cell Lung Cancer. Mol Cancer Ther 14：2433 － 2440.

59. Koren A, Motaln H, Cufer T（2013）Lung cancer stem cells：a biological and clinical perspective. Cell Oncol （Dordr）36：265 － 275.

60. Chiou SH, Wang ML, Chou YT et al（2010）Coexpression of Oct4 and Nanog enhances malignancy in lung ad-enocarcinoma by inducing cancer stem cell － like properties and epithelial － mesenchymal transdifferentiation. Cancer Res 70：10433 － 10444.

61. Pirozzi G, Tirino V, Camerlingo R et al（2011）Epithelial to mesenchymal transition by TGFbeta － 1 induction increases stemness characteristics in primary non small cell lung cancer cell line. PLoS One 6：e21548.

62. Bhola NE, Balko JM, Dugger TC et al（2013）TGF － beta inhibition enhances chemotherapy action against tri-ple － negative breast cancer. J Clin Invest 123：1348 － 1358.

63. Lonardo E, Hermann PC, Mueller MT et al（2011）Nodal/Activin signaling drives self － renewal and tumori-genicity of pancreatic cancer stem cells and provides a target for combined drug therapy. Cell Stem Cell 9：433 － 446.

64. Lombardo Y, Scopelliti A, Cammareri P et al（2011）Bone morphogenetic protein 4 induces differentiation of colorectal cancer stem cells and increases their response to chemotherapy in mice. Gastroenterology 140：297 － 309.

65. Bolden JE, Peart MJ, Johnstone RW（2006）Anticancer activities of histone deacetylase inhibitors. Nat Rev Drug Discov 5：769 － 784.

66. Zhang B, Strauss AC, Chu S et al（2010）Effective targeting of quiescent chronic myelogenous leukemia stem cells by histone deacetylase inhibitors in combination with imatinib mesylate. Cancer Cell 17：427 － 442.

67. Lane AA,Chabner BA（2009）Histone deacetylase inhibitors in cancer therapy. J Clin Oncol 27：5459 － 5468.

68. Schott AF, Landis MD, Dontu G et al（2013）Preclinical and clinical studies of gamma secretase inhibitors with docetaxel on human breast tumors. Clin Cancer Res 19：1512 － 1524.

69. Qiu M, Peng Q, Jiang I et al（2013）Specific inhibition of Notch1 signaling enhances the antitumor efficacy of chemotherapy in triple negative breast cancer through reduction of cancer stem cells. Cancer Lett 328：261 － 270.

70. Yuan X, Wu H, Han N et al（2014）Notch signaling and EMT in non － small cell lung cancer：biological sig-nificance and therapeutic application. J Hematol Oncol 7：87.

71. Maraver A, Fernandez － Marcos PJ, Herranz D et al（2012）Therapeutic effect of gamma － secretase inhibition in KrasG12V － driven non － small cell lung carcinoma by derepression of DUSP1 and inhibition of ERK. Canc-er Cell 22：222 － 234.

72. Bartucci M, Svensson S, Romania P et al（2012）Therapeutic targeting of Chk1 in NSCLC stem cells during chemotherapy. Cell Death Differ 19：768 － 778.

73. Zenner A, Francescangeli F, Contavalli P et al (2014) Elimination of quiescent/slow – proliferating cancer stem cells by Bcl – XL inhibition in non – small cell lung cancer. Cell Death Differ 21: 1877 – 1888.

74. Moro M, Bertolini G, Pastorino U, et al (2015) Combination Treatment with All – Trans Retinoic Acid Prevents Cisplatin – Induced Enrichment of CD133 + Tumor – Initiating Cells and Reveals Heterogeneity of Cancer Stem Cell Compartment in Lung Cancer. J Thorac Oncol 10: 1027 – 1036.

75. Yeh CT, Wu AT, Chang PM et al (2012) Trifluoperazine, an antipsychotic agent, inhibits cancer stem cell growth and overcomes drug resistance of lung cancer. Am J Respir Crit Care Med 186: 1180 – 1188.

76. Gerber DE, Boothman DA, Fattah FJ et al (2015) Phase 1 study of romidepsin plus erlotinib in advanced non – small cell lung cancer. Lung Cancer 90: 534 – 541.

77. Chu BF, Karpenko MJ, Liu Z et al (2013) Phase I study of 5 – aza – 2′ – deoxycytidine in combination with valproic acid in non – small – cell lung cancer. Cancer Chemother Pharmacol 71: 115 – 121.

78. ASCO HM, Cooray P, Jameson MB et al (2015) A phase Ib study of the anti – cancer stem cell agent demcizumab (DEM) & gemcitabine (GEM) +/ – paclitaxel protein bound particles (nab – paclitaxel) in pts with pancreatic cancer. J Clin Oncol 33 (suppl; abstr 4118).

79. Janne PA, Smith I, McWalter G et al (2015) Impact of KRAS codon subtypes from a randomised phase II trial of selumetinib plus docetaxel in KRAS mutant advanced non – small – cell lung cancer. Br J Cancer 113: 199 – 203.

80. Janne PA, Shaw AT, Pereira JR et al (2013) Selumetinib plus docetaxel for KRAS – mutant advanced non – small – cell lung cancer: a randomised, multicentre, placebo – controlled, phase 2 study. Lancet Oncol 14: 38 – 47.

81. ASCO, Pietanza MC, Spira AI, Jotte RM, et al (2015) Final results of phase Ib of tarextumab (TRXT, OMP – 59R5, anti – Notch2/3) in combination with etoposide and platinum (EP) in patients (pts) with untreated extensive – stage small – cell lung cancer (ED – SCLC). Clin Oncol 33 (suppl; abstr 7508).

82. Ribas A (2012) Tumor immunotherapy directed at PD – 1. N Engl J Med 366: 2517 – 2519.

83. Chen L, Gibbons DL, Goswami S et al (2014) Metastasis is regulated via microRNA – 200/ZEB1 axis control of tumour cell PD – L1 expression and intratumoral immunosuppression. Nat Commun 5: 5241.

84. Alsuliman A, Colak D, Al – Harazi O et al (2015) Bidirectional crosstalk between PD – L1 expression and epithelial to mesenchymal transition: significance in claudin – low breast cancer cells. Mol Cancer 14: 149.

85. Ota K, Azuma K, Kawahara A et al (2015) Induction of PD – L1 Expression by the EML4 – ALK Oncoprotein and Downstream Signaling Pathways in Non – Small Cell Lung Cancer. Clin Cancer Res 21: 4014 – 4021.

86. Kurimoto R, Iwasawa S, Ebata T et al (2016) Drug resistance originating from a TGF – beta/FGF – 2 – driven epithelial – to – mesenchymal transition and its reversion in human lung adenocarcinoma cell lines harboring an EGFR mutation. Int J Oncol 48: 1825 – 1836.

第 20 章

靶向肺癌微环境：放眼机体的免疫系统

Mark M. Fuster

摘要

　　了解机体免疫系统对于肺癌的应答对长期治疗疗效的评价和晚期肺癌的治疗至关重要。虽然直接针对肿瘤细胞的治疗是最佳也是最根本的抗肿瘤方法,但是增强抗肿瘤宿主反应也是一个强有力的策略,并且可以通过新的发现克服抗肿瘤药物的耐药性。这包括:①发现肿瘤细胞"劫持"宿主免疫调节系统和血管稳态(从而促进肿瘤生长)的基本机制;②发现抗免疫和(或)血管靶向治疗的抗肿瘤通路。肺癌的主要机制是能够篡夺机体的免疫机制包括肿瘤对机体免疫检查点监管途径(细胞因子和树突细胞的平衡,从而保持一个高抑制/效应 T 细胞比率)的操纵和通过多内皮细胞有丝分裂原重塑血管和淋巴管,从而促进肿瘤的生长与侵袭。淋巴扩散不仅涉及肿瘤细胞,还涉及免疫抑制树突状细胞向肿瘤引流淋巴器官转运。克服这些挑战的新方法包括免疫检查点阻断策略(例如,PD - 1/PD - L1 或抑制 T 效应抑制的 CTLA4 的阻断)或对 T 激活通路(如 OX40 或 4 - 1BB)的激动剂。它们还包括肿瘤疫苗开发和(或)操纵树突状细胞或工程 T 细胞(如 CAR - T 细胞)对抗抗原的方法,这些抗原(最好是)由整个肿瘤克隆表达。这些方法的主要局限性包括肿瘤抗原识别能力差,或在免疫抑制肿瘤微环境中树突状细胞或低反应性 T 细胞表现不佳。此外,免疫检查点 T 细胞靶向治疗或 T 细胞工程治疗的自身免疫性副作用也面临着挑战。最后,肿瘤新生抗原的发现,以及它们预测 T 细胞反应的能力,是寻求增强机体对肺癌的免疫应答的另一项重要进展。众所周知,肿瘤新抗原在环境刺激(如黑色素瘤或肺鳞状细胞癌)引发的肿瘤中表达更为丰富。

M. M. Fuster, M. D. (✉)

Division of Pulmonary & Critical Care, Department of Medicine, VA San Diego

Healthcare System, University of California, San Diego,

3350 La Jolla Village Dr. , San Diego, CA 92161, USA

e - mail: mfuster@ ucsd. edu

这些发现将有助于促成一套新的治疗策略,从而显著提高晚期肺癌甚至在治疗后复发肺癌的长期缓解或治愈机会。

关键词

肺癌;免疫;淋巴;新生抗原;宿主/机体

20.1　引言:肺癌的侵袭性和死亡率——宿主修饰疗法的兴起

20.1.1　肺癌的死亡率和转移机制

在美国和世界范围内,肺癌是导致癌症死亡的主要原因[1],在过去几十年里,肺癌5年生存率一直没有明显提高,徘徊在17%以上,一直低于20%。虽然戒烟、工业污染排放控制的改进和肺癌筛查为社会提供了一些最明显的可变因素,但肺癌的研究进展在历史上仍然缓慢和令人沮丧。在美国,绝大多数肺癌发现时已是晚期,转移性肺癌(>50%)的5年生存率< 10%;或局部侵犯的肺癌(~ 25%)的5年生存率低于50%[2]。在一定程度上,虽然环境污染仍然难以控制,但低剂量 CT(LDCT)对筛查和预防晚期肺癌的发生发挥着越来越大的作用。该技术被证实可以降低肺癌死亡率是1类依据,而且能够改变肺癌被检测到的阶段,从而在早期进行干预治疗[3]。尽管如此,肺癌的转移侵袭性仍然很高,以至于即使在早期发现,5年生存率依旧很低。基于这些原因,除了直接针对肿瘤细胞的代谢或应用细胞毒药物之外,新疗法仍具有革命性的意义。我们设想的一个关键概念是通过控制宿主对癌症的反应来显著提高对癌症的控制。后者涉及从血管到免疫的多种机制[4,5]。目前关于宿主应答的研究实践已越来越精准,再有关于新的分子驱动系统的促进外源性与内源性免疫的讨论越来越多,我们将在本章重点概述这些潜在的方法。

我们知道人体对肺癌的两种主要宿主反应是血管向肿瘤内部生长及来自人体的免疫细胞的浸润。后者并不总是"好"的,正如我们将谈到的,肿瘤通过集合破坏性树突状免疫细胞驱动血管生成和浸润以及巨噬细胞的支配作用,进而促进血管生成(M2 型)[6]。通过破坏性树突状细胞的浸润驱动效应 T 细胞(通过免疫检查点通路的共抑制通路激活)的细胞凋亡以及通过抑制性 T 调节(Treg)细胞的浸润有效抑制肿瘤免疫[4]。

20.1.2 脉管系统修饰:贯穿转移、治疗及免疫的导管

血管内皮生长因子(VEGF)阻断血管酪氨酸激酶信号通路的途径与挑战:在过去的十年中,靶向血管内皮生长因子 A(VEGF – A)的治疗在抑制肿瘤内皮细胞重塑方面已经显示出了确切的效果,尽管其效果是有限的[5]。这始于人源化的抗 VEGF 抗体,贝伐单抗,其临床疗效最初见于结肠癌,其次是在晚期非鳞非小细胞肺癌(NSCLC)中获得了一定疗效。进一步开发出了受体阻断抗体,如雷莫芦单抗,最近的临床试验检验了多靶点酪氨酸激酶抑制剂(如尼达尼布)的疗效[7]。这种 VEGF、FGF – 2 和 PDGF 的三重血管激酶抑制剂对 RET、Src 和 Flt – 3 的信号抑制也有一些作用,与全身化疗方案联合使用,增加了抗肿瘤疗效[8]。血管生成阻断疗法在肺癌包括晚期非鳞状非小细胞肺癌中的应用是目前多重细胞毒治疗的一部分[5]。未来研究发展中具有吸引力的领域是检测可能存在的生物标志物,预测机体对标准 VEGF – VEGFR2 阻断疗法的反应[9]。也有一些早期的淋巴内皮生长受体(VEGFR – 3)阻滞剂在肿瘤生长和进展过程中会干扰淋巴重塑,可能用于未来的辅助治疗[10]。

20.2 利用机体免疫:免疫治疗可以做什么? 正在做什么?

20.2.1 首先聚焦肿瘤细胞的革命:靶向治疗的前景和挑战

靶向治疗的出现,拮抗肿瘤细胞中特定突变激酶通路的过表达,已经彻底改变了晚期 NSCLC 的治疗方法。这尤其适用于非鳞状非小细胞肺癌,其中最常见和可治疗的两种"驱动"突变是 *EGFR* 和 *ALK* 突变,其在美国吸烟人群中的发生率为 7%,在美国不吸烟人群中为 39%,在亚洲不吸烟人群中高达 73%[11]。另一方面,具有弥漫性组织学阳性的鳞状细胞癌对这些药物缺乏敏感性,临床上一般不进行检测。新的分子靶向方法,鳞状细胞癌表达的独特 *KRAS* 突变的出现,以及新的 miRNA 预后标志物成为鳞状非小细胞肺癌预后的有效预测因子[12]。这些发现为治疗晚期鳞状非小细胞肺癌带来了新的机遇。

由 Mok 等人开展的 IPASS 研究(2009)表明,只要我们严谨检测 *EGFR* 突变,这些突变对赋予激酶抑制剂如厄洛替尼和吉非替尼有独特的敏感性,那么在突变阳性的转移性 NSCLC 中用这些药物作为一线治疗比常规化疗具有相同或更好的结果,毒性反应较小[13]。这一点

在高发病率的亚洲人群中尤其明显,在亚洲已进行了Ⅲ期随机试验。由于一线治疗药物对具有"致敏"突变的患者非常有效,而突变阴性的患者接受同样治疗结果却不理想(传统化疗更有效),因此检测表皮生长因子受体突变是否阳性对于后续的临床决策至关重要[13]。我们必须了解的是,这些药物可以显著改善的是无进展生存时间(PFS)。在随机试验中,虽然针对各自的敏感突变使用单药治疗(与常规化疗相比)延长总生存时间(OS)仍是挑战,但必须强调,这些药物对无进展生存期间显著改善生活质量中所起的作用是不可忽略的。此外,随着肿瘤的进展(对前期药物产生耐药性),与传统化疗相比,新药物的合成及靶向治疗的不断创新,将有利于总生存时间的延长[14]。进一步的研究对于确立和改进这些新趋势将是至关重要的。

20.2.2　进入机体免疫时代:超越靶向治疗

在针对肿瘤的"理想"免疫反应中,机体树突状细胞(DCs)将在原发肿瘤部位检测肿瘤抗原,并将其迁移到引流淋巴结(draining lymph node,DLN),在那里将形成针对肿瘤抗原的"效应型"T 细胞。在 DLN 中,从肿瘤到达淋巴管的 DCs 将 MHC – Ⅰ中的抗原呈现给 CD8[+] T 细胞上的 T 细胞受体,从而产生抗肿瘤作用。这也会促进系统性次级淋巴器官的记忆 T 细胞反应,不仅在 DLN 和原发肿瘤中,甚至在可被启动的血源性 CD8[+] T 细胞触及的远处转移部位,都能产生细胞溶解性抗肿瘤反应。并且,由 MHC – Ⅱ中的肿瘤抗原启动的 CD4[+] T 细胞会促进辅助反应,使体液抗肿瘤反应启动而扩增 B 细胞[15,16]。在这些研究中,NK 细胞和 NK – T 细胞以及其他已经发现具有抗肿瘤作用的 T 细胞亚型(包括 Th17 细胞)可增强机体抗肿瘤应答[17]:

20.2.2.1　一般免疫因素

上述的理想状态是对抗肿瘤免疫力的一种"幻化":换句话说,如果细胞免疫系统可以通过 T 细胞介导的高效应答快速摧毁任何早期潜在的肿瘤细胞,同时避免产生"制动"的稳态反应的作用(甚至放大的连锁反应),这将是非常好的抗肿瘤免疫反应。不幸的是,人类癌症的特征是肿瘤微环境能够促进 DCs 和 T 细胞的免疫颠覆和免疫耐受反应,从而抑制了免疫反应[15,18]。这发生在原发肿瘤与其引流淋巴结区域,但目前尚无定论[19]。相比其他肿瘤,肺癌免疫耐受的特征表现为肿瘤中的 TGF – β、IL – 10 等免疫抑制细胞因子水平升高,从而提高调节 T 细胞(Treg)水平,改变 DCs 的功能[18 – 20]。后者不仅包括 DCs 的不成熟,还包括抗原呈递的减少,以及肿瘤细胞主导的免疫检查点共抑制信号的表达,这些免疫检查点共抑制信号通过抑制效应 T 细胞的反应而促进耐受。可能促进后者的最主要途径是通过抑制性 DCs(肿瘤中细胞因子环境的维持和抑制作用)以及肿瘤细胞表达"程序性死亡"配体 PD - L1[15]。这种配体,包括最近发现的 PD - L2,诱导 T 效应细胞的抑制,包括 T 细胞凋亡信号,从而通过 T 效应细胞的减少抑制抗肿瘤反应。此外,骨髓衍生抑制细胞(myeloid - derived suppressor cells,MDSCs)以及其他宿主骨髓源性细胞如巨噬细胞在肿瘤和血管生成中具有促进作用[M2 表型;与 M1 亚型相反的肿瘤相关的巨噬细胞(TAMs)],也包括通过其他新机制作用的中性粒细胞[18,21]。

20.2.2.2　肿瘤免疫编辑和"保持"抗肿瘤免疫

在任何肿瘤中,我们可以假设一个肿瘤"免疫编辑"的概念并作为一种基本的模式,由此我们可以了解肿瘤与肿瘤的生长和进展过程中产生的抗肿瘤免疫"压力"之间的关系[15,22]。这个过程本质上可以总结为"3 - E":清除、平衡和逃逸[22]。在清除过程中,最初被免疫监视机制所破坏的肿瘤细胞能使免疫系统敏感,从而通过对两种不同形式的肿瘤抗原的识别和免疫反应抑制肿瘤细胞的生长:①过表达的自身抗原;②新生抗原(即拥有外源抗原表位的新生抗原)[20]。如果一些变异的肿瘤细胞逃过了免疫编辑的"清除"作用,就进入了平衡状态:通过获得性免疫(作为肿瘤"休眠")控制肿瘤细胞过度生长,与逃过免疫监视的肿瘤细胞的生长相平衡。肿瘤细胞在免疫系统的压力下,可能会打破平衡,进入逃逸阶段,这是免疫治疗中最大的挑战。在这个过程中,免疫抑制细胞因子(如肺癌中起主要抑制作用的 TGF - β 和 IL - 10),以及肿瘤生长因子、血管生长因子发挥着重要的作用[15,18,20]。后者可能以过度生成的方式刺激内皮细胞和血管生成以克服生长因子的靶向阻断[9]。此外,免疫逃逸以招募 Treg 细胞为特征,可能在肿瘤或者 DLN 中抑制细胞免疫。因此,解决的方式可能是通过某种新策略迫使免疫编辑的"循环"回到清除状态。其中包括抑制效应 T 细胞丢失/凋亡(免疫检查点介导)或可能基于细胞的"重编程"等,募集针对在肿瘤进展期间新生抗原表位或新表达的自体抗原表位的免疫应答,以此改善免疫效应[15]。无论如何,必须认识肿瘤免疫编辑中的步骤,以便了解肿瘤进展期间宿主抗肿瘤反应差的程度并进行免疫治疗。

20.2.2.3　免疫检查点途径

考虑到免疫检查点途径在已批准的治疗方法中目前和日益增长的临床重要性,针对免疫检查点途径中一些细节的讨论是至关重要的。从广义上讲,免疫检查点包括共刺激和共抑制途径,包括 DCs 以及将 DC 呈递的抗原以 MHC 的形式与 T 细胞受体(TcR)结合[18]。现已经发现了多种共抑制途径的拮抗剂,通过刺激效应 T 细胞与 DC MHC 呈递的抗原结合。另一方面,许多共刺激途径的激动剂也在研究中,并且提供了有希望的治疗策略,以通过免疫检查点途径动员 T 细胞抵抗肺癌。接下来我们将分别介绍:

(1)拮抗剂疗法:免疫疗法最重要的"靶标"之一是利用共抑制免疫检查点机制的 PD - 1/PD - L1 途径。从这个意义上讲,当针对外源性抗原的免疫被激活时,该途径可以被认为是一种抑制 T 效应增殖的稳态机制,从而在 DC MHC 抗原与效应 T 细胞上的 TcR 结合期间对 T 细胞产生"制动"作用[23,24]。该作用通过 PD - L1 与 T 细胞上表达的 PD - 1 受体的结合而产生。另一种类似的配体 - 受体共抑制是 DCs 上的 CD80/86,其与 T 细胞上的 CTLA - 4 相互作用:倾向于发生在整个细胞免疫系统,包括中央淋巴中心,而 PD - 1 结合发生在外周,在外周部位的抗原呈递期间,T 细胞可能与外周 DC(例如,皮肤中的朗格汉斯细胞或任何外周肿瘤中的浸润性肿瘤 DCs)结合。因此,我们可以考虑利用抗体途径阻断 PD - 1(或 PD - L1)或 CTLA4[23],例如"拮抗剂"疗法,从而实现免疫检查点阻断。在肿瘤中,这种阻断现已被充分证明可以刺激 T 细胞抗肿瘤反应,这是目前肺癌免疫治疗中最活跃的领域(包括 FDA 批准的抗 PD1 抗体纳武单抗)[25]。在 NSCLC 二线治疗中,派姆单抗[26]或阿特珠单抗[27]随机对比多西他赛的试验中,肿瘤中 PD - L1 表达水平的增加与抗体阻断反应性的提高相关。CTLA4 阻断方法(伊匹单抗)优于 PD - 1 阻断方法;虽然两者在一部分转移性肺癌二线治疗失败的 NSCLC 患者的治疗中都有效地实现了持续缓解(通常低于 25%),但 PD - 1 阻断似乎有更小的自身免疫副作用[28,29]。这可能是由于 CTLA4 阻断可能对中枢以及外周淋巴免疫系统的免疫检查点 T 细胞都有抑制作用,而 PD - 1 阻断可能只在外周组织 T 细胞中发挥其作用,因此受到"行动"部位的限制。除了这些拮抗剂之外,其他共抑制途径可能成为肺癌中阻断性抗体的靶标。其中一个例子是表达于 T 细胞上的腺苷受体 A2AR,在肿瘤微环境中表达的相对高水平的腺苷可以激活细胞毒性 T 淋巴细胞(CTL)效应细胞和 DCs 上的 A2AR[30]。这有效地抑制了这些免疫细胞的抗肿瘤效果,特别是在高浓度腺苷的情况下,因此研究该途径的阻断方法对研制新的免疫检查点抑制剂是有意义的。

(2)激动剂疗法:目前几种抗体正在开发中,这些抗体能够在免疫检查点水平以"激动剂"或某种刺激形式刺激 T 细胞上的共刺激受体,包括能够刺激 TNF 受体家族的各种共刺激分子。其中包括目前正在研究的在活化的 T 细胞上表达的 OX40、4 - 1BB 和 CD27[15,31]。从某种意义上来说,这些是"正反馈"的一种形式,在免疫刺激期间促进或扩增效应反应。后者可以是任何肿瘤抗原(自体抗原或新生抗原),其有效的抗肿瘤治疗机制可能是通过该共刺激分子家族在效应 T 细胞上增强表达或信号转导。这些分子的一些基于抗体的激动剂,包括基于 OX40 的 MEDI6469、基于 4 – 1BB 的 urelumab 以及基于 CD27 的 varlilumab,目前正在进行试验,其可以单独或联合其他辅助疗法用于晚期肺癌[31]。

20.2.2.4　将免疫疗法与晚期 NSCLC 现有的抗肿瘤疗法相结合

晚期 NSCLC 的靶向治疗对无进展生存甚至总体生存的获益快速增长,而通过在适当的时间引入免疫检查点阻断方法可能增强这一获益[32]。实际上,在转移性 NSCLC 进展的情况下适时加入免疫治疗,靶向治疗的无进展生存期可能会暂时增加,可以长期改善生活质量[33]。随着肿瘤耐药性的发生,免疫疗法的加入可以进一步延长生存期,并提高生活质量。此外,多种标准治疗或靶向治疗失败的患者,可能他们中的一部分人(大多数报告中为 15% ~25%)会表现出对免疫治疗的长期反应[23,24]。因此,这种"后来的"加入可能会增加近年来在这组患者中无法实现的获益;然而,对于多轮靶向治疗之后免疫治疗的疗效知之甚少:在这个领域需要更进一步的生物标志物。在患者的长期治疗过程中(并进行个体化治疗),除了独立测定靶向突变和(或)PD – L1 状态的变化之外,还没有证据可以证明敏感 *EGFR* 或 *ALK* 突变与 PD – 1/PD – L1 阻断之间存在任何正相关。

20.2.3　生物标志物和识别靶向"效应器"的免疫检查点

20.2.3.1　PD – 1/PD – L1 表达作为生物标志物

由于 PD – 1/PD – L1 途径的免疫检查点阻断现在正成为免疫治疗的标准形式,因此确定如何评估这些分子的表达对于提高治疗的疗效以及决定治疗的选择来说意义非凡。在恶性黑色素瘤和肺癌组织中检测 PD – L1 表达的初步研究表明,PD – L1 表达水平确实与肿瘤组织对于 PD – 1 和 PD – L1 阻断性抗体的反应性相关[24,34]。在这些研究中提出一个重要理念,即认识到这两种形式的癌症的高发生率是环境诱变(即紫外线辐射和香烟烟雾)所致,因此,鳞状 NSCLC 的疗效被重点关注。实际上,免疫疗法对转移性鳞状 NSCLC 患者的疗效超过标准疗法(纳武单抗与多西他赛随机对比),在纳武单抗治疗的患者中,15% ~20% 的患者有更好的总体存活率,达到长期缓解。因此,无论肿瘤 PD – 1 状态如何,已批准使用纳武单抗治疗转移性鳞状 NSCLC 患者[25,31]。然而,其他 PD – 1 阻断疗法的试验显示,在没有 PD – L1 表达的情况下用 PD – 1 阻断疗法的反应较差,因此在使用前检测 PD – L1 表达水平已成为惯例。对非鳞状 NSCLC 尤其如此,其中原因是环境诱变(作为瘤形成的驱动因素)产生的肿瘤抗原所引起的免疫应答可能不足以对强大的 T 细胞应答产生很大影响,在接下来的部分会深入讨论。因此,PD-L1 表达状态作为有用且重要的生物标志物,用于指导该免疫检查点的阻断疗法在肿瘤中的使用。

20.2.3.2 环境诱变和肿瘤新生抗原表达

已经发现的抗肿瘤效应 T 细胞应答的关键生物标志物是非同义突变以及癌症的多种新生抗原的表达水平[35]。这种转化在肿瘤中会有更高的发生频率,比如环境刺激对于恶性黑色素瘤或烟草之于鳞状 NSCLC 等[36,37]。对相同患者群的抗原免疫反应性进行验证证明在肿瘤中可以检测到候选的新生抗原;并且来自相同患者的外周血 T 细胞能够与各自的 MHC 抗原探针起反应(而对照组相对应的新生抗原的野生型肽没有反应)[35]。重要的是,新生抗原负荷与此类患者的 PD-1 阻断反应性相关,与 PD-L1 肿瘤状态无关,表明 T 细胞对新生抗原的引发与免疫检查点敏感性正相关。通过对肿瘤中新生抗原的鉴定引出了一个问题,即这些新肽如何被纳入可能的疫苗(下文)或其他刺激肿瘤微环境免疫的方法。最后,提出关于如何增强对 NSCLC 的获得性免疫应答或如何设计工程 T 细胞以攻击特定的 NSCLC 新生抗原;最近一个特别有趣的观察结果是新生抗原的克隆表达(即在整个肿瘤细胞中表达,而不是其中一小部分)能够预测 PD-1 阻断的反应性[38]。一旦 T 细胞通过效应促进途径(即 PD-1 阻断)被充分刺激,这可能与在整个肿瘤中更广泛地识别抗原有关。此外,作为一种有效的生物标志物,人们还推测这种模式可以预测肿瘤对其他免疫检查点靶向方法的反应性(也包括识别独特抗原后产生的疫苗)。

20.3 转变免疫耐受的"潮流"?

除了快速发展的免疫检查点阻断途径之外,关注其他机制也很重要,我们试图将关注点从主导早期肺癌及其引流淋巴结的免疫耐受环境"转变"到具有更好细胞性或可能的体液性抗肿瘤机制的微环境。这些方法包括疫苗、外源/过继性树突状细胞和 T 细胞工程,以及可能的新发生的内源性机制,以改善树突状细胞功能,以及适当的抗肿瘤抗原呈递和相关的免疫激活。

20.3.1　疫苗

20.3.1.1　过表达的肿瘤抗原——自体和非自体抗原

迄今为止,已经试验了多种用于 NSCLC 的疫苗方法。大致上来说,试验的范围从采用基于细胞的方法(比如,利用由肿瘤细胞引入的自体/非自体抗原的"经验"混合物;使用经照射的肿瘤细胞系或自体细胞)到基于抗原的策略[23]。就后者而言,这种方法针对过表达的自身表位,例如与脂肽偶联的 MUC-1 的 25aa 片段(包括免疫佐剂递送)[39],或者因其在某些 NSCLC 肿瘤上的独特表达而正在被研究的新生抗原[40]。正在进行的研究包括联合方法,例如在痘病毒中被递送的 MUC-1 表位和细胞因子 IL-2(作为免疫刺激剂)[41]。其中大部分已在小鼠动物研究中得到证实。在对 racotumomab 的研究中,该疫苗抗原是含有神经节苷脂的唾液酸[23,42],在ⅢB/Ⅳ期 NSCLC 患者中,racotumomab 疫苗与安慰剂的随机对照试验表明在标准诱导治疗后表现出疾病的好转或稳定。

20.3.1.2　放疗和疫苗的影响

目前,基于细胞或基于抗原的方法,总体结果是不尽如人意的,但是,某些小组的结果仍然很有意义。例如,迄今为止,全细胞方法在Ⅲ期临床试验中的结果尚不足以支持其被批准用于临床,但基于 MUC-1 的疫苗的事后分析显示其在某些重要情况下有效果。例如,一些之前的Ⅲ期试验数据显示,新型 MUC-1 疫苗(脂质体 BLP 25;tecemotide)和独特的辅助方法在接受放疗的患者中表现出独特的反应。在一项试验中,对接受过放疗的ⅢB 期患者进行的亚组分析显示,疫苗可以显著改善预后(照射组中位生存期 > 30 个月;L-BLP 25 试验)[39]。这其中有一个特别重要的生物学原理,即肿瘤抗原可能在放射治疗期间释放,从而有机会激活有效的抗肿瘤 CD8$^+$T 细胞应答。此外,通过放疗刺激趋化因子驱动的 T 细胞向肿瘤迁移,同时增加细胞毒性 T 细胞(CTL)激活,放疗的其他免疫效应可以改善免疫治疗反应性,放疗的"远隔"效应就是其中之一[43]。

20.3.1.3　新型组合效应及思考

上述方法的效果瑕瑜互见,一些重要的生物学原理应该在未来的研究中加以利用,包括与放疗的配对/时间安排。效果有限的一些可能原因包括免疫原的作用不充分(剂量或适当的佐剂选择)或已处于疾病的晚期阶段,这个阶段中,免疫微环境被过度抑制,疫苗的应用可能成为"压死骆驼的最后一根稻草"。为了克服后者,某些方法采用与疫苗递送一致的反义技术(例如反义 TGF - β),包括目前在研的试验阐明了免疫原是一种灭活的全肿瘤细胞混合物并且放疗后效果也得到改善[44]。然而,我们仍然非常需要在疾病分期和疫苗开发方面进一步改进。将 PD - 1 或 PD - L1 阻断与疫苗配对这种想法是一个新概念[23],因为电离辐射可以上调 PD - L1 表达,并且 PD - L1 阻断可以增强放疗效果[45]。此外,肿瘤特异性 T 细胞的增加以及引流淋巴结中优化的肿瘤抗原交叉呈递似乎发生在抗 PD - 1/抗 CTLA - 4 疗法与放疗的联合治疗中[46]。鉴于这些观察结果,一个新的概念可能出现:放疗诱导的免疫介导的个性化治疗[23]。最后,随着快速鉴定新生抗原的测序平台的引入,新生抗原作为肽免疫原与适当佐剂相结合可能成为新的有效疫苗方法。

20.3.2　T 细胞工程的重要进展

自体 T 细胞是目前基于细胞的癌症免疫治疗的重点:从宿主直接利用 T 细胞提高肿瘤免疫反应,而不依赖抗原递呈(包括 DC 依赖性抗原呈递),从而启动 T 细胞激活程序[23]。以下对肺癌领域的 T 细胞疗法进行了盘点:

20.3.2.1　过继细胞免疫治疗(adoptive cell therapies,ACT)

是指从肿瘤患者体内分离包含 CD4[+] 和 CD8[+] 的肿瘤浸润淋巴细胞(tumor - infiltrating lymphocytes,TILs),在体外进行细胞因子诱导活化和扩增,然后向宿主体内回输,从而达到直接杀伤肿瘤或激发机体的免疫应答杀伤肿瘤细胞的目的[47]。而清除宿主的内源性淋巴细胞通过抑制 Tregs 和 MDSCs 以减少肿瘤浸润、提高反应的持续时间。在黑色素瘤小样本目标人群中,超过 20% 的患者采用这种形式的细胞疗法有更好的客观缓解率;而在肺癌中没有类似的报道。未来对于黑色素瘤与非小细胞肺癌,甚至小细胞肺癌的免疫微环境的差异会有越来越多的了解,这为肿瘤浸润淋巴细胞过继治疗肺癌提供了更多的可能性。值得注意的是,在某些情况下,输注肿瘤浸润淋巴细胞并结合预处理方案并非没有危及生命的毒性风险,此时患者选择需要更多的前期工作[48]。

20.3.2.2 T 细胞受体嵌合型 T 细胞(TcR – T)以及嵌合抗原受体 T 细胞技术(CAR – T)

T 细胞受体嵌合型 T 细胞(TcR – T)以及嵌合抗原受体 T 细胞技术(CAR – T)是过继细胞免疫治疗两大最新的免疫细胞技术,其能够表达特异性受体靶向识别肿瘤特异性新生抗原。而相关抗原可能不仅与肿瘤的特异性有关(比如,非小细胞肺癌产生大量的 MAGE – A1),而且与肿瘤个体化相关,其中全基因测序和 RNA 测序技术可能揭示与 MHC 结合的肿瘤特异性("非己")抗原[35]。这是 TcR – T 技术的理想"靶标",其利用 α 和 β 肽链构成的异元二聚体来识别由 HLA 呈现在肿瘤细胞表面的多肽片段[49]。这会增加与正常组织的交叉反应和"自身免疫"毒性的风险[31]。而 CAR – T 技术以非 HLA 依赖性的方式识别肿瘤新生抗原:将胞外配体结合区域——单链可变区域,与 TcR 链的信号结构域连接起来,再通过与抗原相互作用有效激活 T 细胞,从而识别 HLA 非依赖性靶标——肿瘤细胞表面的新生抗原,进而杀灭肿瘤细胞。在这一过程中,共刺激信号[作为嵌合抗原受体(CAR)的一部分]的活化发挥着重要的作用,旨在促进细胞表面抗原的释放[50,51]。而表达的大多数肿瘤特异性抗原不具备肿瘤细胞限制性,从而导致"脱靶"(off – target)毒性的产生。尽管 CAR – T 疗法在 B 细胞恶性肿瘤(对抗 CD19 的 CAR – T 疗法)以及恶性黑色素瘤中取得了巨大的成功,但把它应用于胸部恶性肿瘤仍面临着巨大的挑战,寻找肿瘤特异性抗原(如间皮素或其他新生抗原)至关重要。而目前 CAR – T 疗法的安全问题主要集中在肿瘤特异性靶标的选择和缺失以及患者反应的持续时间。尽管如此,把这项技术应用于实体肿瘤中还是值得期待的。

20.3.3 抗原依赖机制或是直接利用 T 细胞的抗肿瘤作用

综上所述,在肿瘤微环境中,一部分以树突状细胞为基础的肿瘤抗原特异性疫苗克服肿瘤细胞引起的免疫抑制状态,也可以通过新生抗原依赖机制或是直接利用 T 细胞提高 T 胞抗肿瘤作用,从而达到控制或清除肿瘤的目的。而每种方法必然有它的局限性。图 20.1 列出了各自的特点和局限性。其局限性包括免疫相关不良反应(包括致死性自身免疫性疾病),CTLA – 4 单抗与 PD – 1/PD – L1 单抗的作用机制有所不同,CTLA – 4 在次要淋巴组织中 T 细胞活化早期阶段产生作用,PD – 1 在抑制肿瘤及组织的效应 T 细胞反应中发挥作用。这些不良反应在临床工作中是非常重要的考量因素,虽然该部分内容超出了本综述的范围,但已有一些研究报道了其在肿瘤中的发生率分布及其与各种免疫疗法的关联,正如文献[52]

所述。

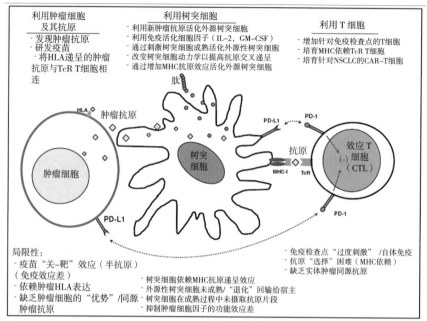

图 20.1　肿瘤微环境中直接利用树突状细胞和 T 细胞:其有效性和局限性

20.3.4　外源性/内源性树突状细胞工程

20.3.4.1　外源性途径

　　这是通过外源途径利用 DC 细胞增强细胞毒性 T 细胞的活性以杀灭肿瘤细胞的一种方法。从患者体内提纯 DC,以此来增强过继性 T 细胞对肿瘤抗原的敏感性(这个过程通过 DC 细胞上的 MHC 分子进行呈递),进而将高效抗肿瘤 T 细胞回输至患者体内[31]。这种方法尽管在小鼠等动物实验中显示出有效性,但其用于人类肿瘤的效果仍值得期待,但这种方法最成功的应用是其在转移性前列腺癌显示出较好的疗效,通过收集外周血的单核细胞(PB-MCs)并将其与前列腺酸性磷酸酶和粒细胞巨噬细胞集落刺激因子(GM－CSF)融合蛋白共培养后促进 DC 细胞成熟并活化,然后回输到患者体内[53]。然而,通过外源性 DC 方法保持持久的抗肿瘤效果是困难的。一个主要问题是:即使能完好地分离提纯 DC,成功实现离体的强抗肿瘤表型,但回输至宿主时 DC 的生物学行为和表达仍有快速改变的可能性。此外,当理想的"肿瘤抗原"在这些方法中与离体 DC 配对时,并非所有抗原都在 MHC－Ⅰ中有效地进行呈递,因此其下游的细胞毒性 T 细胞应答可能仍然非常有限[54]。

20.3.4.2　内源性途径

内源性途径是不从宿主分离提纯 DCs 的一种调节 DC 生物学行为的方法。而疫苗从技术上讲就是 DC"内源性"调制的一种形式[23],尽管我们仍会保留"抗原工程"一词,用于非抗原呈递方法,以特定的方式调节 DC 生物学行为,从而改善抗肿瘤应答(其中 DC 运用"天然"内源性肿瘤抗原诱导 T 细胞应答)。基于糖生物学理论,我们自己的实验室对这种方法很感兴趣:在这种情况下,举个例子,这种抗原工程聚糖共同受体,一个小分子抑制剂,参与驱动未成熟的 DC 转运以及调节或抑制 DC 的成熟。实际上,我们发现由某些细胞因子如 TNF - α 诱导的 DC 强烈上调硫酸乙酰肝素蛋白聚糖合成酶 - 4(heparan sulfate proteoglycan syndecan - 4)。这种分子的沉默或其聚糖链的硫酸化(促进驱动 DC 转运的趋化因子的作用)似乎会减慢 DC 转运[55],这可能使肿瘤抗原更多地交叉呈递给肿瘤引流淋巴器官上的 T 细胞(例如,肿瘤 DLNs)。此类 DC 中的聚糖突变可以促使 DC 成熟[55]。图 20.2 阐述了如何靶向 DC 上的蛋白多糖促进 DC 成熟,同时抑制肿瘤引流淋巴器官中不成熟 DC 的转化,最终促使 T 细胞免疫的改善,抑制肿瘤生长。虽然这也可能影响肿瘤微环境之外的活化的 DCs(但不一定以不利的方式),但它将作为内源性改变在肿瘤和 DLN 微环境中独特表达蛋白多糖的 DCs 的又一种方式。

20.4　小结及展望

尽管肺癌的新疗法旨在"个性化"治疗,但肺癌的高死亡率(和发病率)仍然是当今肿瘤学界的一个重大问题。面对新的治疗方法,加强或解决宿主对恶性肿瘤反应的关键组成部分,使我们对未来的治疗策略有了一些颇具希望的发展和考虑,希望能够显著改善癌症死亡率。目前针对肿瘤生长的抗血管治疗包括共同抑制 VEGF - A 以外的其他生长介质(包括 PDGF 和 FGF - 2),抑制多种下游激酶以试图克服耐药性。用于识别应答反应的生物标志物也在研究之中。

针对肿瘤细胞的靶向治疗已经发展到对获得性耐药的常见问题做出解答,与此同时,联合化疗在转移性疾病中进一步改善总体存活率和生活质量,免疫疗法随之出现。免疫治疗在肺癌微环境中的挑战包括 PD - L1/PD - 1 免疫检查点信号通过肿瘤 - T 细胞相互作用以及抑制性细胞因子(如TGF - β 和IL - 10)在肿瘤中的免疫抑制,促进树突状细胞的耐受

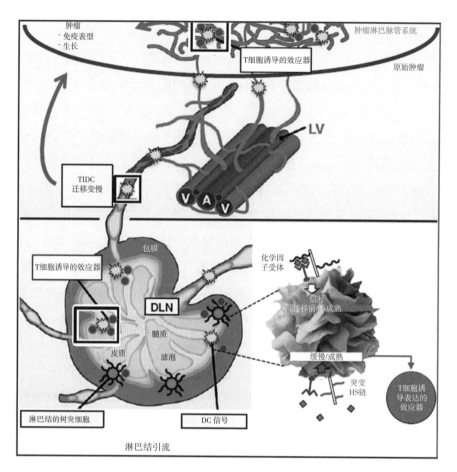

图 20. 2　通过内源性树突细胞功能增强抗肿瘤免疫力的新型聚糖靶向方法的实例:在树突状细胞表面上表达的聚糖的硫酸化的减少(以黄色显示)肿瘤交通微环境,其可通过聚糖介导的趋化因子减慢从肿瘤的未成熟树突状细胞转移到引流淋巴结,以此来改变其动力学,图片的右下方表示的是树突状细胞。特别提示,聚糖硫酸乙酰肝素(HS)通过突变靶向改变,可能与 DC 表型改变减慢和成熟增加相关(右下)。这种靶向还可以在有效肿瘤抗原呈递后促进效应 T 细胞功能,以此增加肿瘤相关树突细胞的成熟。需要进一步的工作来阐明后者的机制;然而,最终结果可能有助于抗肿瘤免疫表型[55],并抑制肿瘤生长(红色箭头表示抑制)。这说明了其中一种方法可以在肺癌及其引流淋巴结中内源性增加树突细胞功能(下图);插图和阐述来自参考文献[56,57]

性。这抑制了肿瘤抗原对效应 CD8[+] T 细胞的有效触发。除此之外,还有巨噬细胞、MDSCs和其他诱导肿瘤耐受的细胞。靶向 PD - 1 或 PD - L1(或具有类似 T 细胞抑制功能的 CTLA - 4 分子)的抗体可以增强 T 细胞反应,已有临床试验表明作为二线或三线治疗,对转移性NSCLC 有 20% ~25% 的持久的治疗反应。这是令人兴奋的,并且提出如何靶向免疫以进一步改善 T 细胞反应这一新问题。激动剂途径(OX40,4 - 1BB,CD27)以促进共刺激效应 T 细胞反应(以及 PD - 1/PD - L1 轴拮抗作用)或者互相联合的方法都正在考虑之中。目前也提出了新的靶向以及使用肿瘤新生(独特)抗原的尝试;当与化疗或放疗比较时,肿瘤疫苗(例如,MUC－1 肽)过表达的新生抗原和自身抗原都显示出更高的有效性。最后,一系列基于细胞的疗法以改善特异性抗肿瘤 T 细胞反应正在研发。这些可能包括新的外源性(离体/体外)以及内源性方法来改善树突状细胞抗肿瘤能力,以及一些更直接的 T 细胞疗法,如使用过继转移细胞因子修饰 T 细胞甚至嵌合抗原受体 T 细胞技术(CAR－T)抗新型肺癌靶细胞。后者不依赖于 MHC 的抗原呈递,这可能克服 NSCLC 免疫治疗的限制;然而,它们仅限于具有肿瘤进化/异质性和免疫逃逸风险的单分子靶标。

参考文献

1. Siegel RL, Miller KD, Jemal A (2016) Cancer statistics, 2016. CA Cancer J Clin 66(1):7－30

2. Detterbeck FC, Postmus PE, Tanoue LT(2013) The stage classification of lung cancer: diagnosis and management of lung cancer, 3rd ed: American College of chest physicians evidence－based clinical practice guidelines. Chest 143(5 Suppl): e191S－e210S

3. National Lung Screening Trial Research Team, Aberle DR, Adams AM, Berg CD, Black WC, Clapp JD et al (2011) Reduced lung－cancer mortality with low－dose computed tomographic screening. N Engl J Med 365 (5):395－409

4. Gajewski TF, Schreiber H, Fu YX(2013) Innate and adaptive immune cells in the tumor ? microenvironment. Nat Immunol 14(10):1014－1022

5. Hall RD, Le TM, Haggstrom DE, Gentzler RD(2015) Angiogenesis inhibition as a therapeutic strategy in non －small cell lung cancer(NSCLC). Transl Lung Cancer Res 4(5):515－523

6. Yuan A, Hsiao YJ, Chen HY, Chen HW, Ho CC, Chen YY et al(2015) Opposite effects of M1 and M2 macrophage subtypes on lung cancer progression. Sci Rep 5:14273

7. Das M, Wakelee H(2014) Angiogenesis and lung cancer: ramucirumab prolongs survival in 2(nd)－line metastatic NSCLC. Transl Lung Cancer Res 3(6):397－399

8. Reck M, Mellemgaard A(2015) Emerging treatments and combinations in the management of NSCLC: clinical potential of nintedanib. Biologics 9:47－56

9. Chu BF, GA O(2016) Incorporation of antiangiogenic therapy into the non－small－cell lung cancer paradigm. Clin Lung Cancer 17:493－506

10. Chang YW, Su CM, Su YH, Ho YS, Lai HH, Chen HA et al(2014) Novel peptides suppress VEGFR－3 activity and antagonize VEGFR－3－mediated oncogenic effects. Oncotarget 5(11):3823－3835

11. Couraud S, Zalcman G, Milleron B, Morin F, Souquet PJ(2012) Lung cancer in never smokers－a review. Eur J Cancer 48(9):1299－1311

12. Skrzypski M, Czapiewski P, Goryca K, Jassem E, Wyrwicz L, Pawlowski R et al(2014) Prognostic value of microRNA expression in operable non – small cell lung cancer patients. Br J Cancer 110(4):991 – 1000

13. Mok TS, Wu YL, Thongprasert S, Yang CH, Chu DT, Saijo N et al(2009) Ge tinib or carboplatin – paclitaxel in pulmonary adenocarcinoma. N Engl J Med 361(10):947 – 957

14. Sellmann L, Fenchel K, Dempke WC(2015) Improved overall survival following tyrosine kinase inhibitor treatment in advanced or metastatic non – small – cell lung cancer – the Holy Grail in cancer treatment? Transl Lung Cancer Res 4(3):223 – 227

15. Chen DS, Mellman I(2013) Oncology meets immunology: the cancer – immunity cycle. Immunity 39(1):1 – 10

16. Melero I, Gaudernack G, Gerritsen W, Huber C, Parmiani G, Scholl S et al(2014) Therapeutic vaccines for cancer: an overview of clinical trials. Nat Rev Clin Oncol 11(9):509 – 524

17. Zamarron BF, Chen W(2011) Dual roles of immune cells and their factors in cancer development and progression. Int J Biol Sci 7(5):651 – 658

18. Thomas A, Giaccone G(2015) Why has active immunotherapy not worked in lung cancer? Ann Oncol 26(11):2213 – 2220

19. Schneider T, Hoffmann H, Dienemann H, Schnabel PA, Enk AH, Ring S et al(2011) Non – small cell lung cancer induces an immunosuppressive phenotype of dendritic cells in tumor microenvironment by upregulating B7 – H3. J Thorac Oncol 6(7):1162 – 1168

20. Finn OJ(2008) Cancer immunology. N Engl J Med 358(25):2704 – 2715

21. Noy R, Pollard JW(2014) Tumor – associated macrophages: from mechanisms to therapy. Immunity 41(1):49 – 61

22. Mittal D, Gubin MM, Schreiber RD, Smyth MJ(2014) New insights into cancer immunoediting and its three component phases – elimination, equilibrium and escape. Curr Opin Immunol 27:16 – 25

23. Anagnostou VK, Brahmer JR(2015) Cancer immunotherapy: a future paradigm shift in the treatment of non – small cell lung cancer. Clin Cancer Res 21(5):976 – 984

24. Garon EB, Rizvi NA, Hui R, Leighl N, Balmanoukian AS, Eder JP et al(2015) Pembrolizumab for the treatment of non – small – cell lung cancer. N Engl J Med 372(21):2018 – 2028

25. Brahmer J, Reckamp KL, Baas P, Crino L, Eberhardt WE, Poddubskaya E et al(2015) Nivolumab versus docetaxel in advanced squamous – cell non – small – cell lung cancer. N Engl J Med 373(2):123 – 135

26. Herbst RS, Baas P, Kim DW, Felip E, Perez – Gracia JL, Han JY et al(2016) Pembrolizumab versus docetaxel for previously treated, PD – L1 – positive, advanced non – small – cell lung cancer(KEYNOTE – 010): a randomised controlled trial. Lancet 387(10027):1540 – 1550

27. Fehrenbacher L, Spira A, Ballinger M, Kowanetz M, Vansteenkiste J, Mazieres J et al(2016) Atezolizumab versus docetaxel for patients with previously treated non – small – cell lung cancer(POPLAR): a multicentre, open – label, phase 2 randomised controlled trial. Lancet 387(10030):1837 – 1846

28. Rizvi NA, Mazieres J, Planchard D, Stinchcombe TE, Dy GK, Antonia SJ et al(2015) Activity and safety of nivolumab, an anti – PD – 1 immune checkpoint inhibitor, for patients with advanced, refractory squamous non – small – cell lung cancer(CheckMate 063): a phase 2, single – arm trial. Lancet Oncol 16(3):257 – 265

29. Topalian SL, Drake CG, Pardoll DM(2015) Immune checkpoint blockade: a common denominator approach to cancer therapy. Cancer Cell 27(4):450 – 461

30. Leone RD, Lo YC, Powell JD(2015) A2aR antagonists: next generation checkpoint blockade for cancer immunotherapy. Comput Struct Biotechnol J 13:265 – 272

31. Farkona S, Diamandis EP, Blasutig IM(2016) Cancer immunotherapy: the beginning of the end of cancer? BMC Med 14:73

32. Sharma P, Allison JP(2015) Immune checkpoint targeting in cancer therapy: toward combination strategies with curative potential. Cell 161(2):205 – 214

33. Rooney C, Sethi T(2015) Advances in molecular biology of lung disease: aiming for precision therapy in non – small cell lung cancer. Chest 148(4):1063 – 1072

34. Topalian SL, Hodi FS, Brahmer JR, Gettinger SN, Smith DC, McDermott DF et al(2012) Safety, activity, and immune correlates of anti – PD – 1 antibody in cancer. N Engl J Med 366(26):2443 – 2454

35. Rizvi NA, Hellmann MD, Snyder A, Kvistborg P, Makarov V, Havel JJ et al(2015) Cancer immunology. Mutational landscape determines sensitivity to PD – 1 blockade in non – small cell lung cancer. Science 348 (6230):124 – 128

36. Alexandrov LB, Nik – Zainal S, Wedge DC, Aparicio SA, Behjati S, Biankin AV et al(2013) Signatures of mutational processes in human cancer. Nature 500(7463):415 – 421

37. Snyder A, Makarov V, Merghoub T, Yuan J, Zaretsky JM, Desrichard A et al(2014) Genetic basis for clinical response to CTLA – 4 blockade in melanoma. N Engl J Med 371(23):2189 – 2199

38. McGranahan N, Furness AJ, Rosenthal R, Ramskov S, Lyngaa R, Saini SK et al(2016) Clonal neoantigens elicit T cell immunoreactivity and sensitivity to immune checkpoint blockade. Science 351(6280):1463 – 1469

39. Butts C, Socinski MA, Mitchell PL, Thatcher N, Havel L, Krzakowski M et al(2014) Tecemotide(L – BLP25) versus placebo after chemoradiotherapy for stage III non – small – cell lung cancer(START): a randomised, double – blind, phase 3 trial. Lancet Oncol 15(1):59 – 68

40. Gubin MM, Artyomov MN, Mardis ER, Schreiber RD(2015) Tumor neoantigens: building a framework for personalized cancer immunotherapy. J Clin Invest 125(9):3413 – 3421

41. Arriola E, Ottensmeier C(2016) TG4010: a vaccine with a therapeutic role in cancer. Immunotherapy 8(5): 511 – 519

42. Alfonso S, Valdes – Zayas A, Santiesteban ER, Flores YI, Areces F, Hernandez M et al(2014) A randomized, multicenter, placebo – controlled clinical trial of racotumomabalum vaccine as switch maintenance thera-

py in advanced non – small cell lung cancer patients. Clin Cancer Res 20(14):3660 – 3671

43. Deloch L, Derer A, Hartmann J, Frey B, Fietkau R, Gaipl US(2016) Modern radiotherapy concepts and the impact of radiation on immune activation. Front Oncol 6:141

44. Giaccone G, Bazhenova LA, Nemunaitis J, Tan M, Juhasz E, Ramlau R et al(2015) A phase III study of belagenpumatucel – L, an allogeneic tumour cell vaccine, as maintenance therapy for non – small cell lung cancer. Eur J Cancer 51(16):2321 – 2329

45. Deng L, Liang H, Burnette B, Beckett M, Darga T, Weichselbaum RR et al(2014) Irradiation and anti – PD – L1 treatment synergistically promote antitumor immunity in mice. J Clin Invest 124(2):687 – 695

46. Sharabi AB, Nirschl CJ, Kochel CM, Nirschl TR, Francica BJ, Velarde E et al(2015) Stereotactic radiation therapy augments antigen – specific PD – 1 – mediated antitumor immune responses via cross – presentation of tumor antigen. Cancer Immunol Res 3(4):345 – 355

47. Hinrichs CS, Rosenberg SA(2014) Exploiting the curative potential of adoptive T – cell therapy for cancer. Immunol Rev 257(1):56 – 71

48. Yee C(2013) Adoptive T – cell therapy for cancer: boutique therapy or treatment modality? Clin Cancer Res 19(17):4550 – 4552

49. Morgan RA, Dudley ME, Rosenberg SA(2010) Adoptive cell therapy: genetic modi cation to redirect effector cell specificity. Cancer J 16(4):336 – 341

50. Gross G, Waks T, Eshhar Z(1989) Expression of immunoglobulin – T – cell receptor chimeric molecules as functional receptors with antibody – type specificity. Proc Natl Acad Sci U S A 86(24):10024 – 10028

51. Lee DW, Kochenderfer JN, Stetler – Stevenson M, Cui YK, Delbrook C, Feldman SA et al(2015) T cells expressing CD19 chimeric antigen receptors for acute lymphoblastic leukaemia in children and young adults: a phase 1 dose – escalation trial. Lancet 385(9967):517 – 528

52. Michot JM, Bigenwald C, Champiat S, Collins M, Carbonnel F, Postel – Vinay S et al(2016) Immune – related adverse events with immune checkpoint blockade: a comprehensive review. Eur J Cancer 54:139 – 148

53. Kantoff PW, Higano CS, Shore ND, Berger ER, Small EJ, Penson DF et al(2010) Sipuleucel – T immunotherapy for castration – resistant prostate cancer. N Engl J Med 363(5):411 – 422

54. Lesterhuis WJ, Haanen JB, Punt CJ(2011) Cancer immunotherapy – revisited. Nat Rev Drug Discov 10(8): 591 – 600

55. El Ghazal R, Yin X, Johns SC, Swanson L, Macal M, Ghosh P et al(2016) Glycan sulfation modulates dendritic cell biology and tumor growth. Neoplasia 18(5):294 – 306

56. Tammela T, Alitalo K(2010) Lymphangiogenesis: molecular mechanisms and future promise. Cell 140(4): 460 – 476

57. Felts RL, Narayan K, Estes JD, Shi D, Trubey CM, Fu J et al(2010) 3D visualization of HIV transfer at the virological synapse between dendritic cells and T cells. Proc Natl Acad Sci U S A 107(30):13336 – 13341